精神健康与烟草使用

[美] 劳拉·赫什宾（Laura D. Hirshbein）◎ 著

胡清源　侯宏卫　李翔宇 等 ◎ 译

中国轻工业出版社

图书在版编目（CIP）数据

精神健康与烟草使用/（美）劳拉·赫什宾（Laura D. Hirshbein）
著；胡清源等译 . —北京：中国轻工业出版社，2021.6
　ISBN 978-7-5184-3032-1

　Ⅰ.①精⋯　Ⅱ.①劳⋯ ②胡⋯　Ⅲ.①吸烟—影响—心理健康—
研究　Ⅳ.①R163.2 ②R395.6

　中国版本图书馆 CIP 数据核字（2020）第 099807 号

Hirshbein，Laura D. *Smoking Privileges*：*Psychiatry*，*the Mentally Ill*，*and the Tobacco Industry in America*. New Brunswick：Rutgers University Press，2015. Copyright © 2015 by Laura D. Hirshbein. Chinese translation rights arranged with Rutgers University Press，New Brunswick，New Jersey，United States of America.

责任编辑：张　靓　　王宝瑶
策划编辑：张　靓　　　责任终审：劳国强　　封面设计：锋尚设计
版式设计：砚祥志远　　责任校对：朱燕春　　责任监印：张　可

出版发行：中国轻工业出版社（北京东长安街 6 号，邮编：100740）

印　　刷：三河市国英印务有限公司

经　　销：各地新华书店

版　　次：2021 年 6 月第 1 版第 1 次印刷

开　　本：720×1000　1/16　印张：13.25

字　　数：300 千字

书　　号：ISBN 978-7-5184-3032-1　定价：88.00 元

邮购电话：010-65241695

发行电话：010-85119835　传真：85113293

网　　址：http://www.chlip.com.cn

Email：club@ chlip.com.cn

如发现图书残缺请与我社邮购联系调换

200372Y2X101ZYW

致 谢 ....

作为一名精神科医生，我在工作中遇到过一位名叫 E. K. 的精神疾病患者，在我们的交谈中，他真诚地表达了自己的想法和感受，我对此十分感谢。本书正是始于我和他的一次交谈。另外，布兰特教授（Allan Brant）和达拉克博士（Gregory Dalack），这两位杰出学者使我对 E. K. 的想法和感受有了更深层次的认识。在本书早期编写过程中，我有幸与布兰特教授进行了几次谈话，获益匪浅。而且我一直在阅读布兰特教授的杰作《烟草世纪》（The Cigarette Century），这本书还是我灵感的来源！达拉克博士是美国密歇根大学精神病学系主任，是吸烟与精神疾病关系的早期研究者之一，他在对待患者、处理医患相关问题方面都为我们树立了良好的榜样，认识他我深感荣幸。

我也十分感谢同事和朋友们给予的大力支持与鼓励。在美国密歇根大学工作期间，我一边给患者看病，一边记录病例。在照顾患者时，我脑子里有时会突然冒出些关于吸烟和精神疾病的话题，精神病院急救中心的同事总是不厌其烦地听我诉说。我也有幸得到包括乔尔·豪厄尔（Joel Howell）和亚历山德拉·斯特恩（Alexandra Stern）在内的一些大学学者的支持，尤其是得到了克里夫·道格拉斯（Cliff Douglas）先生的帮助。感谢美国医学史协会一直以来为我们提供温馨的学术环境，以及每一位倾听且给我提出问题的人。尤其感谢约翰·伯纳姆（John Burnham）、杰拉尔德·格罗布（Gerald Grob）、霍华德·库什纳（Howard Kushner）和南希·托姆斯（Nancy Tomes）。瑞玛·艾帕尔（Rima Apple）和珍妮特·戈尔登（Janet Golden）都是美国罗格斯大学出版社优秀的编辑，对作者的敦促和培养恰到好处。瑞玛·艾帕尔对我的草稿和终稿给予了极其有益的点评。玛莎·嘉丁纳（Martha Gardiner）在资料来源建议和初稿阅读等方面为我提供许多重要帮助。美国罗格斯大学出版社的编辑彼得·米库拉斯（Peter Mickulas）也给予我全力支持和帮助。

感谢美国国家医学图书馆（1G13LM010186）的资助！同时也特别感谢资助委员会两位匿名评论员对本书的有益点评。本书中对精神疾病患者早期的观点来自《精神病人都是重度烟民：在美国，吸烟是精神疾病患者的一大特征》（刊载于 *Journal of Social History*）；而关于美国烟草行业早期的观点则来自《科研及企业影响：精神疾病患者吸烟对烟草业的影响》（刊载于 *Journal of the History of Medicine and Allied Sciences*）。

最后感谢朋友和家人对我的鼓励，耐心聆听我喋喋不休地讲述美国烟草业的那些话题。我所在的社区，人们亲如一家，关系融洽。我的家人虽分散在美国各地，但也都极力支持我。杰西卡·赫什拜因（Jessica Hirshbein）对我的书充满了信心（有时连我自己都没有信心）。感谢我的丈夫佩雷斯（Peretz）总是给我提出最佳建议，时时激励我。还要特别感谢阿比盖尔（Abigail）对我的研究的援助和丹尼尔（Daniel）对我的鼓励和倾听。

目　录
CONTENTS

精神健康与烟草使用

　　我第一次见到 E. K. 是在 2003 年。当时他还是美国密歇根大学医院精神科病房的一名住院患者。那年，他才三十五岁，但看上去像六十岁左右。E. K. 生活不易，十几岁时，医院诊断他患有精神分裂症，但没人知道他这种疾病是先天的，还是因为多年滥用各种药物，使大脑严重受损所致。他没有一个良好的家庭环境，母子关系不太融洽，父亲还因为吸毒反复入狱，偶尔才能与 E. K. 相见。E. K. 之前有个女友，他们共同生活了很久，生育了三个孩子。那时，E. K. 总是向女友许诺要戒毒，不再滥用药物，但每一次誓言都未能兑现。最终女友对他彻底失望，并将其赶出家门。之后他便无家可归，每月只能靠领取少量的社会残疾保障救济金勉强度日。而且他的肾脏也有遗传性疾病，后来发展成肾脏衰竭。所以十多年来他每周都要去门诊中心做三次肾透析。每次都需用透析机清洗血液。每次肾透析要持续好几个小时，这常令患者疲惫不堪。因此，E. K. 不是特别积极地预约去医院做透析。

　　2003 年，E. K. 费尽心机才住进了精神科病房。在我见到他的前几周，他已经住过几次院了，因为精神科的重症科住院时间都很短。E. K. 曾在四天内来了我们急诊室五次，告诉工作人员他总想自杀。但因为他的毒品尿检一直呈阳性，所以社区精神卫生机构的管理人员拒绝了他的入院请求。当 E. K. 第五次来医院时，手里拿着一把刀，进院后他就把刀放在腕上开始割，医院安保人员将其阻止，夺下他手中的刀。这样他才又成功住院。

　　我们初次去看 E. K. 时，他看上去烦躁易怒，对医院表示非常不满（也可以理解），因为要费这么大力气才能说服医务人员让他住院治疗。他坚持说自己仍想自杀，需要长期住院，才能被治愈，之后马上又说："医生，让我出去抽支烟。我现在特别难受，我要抽烟。我抽完烟保证回来！因为我急需帮助，得到治疗。"

四年前，我们的住院部没有经过太大阻碍就成功禁烟了。从那以后，患者经常要求到外面去吸烟，有几年工作人员偶尔会带他们出去抽烟（直到该做法被禁止）。住院部在医院九楼，所以带患者出去抽烟要冒挺大的风险。这在 2003 年肯定不属于常规工作（目前也没有听说过任何精神卫生机构有此种做法）。通常情况下，患者的精神状态稳定到可以（由朋友或家人陪着）外出的时候，就可以出院了。无论是在 2003 年或是现在，我们都不可能让一个经常说想自杀的患者离开封锁严密的病房去外面吸烟。

E. K. 想出去吸烟的要求遭到拒绝。医院给了他烟碱替代品作为缓解（他其实并不喜欢），最后他出院了，又开始了他一塌糊涂的生活，又开始每天吸两包烟。但我和他通过关于吸烟的对话建立了一种默契感，这种关于吸烟的话题在我们以后的多次见面中常被提起。后来，他又来到了我们医院急诊科，那天我正好上班，他来到医院仍然说有自杀的念头。那次见面他对我更加坦诚。直截了当地告诉我说他不是真想自杀，而是为了入院获得保护，不得已才出此下策。他表示自己离不开卷烟，吸烟对他来说真的特别重要，所以真心希望医护人员能理解并尊重他的吸烟需求。他说他知道我们不让他吸烟是为他的身体健康着想，但是眼下不吸烟他就难以过活，所以也就无法顾及长远健康了。

那天，我没有答应 E. K. 出去抽烟的请求（毕竟他是因为有自杀倾向才入院的）。但在接下来的几年里，每当他在医院看到我，就又开始谈论卷烟，这仿佛成了我们谈话的一种模式。只要他精神状态还好，没有自杀倾向，我就会允许他出去一会儿抽支烟。我们的良好关系始于他的吸烟请求，等他由于药物作用而在短时间内头脑清醒时，我们的关系就会更加融洽。他谈到了多年来大量服用各种精神疾病药品非常痛苦，不知道自己是否真的患有精神分裂症，这个问题给他和医护人员都带来莫大的困惑。他谈到自己的孩子们，想象着他们长大后会过得怎么样。母亲临终前几个月，他能清醒地守在床边尽孝道，他为此感到些许安慰，但是母亲的去世仍令他悲伤不已。几年前，E. K. 死于肾衰竭并发症。他自始至终都未戒烟，而且一直和我们强调吸烟对他生活的重要性。

回想我与 E. K. 的这段医患交往过程，我意识到，他在我们医院接受治疗时，我是否允许他去抽烟这件事让我们两人都进退两难。从我的角度来看，我需要衡量他的精神和身体健康状况，以最大限度地帮助他，尽我的职责。这样的话，我是不是应该以替他健康着想为理由，拒绝他一次又一次的吸烟请求呢？又或者我摆出高姿态让他去吸烟，因为这是美国公民应有的权利？从他的角度讲，他是尽其所能来应对社会、经济、医疗、精神方面的各种困境，对他来说，吸烟不是麻烦与问题，而是代表和自我的一种内在联系，吸烟是帮他舒缓压力以应对现实问题的一种方式。他和吸烟的联系、对吸烟的依赖一生未变。

我们医院的精神卫生系统在很多方面都让 E. K. 失望。我们花了太多时间和他争论他需要怎么做，可是我们既没有帮他摆脱经济上的困境，也没有帮他成功戒毒（最终他成功戒毒是因为他自己痛下决心，而并非我们提供的任何"治疗"）。但我知道，他很珍惜别人给予他的倾听，尊重他对吸烟的感受，虽然他的吸烟要求并不总是能如愿以偿。我很感激他，因为他让我有机会了解到许多精神疾病患者对烟草的强烈依赖。

E. K. 的情况并非个例，在过去几十年里，精神疾病患者吸烟率普遍较高[1]。正如卫生管理与政策专家肯尼斯·华纳（Kenneth Warner）所解释的那样，几十年来吸烟有害健康的信息铺天盖地，但是仍然有许多人吸烟。这些"铁杆"烟民就包括精神疾病患者[2]。我们可以从很多方面去理解 E. K. 及其他精神疾病患者的吸烟行为，其中一个因素当然是对烟草（烟碱）成瘾，有些人也怀疑烟碱对精神疾病患者的大脑有着某种影响，尤其是对精神分裂症患者，这可能意味着吸烟和精神疾病在生物学上存在着某种联系。但是，仅仅从成瘾或大脑机能的角度来限定精神疾病患者的吸烟行为，就会忽略这种行为发生的生活环境以及他们与其他人和物，包括与精神卫生机构及其医护人员的关系。

我们可以从历史的角度看待精神疾病患者中的吸烟人群面临的一些问题。过去几十年来，社会对吸烟的限制日益增多，这对精神疾病患者造成了哪些影响？历史学家艾伦·勃兰特（Allan Brandt）等杰出的工作，让我们对 20 世纪烟草产业的兴衰有了进一步理解，特别是人们日益认识到吸烟有害健康、烟草的作用以及烟草业极力否认吸烟对健康的危害[3]。杰拉尔德·格劳博（Gerald Grob）等成立的基金会使我们对过去两个世纪中精神卫生机构的历史变化有了大致了解，特别是主要收治精神疾病患者的精神卫生机构的出现和消失，以及精神病院向社区精神卫生系统的转变过程[4]。

这两段重要历史变化让我们得以了解精神疾病患者的生活、精神卫生机构医护工作人员的生活，以及针对有关卫生政策的各种不同观点。吸烟行为过程中包含购买消费品的行为（是消费品就一定涉及企业的营销活动），点燃的卷烟（烟头）遇到可燃物产生引发火灾的潜在危险。对精神疾病患者而言，他们既是患者，又是卷烟等商品的消费者，故其身份一直很复杂。火灾隐患、医院管理和正常的社会责任，一直是医院中患者和院方谈判与协商的焦点。对于患有精神疾病的吸烟者来说，在精神病院中吸烟的意义也发生了变化，它不再是人际交往的象征，而是标志着他们更进一步的社会边缘化。

我在书中探讨精神疾病患者吸烟的历史来理解精神卫生机构患者和医护人员（及管理者）之间的权力关系，商业实体（包括烟草业和制药业）和精神卫生机构研究人员的业务交集，精神病学专业人员自我定义和做法的变化，以及公共卫生政策对民众产生的影响。我分别从医者和患者的角度，审视了烟草在以往精神科医院中所起的作用。我也研究了烟草业的各种举措及其对烟民心理的影响，以及精神卫生专家进入吸烟问题的研究领域的研究情况。在本书最后四章中我特别讨论了烟碱的作用，以及烟草业和制药业的利益博弈。我格外关注日益加大的控烟力度与现有精神卫生政策之间的脱节情况，并探讨了精神疾病患者的高吸烟率，以及由此导致他们遭到社会的双重边缘化的情况。

精神疾病患者吸烟率高令看似简单的公共卫生问题变得复杂。过去几十年里，不断发展、积极活跃的控烟专家组、公共卫生组织和特别卫生健康促进项目，都基于吸烟有害身体健康，制定了各种政策措施来降低吸烟率[5]。在本书中，我也探讨着这些问题：人们吸烟是否有情绪因素？社会环境如何影响他们的行为？情绪和社会环境能否改善人们的吸烟行为[6]？烟草公司了解压力和大脑生物学对烟民吸烟的重要因素，而精神疾病患者由于有特殊精神疾病症状而免受公共卫生戒烟政策措施的约束。最近，控烟人士否认吸烟行为有情绪因素，是想在精神疾病患者这样的重度烟民中宣传戒烟的益处。结果控烟政策对精神疾病患者的影响越来越大。但是不管控烟的本意有多好，给精神疾病患者带来的意想不到的后果就是使他们进一步被污名化。围绕吸烟危害身体健康而制定的政策可能会忽视吸烟的精神疾病患者面临的许多其他问题。通过研究吸烟与精神疾病之间的相互作用，我们可以看到，公共卫生活动和计划对不同的人群可能产生不同的意义和影响。而精神疾病患者吸烟，使简单的问题变得复杂化。

本书中使用的一些分类概念需要在这里说明一下。首先，因为"精神疾病"的定义随着时间的推移发生了变化，所以现在被诊断为（或称为）有精神疾病的患者在过去不一定被诊断为（或称为）精神疾病患者。其次，在 20世纪里，治疗重症精神疾病患者的场所发生了变化。从 19 世纪中期开始美国精神病学组织为精神疾病患者提供治疗，到 20 世纪 70 年代和 80 年代许多私立的大型精神病院纷纷关闭，各州或各地公立的精神病院成为治疗和照顾精神疾病患者的主要场所。一般来讲，人们称具有严重的情绪和行为问题，甚至家庭或社区都无法对其进行控制的人为精神疾病患者[7]。而更多有功能性精神障碍的人可能接受过门诊治疗（尤其是以办公室为基础的弗洛伊德式精神分析疗法的认知度比较高），但这些人不认为自己是那些所谓的精神疾病患者，而统计精神疾病患病率的人员也不会将他们计算在内[8]。

20 世纪 80 年代，许多精神卫生机构已取消了精神疾病患者长期住院的制度。此外，由于美国精神病学协会《精神疾病诊断与统计手册》第三版（1980 年）的出版，精神疾病药物使用的激增，以及精神疾病流行病学的兴起，改变了精神疾病领域的整体状况和精神疾病疗法的干预范围[9]。因此，仍在当地社区精神卫生系统（住院部和门诊部）的重度精神疾病患者与其他形式的精神疾病患者（也被称为精神疾病患者并接受药物治疗）之间的区别就不那么明显。正是在精神病学诊断的这些转变之后，我们才了解到精神疾病在美国异常普遍的情况，这些数据来自大量的大众问卷调查（调查中还包括像药物滥用这样的问题）[10]。

由于这些变化，很难将精神疾病患者作为一个简单的群体加以讨论。20 世纪初期，重度精神疾病患者都是长期住院的，所以那个时期，人们不太重视诊断过程。而现在精神病学的重点就是诊断［但当最新版的《精神疾病诊断与统计手册》中有 350 多个精神病类别时，诊断的意义就没那么大了］。在本书中，我说的精神疾病患者是指长期重度患病的患者，包括患有精神分裂症、双相情感障碍、抑郁症和严重焦虑症（及创伤后应激障碍）的人。在这几类患者中，吸烟问题相当普遍。

正如本书指出，对卫生专业人员或公众来说，"成瘾"的概念既不那么严格，也没有确切统一的定义。研究药物史的专家强调，长期以来药品使用状况取决于许多因素，其中包括社会环境、法律后果、经济问题以及生理性需求。把吸烟包括在其他成瘾行为中有时是有道理的（因为吸烟者往往难以戒烟），但就成瘾的其他后果（如产生的社会成本）对吸烟者与吸毒者来说，差别确实很大[11]。我并没有试图为"成瘾"定义一个超越历史的概念，而是关注在历史上，在讨论吸烟相关问题时，我们是如何使用或争论这一概念的。

另一个重要的群体是"患者"（patient，弱势群体）。本书的一个主题是权力，以及吸烟在治疗环境中对权力运作的影响。正如我所描述的与 E. K. 的交往中的情形，患者吸烟要征得医生同意，即需要医生做出决定，医生要选择这些行为发生的环境。因为我对这种权力的运作方式很感兴趣，所以在称呼精神病院中的患者时，我选择使用"患者"（patient）这个词，而非在政治意义上更加正确的术语"消费者"（consumer，平等主体）。精神科医护人员与住院患者（或门诊病人）之间的互动是存在依从性的。理想状态是我们试图将患者看成是我们的客户（消费者）——一些在治疗中具有同等权利的合作伙伴。但是现实情况是，住院患者（和那些门诊患者）深受医生权力的支配。就像观察员在 1954 年一次对精神病院的探索中给出的评论那样，"从正式意义上来说，精神疾病患者的角色就是在精神病院的大环境下，构成医生—护士—患者三者的互补关系，精神疾病患者想将病治好，使自己的痛苦降到最低，就只能不去计较，而被动接受治疗期间的种种不确定性、复杂性、包括被人称为'精神病人'的屈辱"[12]。这一点，在第八章中阐述精神卫生消费者问题时会进一步提到，并说明这点对吸烟和戒烟的意义。

无论对患者是好是坏，无论过去或现在，患者都要服从医生给出的决定、规则、假设，甚至是一些突发奇想。患者不仅仅是精神卫生机构权力的被动接受者（即在精神卫生机构内，他们的生活由院内工作人员所控制），在社会中，他们也难以就业、经济困难。这些权力关系也受医患性别的影响[13]，当然还会受到种族的影响——尽管我现在没有有效材料来证明这个问题。这种权力关系决定了精神卫生机构中患者和医护人员关系的复杂性。正如历史学家南希·汤姆斯（Nancy Tomes）所指出的那样，在过去的几十年里，精神卫生消费者（即精神疾病患者）发起的反抗运动对精神卫生机构等治疗提供方和治疗接受者的关系（即精神卫生机构的医患关系）产生了深远影响。然而现在，精神卫生机构通过开药、经济手段或法院命令等对患者进行控制，所以，承认患者的权利，把精神卫生机构的医患关系确定为平等的伙伴，也是一种误导[14]。因此，使用"患者"（patient）一词并不是要诋毁精神卫生等机构，而是要反映客观现实。

我在提到"精神疾病"时，我意识到我所关注的是这个群体生活的方方面面，而不仅仅是他们的疾病症状或与医护人员的互动关系。精神疾病患者和其他残障人士一样，坚持声称他们是"人"，而不愿被称为"病人"[15]。这点正是我要说的，对精神疾病患者吸烟的关注要考虑到他们生活的各个方面。我的目标是要综合考虑以下因素：已经成为公共卫生关注的行为（以群体视角关注的个体行为），由医护人员提供的一系列症状和诊断（以个案为基础），以及精神疾病患者对自己经历的表述[16]。最后，希望我们能够与吸烟的精神疾病患者进行一次有意义的谈话。

如果没有陆续曝光的行业资料，就不会有本书的出版。美国烟草公司和其他企业一样，有相当一部分业务具有专属性，不对外公开或只对其律师公开，所以公众对其早期业务知之甚少。直到 20 世纪 90 年代美国烟草行业经历了几场大规模诉讼，其行业文件被大量披露，出现在一些学术中心的网站上供公众查看。本书很多资料都来自美国遗产基金会的烟草档案文库，该基金会坐落在美国加利福尼亚大学内[17]。在此文库中可以通过输入关键字的方式搜索文档。项目开始时，我输入的关键词是"精神疾病"（mental illness），发现有大量的材料。之后随着写书的进度推进，我便通过更加具体的关键词获取课题所需的信息了[18]。

为了便于读者理解烟草文献及吸烟的广泛含义，我参考了已出版的英语文献，这对精神疾病吸烟患者及其医护人员都会有所启迪。我阅读了医院的管理手册、护理人员手册、护士手册、医生研究论文和患者撰写的一些叙事文等，从而设身处地地了解了每个研究员、参与者、患者及烟草行业的雇员。这些文献大部分都能反映美国在该领域的观念和做法。但有些也涉及英国、加拿大和澳大利亚等国家，尽管这些国家的精神卫生机构状况各不相同，但在精神疾病患者吸烟问题上持有大同小异的观点。通常调研人员会将这些研究结果和做法在美国进行宣传和推广。

E. K. 让我尝试理解他为何对吸烟如此依赖。纵观其他吸烟的精神疾病患者，他们的吸烟行为与其疾病的关系，以及他们与医护人员之间的关系逐渐发生的变化，我认识到，吸烟并非是一种糟糕的行为选择，精神疾病也不仅仅是精神障碍的种种表现症状。精神病学、烟草业、制药业以及精神卫生机构从 20 世纪至今不断发生变化，本书正是以此为背景来力图理解 E. K. 和其他精神疾病吸烟患者的行为。这不是一个英雄与恶棍、罪犯与受害者的简单故事，也不仅仅是吸烟成瘾的问题。事情复杂的部分原因在于它涉及精神卫生医疗业和企业的关系，而这种关系在过去几十年中，变得越来越复杂。历史证明吸烟在精神疾病患者生活中起着复杂的作用。因此，针对精神疾病患者吸烟人群公共卫生政策的制定也要考虑其复杂性[19]。

注 释

1. See for example, Karen Lasser et al., "Smoking and Mental Illness: A Population Based Prevalence Study," *JAMA* 284 (2000): 2606–2610.

2. Kenneth E. Warner and David M. Burns, "Hardening and the Hard－Core Smoker: Concepts, Evidence, and Implications," *Nicotine & Tobacco Research* 5 (2003): 37–48.

3. For a masterful account of the rise and fall of the tobacco industry, see Allan M. Brandt, *The Cigarette Century: The Rise, Fall, and Deadly Persistence of the Product that Defined America* (New York: Basic Books, 2007). See also, Robert N. Proctor, *Golden Holocaust: Origins of the Cigarette Catastrophe and the Case for Abolition* (Berkeley: University of California Press, 2012); Richard Kluger, *Ashes to Ashes: America's Hundred–Year Cigarette War, the Public Health, and the Unabashed Triumph of Philip Morris* (New York: Alfred A. Knopf, 1996); and Philip J. Hilts, *Smoke Screen: The Truth Behind the Tobacco Industry Cover–Up* (New York: Addison Wesley Publishing Company, Inc., 1996).

4. For an overview, see Gerald N. Grob, *The Mad among Us: A History of the Care of America's Mentally Ill* (Cambridge: Harvard University Press, 1994). See also notes 7–10.

5. Kenneth E. Warner, ed. *Tobacco Control Policy* (San Francisco: Jossey–Bass, 2006).

6. See also, B. Poland et al., "The Social Context of Smoking: The Next Frontier in Tobacco Control?," *Tobacco Control* 15 (2006): 59–63.

7. Gerald N. Grob, *Mental Institutions in America: Social Policy to 1875* (New York: Free Press, 1973); Gerald N. Grob, *Mental Illness and American Society, 1875 – 1940* (Princeton: Princeton University Press, 1983); and Gerald N. Grob, *From Asylum to Community: Mental Health Policy in Modern America* (Princeton: Princeton University Press, 1991).

8. Nathan G. Hale Jr., *The Rise and Crisis of Psychoanalysis in the United States: Freud and the Americans, 1917–1985* (New York: Oxford University Press, 1995).

9. See for example, Allan V. Horwitz, *Creating Mental Illness* (Chicago: University of Chicago Press, 2002); Rick Mayes and Allan V. Horwitz, " *DSM - III* and the Revolution in the Classification of Mental Illness," *Journal of the History of the Behavioral Sciences* 41 (2005): 249-267.

10. Herb Kutchins and Stuart A. Kirk, *Making Us Crazy: DSM , The Psychiatric Bible and the Creation of Mental Disorders* (New York: Free Press, 1997). Allen Frances, the editor of *DSM-IV* (1994), has accepted some responsibility for the diagnostic bloating but deplores the current practice of diagnostic expansion. Allen Frances, letter to the editor, *New York Times* , 20 March 2013; Allen Frances, *Saving Normal: An Insider's Revolt against Out-of - Control Psychiatric Diagnosis* , *DSM - 5* , *Big Pharma* , *and the Medicalization of Ordinary Ldfe* (New York: HarperCollins, 2013).

11. For the history of substance use and addiction, see for example David T. Court-wright, *Forces of Habit: Drugs and the Making of the Modern World* (Cambridge, MA: Harvard University Press, 2002); Caroline Jean Acker, *Creating the American Junkie: Addition Research in the Classic Era of Narcotic Control* (Baltimore: Johns Hopkins University Press, 2002); and Sarah W. Tracy, *Alcoholism in America: From Reconstruction to Prohibition* (Baltimore: The Johns Hopkins University Press, 2005). For the history of how smoking became perceived as an addiction, see Allan M. Brandt, " From Nicotine to Nicotrol: Addiction, Cigarettes, and American Culture," in *Altering American Consciousness: The History of Alcohol and Drug Use in the United States* , 1800-2000, ed. Sarah W. Tracy and Caroline Jean Acker (Amherst: University of Massachusetts Press, 2004), 383-402.

12. Alfred H. Stanton and Morris S. Schwartz, *The Mental Hospital: A Study of Institutional Participation in Psychiatric Illness and Treatment* (New York: Basic Books, 1954), 169.

13. For the classic formulation on the relationship between gender and power, see Joan W. Scott, "Gender: A Useful Category of Historical Analysis." *American Historical Review* 91 (1986): 1053-1075.

14. Nancy Tomes, " From Outsiders to Insiders: The Consumer - Survivor Movement and Its Impact on U.S. Mental Health Policy," in *Patients as Policy Actors* , ed. Beatrix Hoffman et al. (New Brunswick, NJ: Rutgers University Press, 2011), 113-131.

15. For a review of experiences of disability over time, including the rise of the disability-rights movement, see Kim E. Nielsen, *A Disability History of the United States* (Boston: Beacon Press, 2012).

16. On the potentially conflicting perspectives of public health and medicine, see Allan M. Brandt and Martha Gardner, "Antagonism and Accommodation: Interpreting the Relationship between Public Health and Medicine in the United States During the 20th Century." *American Journal of Public Health* 90 (2000): 707–715. For an overview of public–health approaches in general, see Dorothy Porter, *Health, Civilization and the State: A History of Public Health from Ancient to Modern Times* (London: Routledge, 1999).

17. http://legacy.library.ucsf.edu/.

18. For the origins of the tobacco-industry archive, see Stanton A. Glantz et al., *The Cigarette Papers* (Berkeley: University of California Press, 1996). For more on techniques used to search the archives, see for example, Ruth E. Malone and Edith D. Balback, "Tobacco Industry Documents: Treasure Trove or Quagmire?," *Tobacco Control* 9 (2000): 334–338.

19. For more perspective on complicated public–health issues, see for example, James Colgrove, Gerald Markowitz, and David Rosner, eds., *The Contested Boundaries of American Public Health* (New Brunswick, NJ: Rutgers University Press, 2008); Rosemary A. Stevens, Charles E. Rosenberg, and Lawton R. Burns, eds., *History and Health Policy in the United States: Putting the Past Back In* (New Brunswick: Rutgers University Press, 2006).

第一章

20世纪70年代精神病院的吸烟状况

1892 年，美国伊利诺伊州东部精神病院院长理查德·杜威（Richard Dewey）指出，烟草对精神疾病患者影响非凡。为了让患者配合治疗，他提出一种诱导良方："通常患者不愿去专业机构接受治疗，但如果为患者提供一支卷烟或一点口嚼烟叶，则会让很多患者欣然前往。"[1]在 20 世纪里，像理查德·杜威一样的精神病学家和其他精神卫生领域的工作人员都注意到，精神疾病患者与烟草业息息相关。近一个世纪里（20 世纪），卷烟在精神卫生机构起着重要且不可置疑的作用。

很少有关于吸烟及其对患者精神或身体影响的精神病学文献问世。在吸烟方面，早期精神病院条例所关注的是其有引起火灾的风险，而并非有关患者或医护人员的健康问题。到 20 世纪中期，吸烟行为在普通人群中已司空见惯，精神病院内部对吸烟也几乎毫无限制。然而，吸烟行为需要管理，因为它和医患关系息息相关，能够鼓励患者社交，对于某些手头拮据的患者，吸烟的花费也有可能为其带来潜在的经济困难。

20 世纪 80 年代到 90 年代，吸烟行为一直和精神病院及精神疾病患者的生活难以分割。批评家一直认为精神卫生机构有助长吸烟之风。精神病院这样的特殊环境确实造成了吸烟者增多的现象，医务人员本身吸烟率就比较高，加上医务人员也利用患者的吸烟需求来管理他们的行为，在无意中也鼓励了吸烟行为。但无处不在的卷烟和吸烟行为也为人们提供了一个渠道去了解精神疾病患者以及其医患关系。精神卫生专家普遍认为吸烟行为与精神疾病之间总是有着千丝万缕的联系。医院医务工作人员利用患者与卷烟的关系，采用不同的策略来管理患者。精神疾病患者把吸烟行为及与烟草相关的交流作为增进与工作人员和其他病友之间关系的重要途径。患者（及工作人员）在精神病院和其他精神疾病治疗场所吸烟的问题涉及正常行为和异常行为之间模糊不清的界限和精神疾病患者对禁烟的挑战，医务人员在此问题中的作用会直接影响患者对疾病治疗和禁烟的响应。

一、医护人员的角色和吸烟行为

从 20 世纪初到 20 世纪 70 年代，美国国家精神卫生机构是收治护理重症精神疾病患者的主要场所。除此以外，还有私人精神病院和收治酗酒或吸毒患者的医院，和专为退伍军人提供服务的医院[2]。在 20 世纪的大部分时间里，烟草充斥在这些场所中，俨然成为其文化的一部分。一些公立医院种植烟草以供患者使用，许多医院将烟草作为患者的日常必需品，为其配备供应[3]。那些与精神病院毗邻的烟草公司会经常向精神疾病患者捐赠烟草，因为精神疾病患者缺少烟草可能会造成不良后果[4]。

然而，吸烟行为并没有引起人们太多的关注。在 20 世纪中叶即使吸烟行为已经比比皆是，但医院管理方针中却只字未提吸烟问题[5]。只是为了避免火灾隐患等安全问题，医院才对患者的吸烟方式有所限制（通常是限制火柴或打火机的使用，或是指定室内吸烟点）[6]。除了这些基本的安全问题外，精神科医生、护士、护理员、社工与烟草打交道是为了与患者沟通、管理患者的行为（无论好的还是坏的行为），进而治疗疾病。所有这些方法都是随着时间不断变化的，但精神疾病患者吸烟的事实为医生们广泛接受，医生也并不强迫他们戒烟。此外，医护人员这个群体往往也有吸烟倾向，并与患者共享吸烟文化。

精神科医生也是管理精神病院和指导患者治疗的医生，作为医疗专业人员和团队的领导者，精神科医生在不同的层面上参与患者吸烟的话题，了解烟草对患者的作用，利用烟草与患者建立关系，制定医院的吸烟政策。医生给予患者的吸烟措施是根据自己的吸烟经验所制定的，也是根据自己的假设所制定的［假设谁应该（或不应该）吸烟及其原因］。医生根据心理学理论对患者的吸烟行为进行解读，例如，受精神分析学派启发的精神病学家将吸烟视为力比多能量转移（力比多为心理学名词，泛指一切寻求快感的心理能量）[7]。精神科医生会利用吸烟行为加强管控患者的权力。

精神疾病患者有时难以正常进行思想交流或说出内心的痛苦沮丧。通过观察患者吸烟行为，精神科医生可以感知或判断患者的内心状态。20 世纪 20 年代，精神病学先驱亨利·斯塔克·沙利文（Henry Stack Sullivan）参与患者的谈话，并注意到患者全神贯注地讨论吸烟的频率[8]。第二次世界大战期间，战争导致许多人焦虑，情绪沮丧。有学者注意到，吸烟可能是情绪沮丧的标志："过度吸烟会导致手指上留有大面积的烟渍，因为患者一直将卷烟吸到几乎会烧到自己的手指时，还不愿意将其扔掉，就这样一支接着一支地吸。"[9]有时，甚至不用和患者谈话，精神科医生可通过观察患者的吸烟行为，了解他们的精神状况。

医生将吸烟行为纳入他们对患者病情的评估中[10]。有时患者会做出关于吸烟的一些奇怪的事情，这就需要医生对此加强管理[11]。20 世纪 40 年代末，美国弗吉尼亚州退伍军人医院曾安排一名患者到医院外工作。他表现得很好，但有一件事令他的监督员气愤难当，就是他抽捡来的烟蒂，而其实他并不缺钱买烟。治疗团队对该患者进行治疗，直到最后看到患者不再捡烟蒂，开始买烟抽，才标志着他的病情有所好转[12]。有时由于意外或幻觉，患者用卷烟烧伤自己，或出现极端的吸烟行为，导致患者用卷烟伤害自己[13]。治疗小组的领导与工作人员，通常通过改变环境，使患者的吸烟方式更安全，从而帮助患者控制或停止这些行为。

对一些精神科医生来说，可通过认可患者的吸烟需求表明他们的善意。1933 年，理查德·杜威（Richard Dewey）在美国精神病学协会（APA）的一次演讲中，再次提到了烟草可帮助患者适应医院生活。他认为，医护人员表现出善意时，患者的反应会更好："积极幽默的态度让人难以抗拒，一点点的放松时间，不管是小酌一杯，还是一份甜点，甚至一支卷烟或随口道出的一点赞赏之词都会让患者欣然接纳。"[14]给患者提供卷烟似乎是一种善意且易于实施的干预行为。1938 年，纽约精神病学家卡尔·鲍曼（Karl Bowman）解释说："我可以毫不犹豫地说，睡觉前给患者提供一两支卷烟，胜于给他们巴比妥类药物或其他安眠药。我相信，只要细心观察，就会发现，睡觉前适量吸烟有助于患者的睡眠，可减少安眠药的用量。"[15]精神病学家认为，吸烟有助于缓解患者异常行为的潜在问题，和药物相比，卷烟更具有人情味，潜在危害性更小。

此外，吸烟使精神科医生能够与患者有共同点，从而有利于双方的交流。一位精神科医生讲述了他是如何同一位加拿大精神疾病女性患者进行交流的。

这位精神科医生说因为自己一直在吸烟，所以也给了那位女性患者一支烟，她接受了，这为他们的治疗关系打下良好的基础，在这位医生的治疗下女性患者最终康复[16]。精神科医生也可利用吸烟行为帮助患者间建立相互沟通的渠道。精神卫生专业人士认为，最常见的精神分裂症患者的问题，就是社交障碍。吸烟是一种具有仪式感的行为，能使患者有组织有系统地进行相互交流。一位加拿大精神病学家使用了多种药物进行实验，力图和患者建立良好的关系，此外，"为了让气氛融洽，还免费提供花生和卷烟"[17]，吸烟可使其他干预措施更加顺利。

当然，精神科医生意识到患者吸烟情况的一个原因很可能是精神科医生本身的吸烟率较高。美国宾夕法尼亚大学的几位精神病学家研究了医学院学生在应对压力时的行为，发现超过 60% 的学生在感到紧张时吸烟数量比平时多[18]。这一时期流行的漫画描绘了精神科医生以抽烟作为手段，与患者进行交流[19]。当其他医生开始关注吸烟对健康的影响时，精神科医生们则认为，精神卫生行业的特点决定了他们工作的重中之重是关注吸烟对精神健康的影响，而吸烟对身体健康的影响则退居其次。20 世纪 70 年代的两位精神科医生推测，由于精神科医生在诊疗患者时必须坐着听患者说话，而不能随意走动，因此，可能需要不断吸烟来放松和缓解紧张情绪。另外，精神科医生不诊治重症身体疾病患者，因而他们可能更容易忽视吸烟对身体健康的影响[20]。

精神科医生能够接受患者的吸烟行为（也许是出于自身也吸烟的原因），精神病院其他成员也对患者吸烟的行为持有不同观点。心理学家和社会工作者描述了精神病院工作人员的吸烟状况，护士们则认识到在医院里限制吸烟的权力是医院中才有的特别状况。护理员常常与患者就吸烟需求进行交流，解释并执行医院所有的吸烟限制和规定。因为吸烟是精神病院生活的日常行为，医护人员要和不同患者的吸烟行为打交道，同时力图从不同层面管控这些行为。

尽管心理学家和社会工作者的作用不同，但他们都积极来到精神病院住院部帮助照料患者。20 世纪初期，心理学家工作的重中之重就是对患者进行正规测试，但到了 20 世纪中期，他们成为社会动力学和行为解释领域的资深专家[21]。精神病院中的社会工作者最初的工作是照顾患者的家属，但后来通过和患者接触，认识到有更多需要帮助的人，他们可发挥更多的作用[22]。社会工作者去患者家做家访，观察不同家庭环境对患者病情治疗进展的不同影响。心理学家和社会工作者都努力去理解和分析患者的行为，其中就包括吸烟行为[23]。

对这些从业人员来说，吸烟行为可表现出患者的情绪状态，但不能作为健康的决定因素。20世纪20年代，一位心理学家就营养和心理因素解释了患者的口唇快感。先不说口唇快感和性快感在心理分析上的联系，这位心理学家认为口腔是一个重要的学习场所，吃饭时的吸烟行为（作为成人的社交手段），就和婴儿吸吮一样，都属于口唇快感[24]。精神病学家观察了患者的行为并解释了干预措施的效果。美国匹兹堡退伍军人医院的两名心理学家采用行为技术试图缓解一位慢性精神分裂症患者的焦虑状况，心理学家从他吸烟减少的行为中，判断出他的焦虑症状减轻了[25]。

其他心理学家和社会工作者分析了精神病院的社会环境，包括吸烟在人际交流中所起的作用。心理学家大卫·坎特（David Kantor）的研究专题是讲述精神病院的社会关系，他发现在精神病院做志愿者的学生经常难以与患者建立关系，不过，吸烟有助于学生看到患者更人性化的一面，比如男性患者为女性志愿者点烟[26]。另一位社会科学家观察到住院部存在的问题：一个患者对医院工作人员提出了过多的要求（特别是索要卷烟），医院工作人员就怎样解决这个问题产生了分歧。研究者在一次会议上提出了他对患者和工作小组的观察结果，根据该结果，制定出了一项干预措施，即在患者提出要求之前主动为患者提供一支卷烟。这种干预措施对患者和工作小组都很有裨益[27]。

社会工作者积极关注着医院不同群体的动态，会及时发现问题并帮助解决。在1955年，一位社会工作者叙述了这样一种情况：精神科医生设立了由社会工作者管理的工作小组，在此之前，大家都各行其是，没有交流互动，随着小组活动的展开，患者变得更整洁，更活跃，"在娱乐室里，有的患者坐在一起抽烟、聊天、玩游戏，有的和工作人员一起玩游戏，有的随着音乐跳舞"[28]，在这种情况下，吸烟行为是患者建立积极社交关系的标志。放松对患者的限制，尤其是在吸烟方面的限制，有助于缓解工作人员和患者之间的冲突。

医院治疗团队由不同岗位的工作人员组成，他们彼此之间也经常会发生冲突。护士是治疗团队的主要成员，负责指导精神病院的日常活动。事实上，护士这个职业是由女性主导的，她们在精神病院比较有话语权。正如许多历史学家所指出的那样，精神病院的护士与医生的关系一直矛盾重重，护士总是试图摆脱医生的管控[29]。这种紧张关系突出表现在吸烟问题上：医生对吸烟的态度往往比较宽容，但监督患者日常生活的任务在护士身上，例如在美国马里兰州切斯特纳特洛奇医院（Chestnut Lodge Hospital）的精神科病房里，护士们制定了详尽的规定，其中不乏对患者吸烟行为的规定[30]。精神科护理专业教科书中告诫护士们要时刻警惕吸烟的潜在风险，特别是当访客给患者带来卷烟、打火机和火柴时[31]。护士要尊重患者的权利，又要履行职责帮助患者。她们表示有时难以在这两方面做出平衡。一位受此困扰的护士举了一个例子，患者总是手里拿着未熄灭的卷烟就睡着了，因此，手指总是被烧伤。在尊重患者吸烟权的同时，又不能对他们的身体健康置之不理，任由其受伤，着实使护士左右为难[32]。

护士必须执行规则，而医生或心理学家能够更随意地与患者互动。许多护士通过和患者一起吸烟增进彼此的关系，寻求吸烟与限烟之间的平衡。医院有护士和护理员维持日常秩序，其中包括他们在何时、在怎样的情况下才可以与患者一起吸烟，以及吸烟时的限制措施。护士通常了解吸烟对患者的重要性，并把吸烟行为作为与患者交流的一种方式。一本精神科护理学教科书指出，在有些治疗精神疾病患者发病时的方案中包含给患者吸烟这一项，"在提供卷烟治疗时，医生或护士最好要和患者在一起。这样做不但是为了避免出现意外，而且是为了向其他患者再次强调这是治疗行为，而非偏袒此患者"[33]。在患者吸烟的过程中，有护士陪伴，可起到监督的作用。但是，精神疾病患者吸烟的行为也使精神科护士们为难：作为医护人员，究竟是帮助患者提高身体健康（这意味着对病人限烟以保证安全），还是允许他们抽烟，以便医患人员能够共享吸烟经历、增进关系呢？另外，不同性别患者的吸烟行为对其会产生不同的影响吗？

精神科护士为患者做的工作通常包括就正常社会交往模式给患者做示范。在整个 20 世纪 70 年代，吸烟行为在这种互动中通常占有一席之地。但正如历史学家指出的那样，美国的社会规范发生了转变，20 世纪初期，美国社会难以接受女性吸烟，20 世纪中期女性逐渐可以公开地吸烟，那时美国民众将吸烟视为权利的象征，女性吸烟则是对社会上男女平等的一种宣示[34]。吸烟行为在治疗方面的作用日益加大也引发了精神科护士职责的变化，尽管护理专业人士表示，有些人对这种与患者交流方式的潜在益处知之甚少，"很多护士都不愿做精神科护士，因为这里的护士不是照顾患者的身体健康。他们看到精神科的护士坐着和患者交谈，甚至和他们一起抽烟"[35]。精神卫生护理文献对护士与患者沟通的许多方式都很赞同，其中包括和他们一起吸烟。与患者接触密切可能会导致护士不那么有权威，有降低权力的风险。但是精神科护士坚守职业道德精神，与患者密切接触、交流互动，在精神病院临床治疗中，护士们可通过维护患者的吸烟权来确立权威。

随着精神卫生护理领域日益精细化，吸烟行为作为医务人员与患者互动的一种治疗方式，是该领域的重要组成部分。一些人表示护士应合理解读患者的抱怨，如他们说想要某种东西，比如卷烟，实际上他们是想要交流，通过卷烟和别人进行交流[36]。吸烟是患者和医护人员的共同语言。20 世纪 70 年代，一名护理指导员举了一个和假想症患者互动的例子，在这个例子中，一名护士通过一次关于吸烟的对话用自己的感觉帮助一名发病的患者："观察下自己的行为，我刚才点烟时，注意到自己的手在抖。我感到紧张。我不知道咱们现在怎么了。"[37]当患者和治疗人员一起吸烟时，这种互动关系有助于治疗。当患者发病或具有攻击性时，医院工作人员还可以利用卷烟控制患者的行为，采取更有建设性的交流方式来解决问题，例如，1964 年一位护理专业教育人士讲述了一个发病患者的故事：患者在砸碎窗户时割破了手腕，患者的护士平时和她关系甚好，给她点了支烟，让她坐下来解释一下怎么回事，患者立刻平静下来，和护士道出问题所在，而没有出现任何攻击行为[38]。

患者有时就吸烟问题和护士讨价还价，这也显示出精神科护士工作的复杂性，但患者能否获得卷烟则表明了患者与护理员或护工之间仍存在阶级差别。护理员或护工也是精神卫生治疗团队的主要成员，通常直接和患者打交道。这个群体通常教育水平不高，也没有受到多少培训，但几乎与患者朝夕相处[39]，与吸烟患者接触广泛。护理员或护工通常为患者分发卷烟和打火机。与精神卫生治疗团队的其他成员一样，护理员或护工与患者一起吸烟，暂时可使双方的权力处于平等状态。但是，卷烟的获取情况在某些方面能够显示出患者在医院外的社会地位可能比在医院中高，因为只有在医院里，护理员才有权力管控他们。提高护理员及护工护理水平的文献强调：在与患者交往中，护理员坚持标准，并保持标准的一致性至关重要，护理员应保持公正，避免偏袒（偏袒是一种不公正的行为，常指给某些特权患者吸烟，而非所有人）[40]。

护理员的一个重要责任是负责医院安全。但医院工作人员也意识到安全问题涉及管控权力，并且是否能对患者行为进行有效管理，取决于医院良好的安全状态，例如，在一个给精神疾病患者治疗的护理员培训项目中，有一部分选择题，旨在帮助护理员学会如何更得体地与患者交谈，其中一个问题是关于吸烟的："如果琼斯太太无法理解为什么不能在自己房间里抽烟。你可以这样解释：①手里拿着燃烟睡着存在危险；②患者只有在护理员陪同下才可以吸烟；③有些患者想放火，所以不能在床上抽烟；④在休息室里吸烟是规定，要遵守规定；⑤在卧室吸烟会影响其他病人。"[41]正确答案是①，这个答案更合乎情理，然而，其他答案也都有道理，因为在这种环境中，吸烟行为是必需被控制的。

在实际工作中，护理员在和患者互动交流时大多只凭感觉。1961年，一本有关精神病院的书籍的编辑采访了一位护理员，她说："大多数护理员认为，如果你对患者好，他就会听从你的指导。我们会尽力善待他们。有一次，一名男性患者半夜起床，他心烦意乱地想抽烟，然而这违反规定。但是当时管不了那么多了，抽烟能让他冷静。医生和护士在很多事情上对我们都采取强制手段，但是说实话，我认为有时候在照顾患者方面，我们比他们做得更好。"[42] 20世纪60年代初，美国密歇根大学的一名研究生曾采访过美国伊普西兰蒂的精神病院的护理员，发现护理员为了患者，经常违反医院规定（包括吸烟规定）。他发现关键原因不在于护理员的经验或教育程度，而是护理员觉得和患者很熟悉了[43]。护理员努力和患者建立良好关系，通常通过卷烟发展或巩固这种关系，并以此确定自己在帮助患者康复方面所发挥的作用。正如一本关于精神科护理员教科书中所描述的那样，患者们在一天结束时，"如果无法入睡，就会有人跟他们说说话，有人会给他们一支烟"，那个人一定是护理员[44]。而护工是否会在需要的时候，违反规定，为患者提供吸烟的机会（和相关用品）是病人和护理员判断其是否具有同理心的依据[45]。

护理员的作用是在治疗小组其他成员工作的基础上，帮助患者在医院的治疗获得全面进展，包括但不限于通过患者的吸烟行为，加强与患者的沟通。但有时，吸烟行为会揭示出一些问题，例如，护理员负责对重度精神疾病患者进行身体约束管理，包括对行为危险患者的强行控制。然而，20世纪50年代末，一个精神卫生小组试图证明，护理员可以通过控制吸烟的方式而并非强制性手段使患者受控。在纽约长岛某医院，精神科医生要重新训练护理员，"所以护理员跟随医生去了病房，随机选择两三个大吵大闹，情绪失控的患者，将他们连同护理员一起带到护士办公室。大家都坐下来喝喝咖啡，抽抽烟。患者如果想说话，医生则洗耳恭听。不想说话，可以缄口不言，也可以四处走动走动，甚至大喊大叫，随心所欲。几分钟内，连最狂躁失控的患者都平心静气了。"[46]但是总要时不时提醒护理员，要把患者当作正常人对待（护理员可以和他们一起抽烟），而不是将他们看作难以管理的患者。有个问题就是有时护理员可能滥用权力，如向患者索要东西，这点也要加以防范。1954年，一位社会科学工作者在一家名为切斯特纳特洛奇的私立医院（Chestnut Lodge）检查精神卫生治疗工作时，发现护理员频繁向患者"借"烟，这是其检查过程中发现的唯一不道德行为[47]。

就像在精神卫生机构工作的医生一样，护士和护理员也可能因为自己吸烟而对吸烟问题产生共鸣。精神科护士的吸烟率似乎高于其他科室的护士[48]。精神科护理员也认为他们的工作压力很大，所以他们的吸烟率高是理所当然的。1937年，美国一名前州立医院护理员给雷诺烟草公司（RJR）写信，"我的工作是和精神疾病患者打交道，很危险，不知道患者什么时候会攻击你，因此我们必须反应特别快。相信我，下班后，抽一支骆驼牌卷烟（雷诺烟草公司生产）放松一下，真是愉悦无比。"[49]人们认为精神病院是个令人精神紧张的地方，无论是作为工作人员还是作为访客。卷烟在精神病院文化中占有一席之地。吸烟不但能帮助治疗小组的成员管理自己的情绪，而且可以管控医院患者的行为[50]。

精神病院具有外部社会规范，又有其机构内部权力结构的异常情况，吸烟的行为暴露了这种两面性，例如，批评家诟病精神病院仅仅是一座关押精神病人的仓库，作为对这些批评的回应，在20世纪50年代，美国波士顿的精神病学家描述了精神病院对患者采取了更多的治疗方法，并相应地减少了监护。在精神病院的计划中，工作人员帮助患者学习如何社交，如何享受用餐时间，而不是催着患者赶紧吃饭。工作人员想让用餐变得更休闲放松、更利于社交，于是在晚餐时播放广播音乐，分发卷烟和烟灰缸来鼓励吸烟。给患者更多时间发展社交，而不是盲目追求效率。如此一来，每个人都有权利在饭后享受休闲，进行交谈[51]。在这种情况下，吸烟行为是正常的人际交往沟通媒介，因为患者正常的社会交往已经中断或存在障碍，所以鼓励采用这种行为尤为重要。于是用餐以吸烟结束，同时也达到了改善社交的目的。但与此同时，这是对自由和正常社交行为的东施效颦，因为只有在工作人员提供吸烟用品时，患者才可以吸烟。

在 20 世纪 80 年代，对于美国精神病院的工作人员来说，吸烟还不是一个能引起身体疾病的问题，而是生活的一部分。医疗服务人员希望患者也像普通大众一样，想要吸烟，即使在 20 世纪 60 年代到 70 年代，医学文献和媒体开始大量讨论卷烟的健康风险，也没能改变他们的这种看法。但在精神病院，工作人员根据地位、期望、性别来制定与吸烟相关的权力关系。医生借用卷烟来联系和控制患者，但患者对吸烟有着特殊的依赖关系。虽然工作人员通常希望他们与患者的互动能有助于治疗，并保证患者的安全，但患者的经历有时却与医生的希望相左，这点我们可以从另一个角度一窥真相。

二、从另一个角度看待吸烟

1987 年，精神病学家卡罗尔·诺斯（Carol North）出版了自传，在自传中，她回忆了自己作为一名医生和精神分裂症患者的独特经历，她在自传中对卷烟进行了评论：几十年来卷烟渗透美国精神病院的每个角落，对患者和医生产生了深远的影响，作为一名正在精神科病房轮班的见习生，她"尽责地跟着护理员走在烟雾缭绕的走廊时看到几乎每个患者嘴里都叼着一支烟，或是将仍燃着的烟夹在指间，遗忘已久，而手指上满是焦痕烟渍"，当她自己住院并在全体工作人员的面前接受面诊时，她注意到，"大多数工作人员都在吸烟，房间里烟雾缭绕"，她意识到，之后他们会继续讨论她的情况，一边喝着咖啡，一边抽着烟[52]。正如卡罗尔·诺斯所述，在美国无论是对患者还是工作人员来说，卷烟和精神病院的文化已成为一体了。

卡罗尔·诺斯曾在同一所医院中，既是患者，又是医护人员，所以视角独特。但是大多数精神疾病患者对吸烟的印象受医院权力结构及吸烟经历差异的影响。那时美国医生对精神疾病患者吸烟的看法是：这种行为需要管控。在同一时期，经历精神疾病的个人解释了吸烟对精神病院文化的重要性，以及精神疾病患者为争取吸烟权与医院工作人员进行的斗争。吸烟行为作为精神疾病表象的一部分，两者密不可分[53]。

相对于精神卫生专业护理人员，患者对吸烟看法的文献更是难以获得，但也有很多精神疾病患者以第一人称记录并发表了他们在美国和其他几个英语国家精神病院的治疗经历[54]。虽然这些叙述并不具有代表性，而且作者经常对为他们诊疗的医生怀有敌意，但他们描述卷烟和吸烟的作用能够帮助我们更多地了解他们与精神疾病做斗争的经历[55]。有几个患者的叙述被改编成了电影，那些电影中对吸烟情节的改编（有时改编是与第一手资料相对而言的）则进一步突出卷烟与精神疾病的相关问题。

在精神疾病患者以第一人称的叙述中，在美国卷烟无处不在，从 20 世纪初期，人们都自己制作卷烟（卷烟的烟草由医院供应或种植），到 20 世纪中叶，吸烟已经是非常普遍的现象，精神病院中也是如此，再到 20 世纪 60 年代到 80 年代，因人们意识到吸烟有害身体健康，所以大面积实施了禁烟措施，但精神疾病患者由于其自身特点不受禁烟令约束。患者敏锐地观察到了获得吸烟机会的方法及吸烟对他们与工作人员和与其他患者的关系的影响。但患者与其他人员在卷烟上的互动交流也突显了精神病院内的权力关系。患者意识到他们的吸烟需求可使医院工作人员获得控制他们行为的权力。在美国和其他英语国家，患者对吸烟的看法大同小异，在各种医院中，控烟问题都显而易见，甚至连苏联也是如此。但是在苏联，有些伪装成精神病院的机构是用来关押政治犯的[56]。

患者的经历和社会科学家的观察都证明，在 20 世纪的大部分时间里，卷烟都是精神病院文化的重要组成部分。那些在精神病院外不可能相遇的人，在精神病院内可通过吸烟进行交流。患者可凭借吸烟与其他病友进行交流，有时也可与医护人员等进行沟通。患者通过吸烟了解医院对他们行为的控制。

患者的叙述指出，限制吸烟是精神病院控制水平的衡量标准。在 20 世纪初的美国，对女性病房的吸烟限制似乎比男性病房更多。这是因为医院工作人员认为女性吸烟不得体。一位男性患者叙述了第二次世界大战前的吸烟限制，和同一时期女性患者对吸烟限制的叙述相比，女性无论在吸烟机会上还是吸烟量上，都大大少于男性[57]。一名美国国家精神病院的女性抱怨说，女性患者和男性患者的规定明显不同，她指出，男性患者有钱就给卷烟抽，没钱也给烟草，"但是女性患者则另当别论，即使有钱，她们也得不到卷烟，因为（当时）人们认为女性吸烟'不符合道德标准'。如果女性患者因吸烟需求得不到满足而神经紧张，院方就会给她们进行药物治疗！"[58]当时美国的精神科医生表示，在社会提倡男女平等的背景下，他们难以抉择是否应在女性患者吸烟的问题上与男性患者一视同仁[59]。

美国医疗机构表示限制吸烟是治疗的一部分。据患者描述，医院工作人员在执行限烟规定时，会因患者境况不同而对患者差别对待。在 20 世纪 30

年代，一名美国州立医院的患者为了让公众了解医院的内部生活，写文章解释了烟草对精神疾病患者来说至关重要，可以帮助他们更好地打发住院时间，为了确保提供给患者的卷烟充足，他建议家人和朋友给他们送烟，但护理员可能会没收限额以外的卷烟。他描述了医院内各种各样的贿赂行为，其中主要是关于卷烟和高档食品等[60]。患者知道，卷烟交易基于权力及关系。20 世纪 30 年代，电影女演员弗朗西斯·法默（Frances Farmer）因病入院。尽管没有得到医生的许可，一位追星的护士还是给她烟抽[61]。富有的患者则可以赠送医院工作人员礼物，1947 年，一名吗啡成瘾者在美国一家联邦麻醉品医院住院，他从医院小卖部买了一箱烟，给了一名护理员几包，他说送给护理员卷烟是因为他很友善，而不是说护理员收到卷烟后才变得很友善[62]。其他人的描述也如实地指出了患者为获得更多吸烟机会而时不时地贿赂护理员。

患者和工作人员在吸烟问题上都存在诸多不光彩行为，其原因是他们认识到了烟草的价值。能够获得卷烟象征着精神疾病患者在通往出院的一系列权力阶梯上又上一层。医院里地位最高的患者可以随身携带火柴和卷烟，随意吸烟无所限制[63]。卷烟也与经济问题息息相关。在 20 世纪 30 年代，一位已出院的患者说："坦白讲，在（美国）圣查尔斯医院，外面的人真无法想象烟草对男人是何等重要。如果没有钱，他们就会给我们一根玉米穗轴烟斗和一点烟草，虽然免费，但品质劣质。然而在医院这样的环境里，人满为患，时光漫长而又无聊，加上病魔缠身，能有烟草抽已经是幸福的了，烟草甚至比食物都受欢迎。"[64]患者心甘情愿在医院周围做各种杂活以获得更多的烟草[65]。1948 年，记者阿尔伯特·多伊奇（Albert Deutsch）曾抱怨，美国曼哈顿的州立医院剥削男性患者，让其出劳力，而不给薪酬，只是额外给他们些烟草[66]。

从阿尔伯特·多伊奇的抱怨可以看出，精神疾病患者那时（或现在）的经济状况非常脆弱，经常入不敷出，处于社会的边缘。在公立精神病院的患者通常经济不稳定或者没有经济来源。20 世纪初，患者以一个人是否买得起卷烟衡量其是否真正贫困[67]。尽管一些机构为患者提供烟草，但其烟草质量低劣，患者对此也是有目共睹[68]。卷烟可以作为理想的奖品或奖励，人们认为它是种高价值的商品[69]。美国慈善团体的参访人员也会向精神病院捐赠卷烟和打火机[70]。在住院期间，患者常常向家人要钱买烟，其家人对此也颇有微词[71]。卷烟也常用来贿赂精神病院的低薪员工。[72]

对美国公立医院的患者而言，烟草供应事关重大，医院改革者当时的想法是要满足医院里患者的基本需求，包括对卷烟的需求。1945 年，美国某州立医院的一位精神病学家的妻子基于事实撰写了一本小说，揭露该医院存在的问题。众多令她恼怒的问题中的一个，即是该医院为患者提供的烟草的质量差强人意。小说中，患者们用皱巴巴的卫生纸卷干烟叶当卷烟抽。小说的主角是位精神科医生，他会慷慨解囊为患者买烟以彰显其英雄情怀[73]。手头宽裕的患者有时会帮助其他病友，给他们钱买烟，或者买其他物品（如果病友把为数不多的钱用于买烟的话）[74]。工作人员偶尔也会买烟给那些穷困潦倒的患者[75]。

　　20 世纪初，一小部分患者因酗酒或滥用药物而住院治疗，对他们来说，吸烟非常重要。20 世纪初期，美国有专门戒酒的医院，精神病院也收治一些重症酗酒患者[76]。酗酒或滥用药物的患者往往有吸烟方面的问题。1933 年作家威廉·西布鲁克（William Seabrook）因为酗酒进了精神病院。在入院的头几天里，他处于戒酒困难期，一名护理员让他去休息室抽烟（那有工作人员提供火柴）。然而，另一名护理员更加善解人意，允许西布鲁克在另一区域吸烟，严格地讲那是禁烟区。威廉·西布鲁克在病房间不停走动，想通过吸烟室的舒适度衡量环境状况[77]。其他酗酒和滥用药物的作家们在戒酒（及治疗其他药物滥用）期间，也非常嗜烟。比尔·威尔逊（Bill Wilson）等几位传记作家和戒酒者互助协会（AA）的历史学家们讲述了戒酒者互助协会起源于一小群人的定期聚会，一起喝咖啡、抽烟，以避免出去酗酒[78]。一位酗酒的女性给其他女性写出建议，以便使其认识到自己的酗酒问题并希望自己的建议能对她们有所帮助，她指出，同时喝酒和抽烟异常危险，其解决之道为戒酒不戒烟[79]。

　　一些患者发现卷烟可以代替（他们所认为的）有更多副作用的药物，另一些患者则利用吸烟与病友或医院员工建立关系。在患者住院期间的叙述中，患者反复提及卷烟是如何帮助他们与其他患者建立关系的——有些关系往往始于一支卷烟。20 世纪 40 年代，一位住院患者表示，当他来到精神病院时，他感到非常迷茫，但他明白，当另一个患者向他递烟时，是表示友好。后来，他与一位娱乐治疗师相谈愉快，因为当谈论到令他不舒服的话题时，该治疗师都会请他抽一支烟[80]。患者们发现即使有时他们不能与医护人员交流，却能在抽烟时，与病友相谈甚欢[81]。一篇关于精神疾病的小说里写到，一个患者为了感谢其病友的善举，将一支烟放在她的枕头下[82]。患者们扎堆吸烟，经常会向对方借火（缺乏点烟的护理员）[83]。一位人类学博士生发现，当自己身着便装、在精神健康中心的休息室里安静地吸烟时，精神疾病患者开始把她当作同伴对待[84]。一位精神分裂症患者说得很简单，"吸烟帮助我们分享生活"[85]。

吸烟有助于确定精神疾病患者群体[86]。许多患者注意到精神病院的患者之间有一种不言而喻的默契，一位描述美国医院生活的研究人员观察到了这种默契，即通常有卷烟的患者会与没有卷烟的患者分享。患者之间有着复杂的卷烟交流仪式，包括抽几口烟、一支烟抽多少、借别人的烟点烟（这样做是为了避免去找工作人员拿火柴或打火机）等[87]。慢性病病房的患者可能会换烟抽或向别人讨烟抽，但有些患者由于过于自闭而无法与任何人交流，即使是吸烟的话题也不交流[88]。

卷烟交流甚至让说不同语言的患者可以相互理解。在西班牙，一名被迫住院的加拿大患者描述了他给一名精神疾病患者卷烟的过程：这名患者向他要烟，因为他有一种幻觉，认为他们两个是同谋，"一定因为是看到我给他一支烟，其他患者马上就蜂拥而至，瞪大双眼，紧张兮兮地看着我，也都想要烟抽。结果我把一整包烟发光了，才把他们打发走"[89]。即使是重度精神疾病患者也能用卷烟交流。一位女士讲述她在 20 世纪 70 年代的一个精神病院住院病区中遇到了一位有语言障碍的患者，"当她表示想要卷烟时，我会给她。我甚至能明白她的一些哑语和手势，对她要表达的意思也略知一二。她向我走来，站在我面前，向我伸出手，但我没带烟。'到艾伦那儿去'，我坚定地告诉她，'她会给你一支卷烟'"[90]。这种交流是如此顺畅，以至于玛丽·简·沃德（Mary Jane Ward）在半自传体《蛇穴》（*The Snake Pit*）中写道，主人公弗吉尼亚明白，她把卷烟分给其他病友，他们就会反过来给她同样的卷烟（用卷烟交流，以达到对他们的操纵目的）[91]。

不过，患者说，卷烟的交流并非总是友好的。20 世纪中叶时，美国纽约贝尔维尤医院的一位酗酒患者注意到，患者也是等级分明的，最高层的患者常收走其他患者的卷烟，然后把卷烟分给他喜欢的人[92]。一位女性讲述了在 20 世纪 70 年代她与医护人员及院方人员之间（主要是不愉快的）的交流。她讲述了一个患者的故事，她让护士给她点烟，然后环顾四周，寻找开着的包，好将点燃的卷烟扔进去。这激怒了其他的患者[93]。另一位患者抱怨说，在精神病院里很难入睡，尽管她不抽烟，其他患者还是会把她叫醒，找她要烟抽[94]。

吸烟这种现象在美国精神病院中普遍存在，它能使那些或迷茫或恐惧的患者家属与院方人员间的交流气氛变得轻松一点。患者家属可以与精神卫生医护人员一起吸烟，医护人员借此解释患者的情况，患者家属则可从这些交流中得知医护人员理解患者并积极施以援手[95]。20 世纪 70 年代，珍妮特（Janet）和保罗（Paul）这对美国夫妇讲述了其在精神卫生系统中的沉痛经历。珍妮特因精神障碍和自杀倾向多次住院，但在他们这段艰难的经历中，也有一些和医护人员的互动，以探讨病情，增进关系。有一次，珍妮特又企图自杀，保罗在等候医生到来，"我拿出一支卷烟，医生伸出手，示意我递给他一支。'我还以为你戒烟了呢，我说，他摇了摇头，'我不戒了，又开始抽了'。"[96]两个人一起吸烟，在这一时刻，对珍妮特安全的担心将他们暂时地团结在一起。

患者也和工作人员一起吸烟，尤其是医院的护理员。护理员有时违反医院规定来帮助患者，让患者们觉得护理员理解他们的痛苦。一名男子在美国某退伍军人医院的精神病院住了一年半，他描述了这段精神疾病经历给他带来的困惑和绝望，但与护理员一起吸烟能让他平静下来，并借此了解到医院的制度[97]。能否与医院的工作人员一起吸烟是患者衡量自己与工作人员关系好坏的标尺。纽约作家埃里克·霍奇金斯（EricHodgins）描述了他对许多护士的不满，因为这些护士向他讲述烟草的害处，企图拯救他（他很清楚烟草的害处，因为在一次中风后他患上了精神疾病，他承认他的中风可能与吸烟有关）。当有一名护士说想和他谈谈，向他请教点问题时，埃里克·霍奇金斯对此既感激又期待。一开始他很担心，但是，"认识还不到 15 分钟，我就意识到，这个女护士能让我的生活起死回生，简而言之，她挽救了我的生活，她的原话是：'我希望你抽烟。'我高兴得语无伦次，向她保证抽烟会让我舒服一些。我们的关系从那时起就建立起来了。在经历了这么多像'石膏圣人'（《圣经》中的石膏圣人是指不会犯错的人）和'复仇女神'（西方神话中的女神，负责追捕惩罚罪人）的护士之后，终于遇到一个'人'（有人道主义精神的护士），我真是喜出望外"[98]。患者认可那些与他们一起抽烟的护士和护理员，认为和他们志趣相投。

克莱尔·华莱士（Clare Wallace）是一名英国女性，曾经她既是患者，又是一名精神科护士，由于病情反复无常，她在两个身份之间来回转换，她记录了医院工作人员因在一起吸烟而关系变得更加融洽。在病房里忙碌劳累时，或他们因为治疗方案问题心烦意乱时，护士们就会一起吸烟。她还描述了她的护士朋友如何和她一起吸烟，并在她患病住院时，试图安慰她[99]。一位短篇小说作家分享了其患精神疾病的经历，她说护士因为友善反而更有权威，在吸烟时和患者有说有笑，而不是板起面孔进行说教，并控制卷烟供应[100]。

患者也通过吸烟与医生产生交流，医生和患者一起吸烟从而显示其基本的人道主义精神。医生有时给患者卷烟，但偶尔也会向他们借烟抽。在一段叙述中，一名男子讲述了一个有关卷烟的场景中医生是如何帮他理解自己内心的矛盾挣扎的：医生劳斯基（Lawsky）伸手去拿患者的卷烟时，做了个挑战的姿态。患者回应说："你折磨我，还偷我的烟！"劳斯基说："你夸大其词了。我从你那儿拿的烟还没有你从我这儿拿的一半多。我记得那个星期你说手头有些拮据时，我给了你一整包烟呢。"从这段对话中我们明白了。患者可以和医生就拿卷烟这样的事开玩笑，甚至还给医生这样的权威人士卷烟[101]。

患者对他们与医生的关系进行分析和理解，发现吸烟有助于他们之间的交流。一位英国患者讲述她和一位医生的故事时，在故事扩展叙述的部分中表达了对这位医生的深厚感情：当她和这位医生都承认自己吸烟时（患者在医生的办公室外等候时仍然吸烟），双方的关系取得了突破性的进展。虽然最初她不喜欢该医生一天抽 40 根烟，但相互坦诚使他们关系不断发展："我无法想象你竟然连续吸烟。这真令人惊讶。我对你的整个印象都变了。好吧，我也告诉你，我一天抽六根烟。我以前可是只字未提，我把卷烟藏在包包底下，或在汤罐底下，或篮子里的土豆下或旧纸袋里。现在你敢说对我的印象还和以前一样吗？"[102]对这位患者来说，吸烟不是一件多么体面的事，但当她得知医生也抽烟时，就和医生有了共鸣，从而使治疗有了新突破。

在患者的叙述中大部分医生是男性，但也有少数女性医生。女性医生和患者一起吸烟让她们显得不那么高高在上。20 世纪 60 年代，一位英国女演员饱受焦虑和自杀倾向的困扰，曾看过几位精神科医生。其中一位精神科医生，在给她看病时坐在她后面的沙发上，这令她更加焦虑。她转而去就诊于一位女性精神科医生，这位女性医生在带她参观办公室时给了她一支烟，她马上就知道这位医生会给她更好的治疗。她对比之前那位医生提出这位女性医生的不同之处在于，"她坐在椅子上，吸着烟，彭伯顿医生（Dr. Pemberton）创造的这种氛围本身就会使问题迎刃而解。我们进行了一次谈话，谈话中我可以问一些值得一提的问题，然后医生给予我鼓励的回答，让我继续发问。"[103]对这位患者来说，坐下来和医生面对面吸烟能够给她些许安慰，让她感觉她是正常人，可以与他人进行交流。然而，与医生过于亲密的交流又让她感到不舒服，于是她又去就诊于一位更传统的男性精神科医生，这名医生为她治疗时，会让她躺在沙发上。

在乔安妮·格林伯格（Joanne Greenberg）的半自传体小说《我从未承诺给你一座玫瑰花园》（*I Never Promised You a Rose Garden*）中，主角黛博拉（Deborah）找到一位精神科医生，弗雷德医生（Dr. Fried），医生边吸烟边仔细聆听黛博拉的倾诉，而期间医生吸烟方式的变化体现了其情感的变化。当黛博拉叙述到她在儿童时期患癌症时遭遇的可怕经历时，医生勃然大怒，掐灭了卷烟，替黛博拉鸣不平，嘴里嘟囔着："对孩子撒谎真是不可饶恕。"这初次显示出弗雷德医生非常富有同情心。故事中黛博拉显然不吸烟，但在叙述中有几个地方提到，在给黛博拉治疗的过程中，当她言语激动时，弗雷德医生不停地吸烟[104]。然而在好莱坞根据此故事改编的影片中，耐人寻味的是，弗雷德医生根本不吸烟（和犹太人身份相符），而黛博拉却吸烟（只在和糟糕的精神科医生在一起时才吸烟）[105]。而现实生活中的弗里德医生是位影响力非凡的精神分析医师，他的名字是弗罗姆·里希曼－弗里达（Frieda Fromm-Reichmann），他也主张通过卷烟和吸烟行为与患者建立关系[106]。

患者并不总是赞同精神科医生吸烟的。一位女士回忆了她与精神科医生的数次糟糕会面，最糟糕的印象就与医生吸烟有关："办公室里烟雾弥漫，透过烟雾，我看见一个男子，长形脸、黄皮肤、看上去很温和，眼睛苍白，发色淡黄。他看上去很虚弱，但最明显的特征是他看起来很痛苦。我注意到他被卷烟熏黄的手指和瘦削细长的脖子。我想，他看上去像个胆小鬼，一个抑郁的胆小鬼。"[107]另一位女性观察到她的精神科医生有吸烟的行为，并抱怨医生不与她交谈而只是吸烟，她说："精神科医生总是烟不离手，对人一副爱答不理的样子。"[108]一位不吸烟的抑郁症患者表示，她到精神科医生的办公室，发现里面充满烟味，这说明在医生见她之前抽了烟，她不禁产生疑惑："难道医生给一位患者看完病需要平静一下，然后才能从这位患者的问题中跳出来，再为下一位患者诊疗？"[109]精神病院里卷烟随处可见，但并非所有的患者都认可卷烟的作用。1965年，心理学家阿尔·希伯特（Al Siebert）曾在美国一家退伍军人医院中住院治疗，他坦率地承认因为他不吸烟，所以当一名护理员递给他一支烟时，他感到厌恶。当阿尔·希伯特见到精神科医生时，他确信这个人没有真才实学，因为他身体肥胖，满身烟味，手指上都是多年吸烟熏出的烟渍。连和他谈话时，这位医生还吸着烟。于是阿尔·希伯特没有听医生的建议就离开了，从此以后也没再去看其他的精神科医生[110]。

除了患者有时对吸烟的医生有不良印象之外，吸烟行为也可能意味着医患关系出了问题。新西兰一家医院的一名女性因出现攻击性行为而被隔离，即使这样，她还是通过参与操纵医生获得卷烟[111]。一名患有精神病的青年父亲报告说，他的儿子在和医生交谈时伸手去拿医生放在公共烟灰缸里的卷烟。当医生说那不是他的卷烟时，他儿子变得焦躁不安，无法自控，不得不住院治疗[112]。在患者对精神病院充满对抗和愤怒情绪时，精神科医生给患者提供卷烟，患者更可能用负面语言描述医生的这个举动。女演员弗朗西斯·法默（Frances Farmer）诉说了她住院治疗的经过以及与医院工作人员的冲突。起初她很不情愿和医生说话，但最后还是开口了，她说："医生给了我一支卷烟，可能是对我和他交流的某种奖励，然后他自己也抽了一支。"[113]还有患者们痛苦地回忆起医务人员向患者索要卷烟，不顾患者的怨言与对治疗效果的负面影响[114]。在精神卫生机构中，患者们对自己境况的掌控能力已是最大受限情况，吸烟和交流的限制使他们进一步丧失了自己的权力。

在整个 20 世纪 70 年代，吸烟根植于美国精神病院生活的各个方面，无论是医护人员还是患者都对此毫无异议。在那个时代，吸烟对许多美国人来说司空见惯，在人们的日常社交中常常吸烟。精神病院环境特殊，故吸烟关系错综复杂。精神病院旨在为精神疾病患者创造理想的环境，采取有效的治疗方法，帮助患者康复，重归生活正轨[115]，但 20 世纪美国的医院很难达到此理想预期，而医院里的工作人员却能适应环境且能够有效地进行管理，以保证患者的安全，进而使其康复。医院工作人员对患者的吸烟行为进行了限制，以保证患者安全，实现管控治疗，同时让患者了解关于吸烟行为而形成的权力关系。

到 20 世纪 60 年代至 70 年代，在精神病院外，吸烟对健康的影响使公众日益担忧。在精神卫生机构中，吸烟行为无处不在，且愈演愈烈。但在精神病院中，吸烟对于身体健康的危害并不是人们关注的重中之重。相反，在美国社会和文化的动荡中，吸烟在精神病院中成为机会和挑战的主要象征。虽然吸烟在当时是非常正常的社会行为，但精神疾病患者和卷烟通常关系独特，这种关系对他们的疾病产生了直接影响。首先是吸烟行为在精神卫生机构中形成了权力关系；其次是精神疾病患者和卷烟的特殊关系，对于精神卫生机构应对发展变化的吸烟问题至关重要。

注　释

1. "Proceedings of the American Medico – Psychological Association," *American Journal of Insanity* 49（1892）：216 – 316, quote from 269. For background on the importance of occupational therapy in mental hospitals, see Jennifer Laws, "Crackpots and Basket-Cases： A History of Therapeutic Work and Occupation," *History of the Human Sciences* 24（2011）： 65-81.

2. Gerald N. Grob and Howard H. Goldman, *The Dilemma of Federal Mental Health Policy： Radical Reform or Incremental Change*?（New Brunswick：Rutgers University Press 2006）： Gerald N Grob *Mental Illness and American Society, 1875 – 1940*（Princeton：Princeton University Press, 1983）; Gerald N. Grob, *From Asylum to Community： Mental Health Policy in Modern America*（Princeton：Princeton University Press, 1991）; and Alec Campbell, "The Invisible Welfare State： Establishing the Phenomenon of Twentieth Century Veterans' Benefits." *Journal of Political and Military Sociology* 32（2004）：249-267.

3. See for example, Patricia Ibbotson, *Eloise： Poorhouse, Farm, Asylum, and Hospital, 1839-1984*（Charleston, SC：Arcadia Publishing, 2002）, 19-21.

4. See for example, Allan and Coreen Bookout to Ronnie Price, Lorillard Tobacco Company, Legacy Tobacco Documents Library（hereafter cited as LTDL）（Bates 87789312）, http:// legacy.library.ucsf.edu/tid/wfh21e00; Joe Brennan, "Shortage Revealed at Mount Alto and St. Elizabeths," *Washington Post*, 15 December 1944, 1-2.

5. See for example, *Standards for Hospitals and Clinics*,（Washington, DC：American Psychiatric Association, 1958）; American Hospital Association, *Mental Health Services and the General Hospital： A Guide to the Development and Implementation of Mental Health Service Plans*（Chicago：American Hospital Association, 1970）.

6. See for example, "American Medico-Psychological Association： Proceedings of the Seventy-Seventh Annual Meeting," *American Journal of Psychiatry* 78（1921）：268-269; Walter E. Barton, *Administration in Psychiatry*（Springfield, IL：Charles C. Thomas, 1962）, 216; and *Consolidated Standards Manual for Child, Adolescent, and Adult Psychiatric, Alcoholism, and Drug Abuse Facilities*,（Chicago：Joint Commission on Accreditation of Hospitals, 1981）. For a similar conversation in a British context, see "Doctor Says Smoking May Have 'Therapeutic Value' for Hospital Patients," *The Guardian*, 4 July 1968.

7. See for example, Leo H. Bartemeier, "Eating and Working," *American Journal of Orthopsychiatry* 20 (1950): 634-640.

8. Harry Stack Sullivan, "Peculiarity of Thought in Schizophrenia," *American Journal of Psychiatry* 82 (1925): 21-86.

9. Robert B. McElroy, "Psychoneuroses, Combat – Anxiety Type," *American Journal of Psychiatry* 101 (1945): 517-520, quote from 518-519.

10. See for example, Sydney Brown and Marie Nyswander, "The Treatment of Masochistic Adults," *American Journal of Orthopsychiatry* 26 (1956): 351-364.

11. See for example, Lenore Boling and Carl Brotman, "A Fire-Setting Epidemic in a State Mental Health Center," *American Journal of Psychiatry* 132 (1975): 946-950.

12. Lee G. Sewall and Charles W. Grady, "Utilizing the Community as a Therapeutic Resource," *American Journal of Psychiatry* 108 (1951): 456-461.

13. Clarence G. Schulz, "An Individualized Psychotherapeutic Approach with the Schizophrenic Patient," *Schizophrenia Bulletin* 1 (1975): 46-69; Otto F. Ehrentheil and Walter E. Marchand, *Clinical Medicine and the Psychotic Patient* (Springfield, IL: Charles C. Thomas, 1960), 327. Psychiatrists also noted deliberate burning with cigarettes among patients who harmed themselves to deal with overwhelming feelings. Richard J. Rosenthal et al., "Wrist-Cutting Syndrome: The Meaning of a Gesture." *American Journal of Psychiatry* 128 (1972): 1363-1368.

14. Richard Dewey, "First Aid to the Newly Arriving Patient in the Public Hospital for Mental Diseases," *American Journal of Psychiatry* 90 (1933): 299-301, quote from 301.

15. Karl M. Bowman, "A Constructive Criticism of Certain Hospital Procedures," *American Journal of Psychiatry* 94 (1938): 1141-1152, quote from 1146.

16. A. Irving Hallowell, "Shabwan: A Dissocial Indian Girl," *American Journal of Orthopsychiatry* 8 (1938): 329-340.

17. C. H. Cahn, "The Use of Drugs in Group Therapy," *American Journal of Psychiatry 107* (1950): 135-136, quote from 135.

18. Edward A. Strecker et al., "Psychiatric Studies in Medical Education. II. Neurotic Trends in Senior Medical Students," *American Journal of Psychiatry* 93 (1937): 1197-1229.

19. Frederick C. Redlich, "The Psychiatrist in Caricature: An Analysis of Unconscious Attitudes toward Psychiatry," *American Journal of Orthopsychiatry* 20 (1950): 560-571.

20. John S. Tamerin and Richard A. Eisinger, "Cigarette Smoking and the Psychiatrist," *American Journal of Psychiatry* 128 (1972): 1224-1229, quote from 1226.

21. On the expansion of psychologists' expertise in American society, see Ellen Herman, *The Romance of American Psychology: Political Culture in the Age of Experts* (Berkeley: University of California Press, 1995). On the role of psychologists and social workers in mental hospitals, see Grob, *From Asylum to Community*, 93−123. On some of the conflicts among psychologists and psychiatrists during this time period, see Roderick D. Buchanan, "Legislative Warriors: American Psychiatrists, Psychologists, and Competing Claims over Psychotherapy in the 1950s," *Journal of the History of the Behavioral Sciences* 39 (2003): 225−249.

22. On the history of social work, see John H. Ehrenreich, *The Altruistic Imagination: A History of Social Work and Social Policy in the United States* (Ithaca: Cornell University Press, 1985); Daniel J. Walkowitz, *Working with Class: Social Workers and the Politics of Middle−Class Identity* (Chapel Hill: University of North Carolina Press, 1999).

23. For a social−work assessment of patients at home, including their smoking habits, see for example, Mary Jane Manning and Betty Ann Glasser, "The Home Visit in the Treatment of Psychiatric Patients Awaiting Hospitalization: A Pilot Study," *Journal of Health and Social Behavior* 3 (1962): 97−104.

24. James L. Mursell, "Contributions to the Psychology of Nutrition, II: The Sucking Reaction as a Determiner of Food and Drug Habits." *Psychological Review* 32 (1925): 402−415, quote from 403.

25. R. C. Cowden and L. I. Ford, "Systematic Desensitization with Phobic Schizophrenics," *American Journal of Psychiatry* 119 (1962): 214−245.

26. David Kantor, "Intervention into Multiple Patterns of Insularity in a Custodially Organized Mental Hospital" (PhD diss., Brandeis University, 1963), 185−186.

27. Morris S. Schwartz, "Patient Demands in a Mental Hospital Context," *Psychiatry* 20 (1957): 249−261.

28. Saul Scheidlinger, "Social Group Work in Psychiatric Residential Settings: Panel, 1955," *American Journal of Orthopsychiatry* 26 (1956): 709−750, quote from 713.

29. On the history of nursing, see for example Barbara Melosh, "*The Physician's Hand*": *Work Culture and Conflict in American Nursing* (Philadelphia: Temple University Press, 1982); Susan M. Reverby, *Ordered to Care: The Dilemma of American Nursing*, 1850−1945 (New York: Cambridge University Press, 1987); and Patricia D'Antonio, *American Nursing: A History of Knowledge, Authority, and the Meaning of Work* (Baltimore: Johns Hopkins University Press, 2010).

30. Alfred H. Stanton and Morris S. Schwartz, *The Mental Hospital: A Study of Institutional Participation in Psychiatric Illness and Treatment* (New York: Basic Books, 1954), 126.

31. See for example, Marion E. Kalkman, *Introduction to Psychiatric Nursing* (New York: McGraw-Hill, 1950), 218.

32. Charlotte Green Schwartz, "Problems for Psychiatric Nurses in Playing a New Role on a Mental Hospital Ward." in *The Patient and the Mental Hospital: Contributions of Research in the Science of Social Behavior*, ed. Milton Greenblatt, Daniel J. Levinson, and Richard H. Williams (Glencoe, IL: Free Press, 1957), 402-426.

33. Joan J. Kyes and Charles K. Hofling, *Basic Psychiatric Concepts in Nursing*, 3rd ed. (Philadelphia: J. B. Lippincott, 1974), 400-401.

34. Cheryl Krasnick Warsh and Penny Tinkler, "In Vogue: North American and British Representations of Women Smokers in *Vogue*, 1920s – 1960s," *Canadian Bulletin of Medical History* 24 (2007): 9-47.

35. Quote from Donna Vokaty, the psychiatric nurse supervisor at the Institute of Psychiatry of the Mount Sinai Hospital in New York. In M. Ralph Kauftnan, ed. *The Psychiatric Unit in a General Hospital: Its Current and Future Role* (New York: International Universities Press, 1965), 99.

36. Irving Kartus and Herbert J. Schlesinger, "The Psychiatric Hospital – Physician and His Patient," in Greenblatt, Levinson, and Williams, *The Patient and the Mental Hospital*, 286-299.

37. Doris L. Collins, "Process of the One-to-One Relationship," in *Psychiatric Nursing: Theory and Application*, ed. Lucille A. Joel and Doris L. Collins (New York: McGraw-Hill, 1978), 130-154, quote from 142.

38. Alice M. Robinson, *The Psychiatric Aide: A Textbook of Patient Care* (Philadelphia: J.B. Lippincott, 1964), 81-82.

39. Walter H. Baer, "The Training of Attendants, Psychiatric Aides and Psychiatric Technicians," *American Journal of Psychiatry* 109 (1952): 291-295.

40. Lucille Hudlin McClelland, *Textbook for Psychiatric Technicians* (St. Louis: C. V. Mosby, 1967), 32.

41. Dolores E. Swatsley, *A Study of the Effectiveness of the Case Method in Teaching Interpersonal Relations to Psychiatric Aides* (New York: National League for Nursing, 1964), 34.

42. Morton M. Hunt, *Mental Hospital: A Vivid Insight into the World of the Mentally Disturbed*

（New York：Pyramid Books，1961），76.

43. John E. Freeman，"A Comparison of the Attitudes of State Hospital Attendants toward Rules Which Affect Patient Activities"（master's thesis，University of Michigan，1964）.

44. Robinson ，*The Psychiatric Aide*，208.

45. Leonard Handler and Gerald Perlman，"The Attitudes of Patients and Aides toward the Role of the Psychiatric Aide，"*American Journal of Psychiatry* 130（1973）：322–325.

46. M. G. Jacoby et al.，"A Study in Non–Restraint，"*American Journal of Psychiatry* 115（1958）：114–120，quote from 116.

47. Stanton and Schwartz，*The Mental Hospital*，442–443.

48. For a slightly later perspective on this，see RenataTagliacozzo and Sally Vaughn，"Stress and Smoking in Hospital Nurses，"*American Journal of Public Health* 72（1982）：441–448.

49. George A. Barron，Pittsburgh，Pennsylvania，to R. J. Reynolds，1 May 1937，LTDL（Bates 500717909），http://legacy.library.ucsf.edu/tid/oqf76a00.

50. Robert B. Ellsworth，*Nonprofessionals in Psychiatric Rehabilitation：The Psychiatric Aide and the Schizophrenic Patient*（New York：Appleton–Century–Crofts，1968），48.

51. Milton Greenblatt，Richard H. York，and Esther Lucile Brown，*From Custodial to Therapeutic Patient Care in Mental Hospitals：Explorations in Social Treatment*（New York：Russell Sage Foundation，1955），127.

52. Carol S. North，*Welcome，Silence：My Triumph over Schizophrenia*（New York：Simon and Schuster，1987），15，106–107.

53. I do not have unpublished accounts of patient experiences. Although some may suggest that the published accounts I use to understand the perspective of individuals with mental illness are less authentic or representative of real experience than unpublished records，historian Joan Scott has pointed out that all narratives— published or unpublished—are constructed by authors. Joan W. Scott，"The Evidence of Experience，"*Critical Inquiry* 17（1991）：773–797. For individuals who write about their experiences with mental illness，the words（published or unpublished）are only an approximation of what is going on inside them.

54. I am greatly indebted to Gail Hornstein for compiling an exhaustive list of first–person narratives of mental illness that she has made available to any interested scholars. I found smoking references in almost all of the approximately one hundred narratives I was able to locate at my university's library. Thanks to an ongoing digitization project at the University of Michigan，I could perform key–word searches on these texts—this allowed me to easily

locate references to cigarettes, smoking, and tobacco. For more analysis of psychiatric autobiographies, see Femi Oyebode, "Autobiographical Narrative and Psychiatry," *Advances in Psychiatric Treatment* 9 (2003): 265-271.

55. Race is underrepresented in these narratives. Historians who have written about African American psychiatric experiences have highlighted that conditions were much worse for those patients. See Ellen Dwyer, "Psychiatry and Race during World War II," *Journal of the History of Medicine & Allied Sciences* 61 (2006): 117 - 143. For a mid-century complaint about poor conditions for African American psychiatric patients, see for example, Ida Coole, "Chances for Recovery Very Slim in Most Mental Hospitals." *Afro-American*, 1 February 1947.

56. See for example, Vladimir Bukovsky, *To Build a Castle—My Life as a Dissenter*, trans. Michael Scammell (New York: Viking Press, 1979); Leonid Plyushch, *History's Carnival: A Dissident's Autobiography* (New York: Harcourt Brace Jovanovich, 1979).

57. See for example, Marion King, *The Recovery of Myself: A Patient's Experience in a Hospital for Mental Illness* (New Haven: Yale University Press, 1931), 86.

58. Lara Jefferson, *These Are My Sisters: A Journal from the Inside of Insanity* (New York: Anchor Books, 1975), 153-154. See also, Barbara Findlay, "Shrink! Shrank! Shriek!," in *Women Look at Psychiatry*, ed. Dorothy E. Smith and Sara J. David (Vancouver: Press Gang, 1975), 70.

59. See Bowman, "A Constructive Criticism of Certain Hospital Procedures."

60. Marion Marie Woodson, *Behind the Door of Delusion by "Inmate Ward 8"* (New York: Macmillan, 1932), 78,175.

61. Frances Farmer, *Will There Really Be a Morning?* (New York: G. P. Putnam's Sons, 1972), 103.

62. Alexander King, *Mine Enemy Grows Older* (New York: Simon and Schuster, 1958), 37-38.

63. See for example, Lawrence M. Jayson, *Mania* (New York: Funk & Wagnails, 1937), 120.

64. Elsa Krauch, *A Mind Restored: The Story of Jim Curran* (New York: G. P. Putnam's Sons, 1937), 118-119.

65. See for example, Woodson, *Behind the Door of Delusion*, 50; Ellen C. Philtine, *They Walk in Darkness* (New York: Liveright, 1945), 21-22.

66. Albert Deutsch, *The Shame of the States* (New York: Harcourt, Brace and Company,

1948）, 69.

67. Woodson , *Behind the Door of Delusion*, 259.

68. Krauch , *A Mind Restored*, 118–119.

69. Patients at Ypsilanti State Hospital were offered a reward of a package of cigarettes for completing a puzzle in the patient newspaper. *Ypsilanti Slants*, Autumn 1940, Bentley Historical Library, University of Michigan, Ann Arbor, MI.

70. See for example, Paul Hackett, *The Cardboard Giants* (New York： G. P. Putnam's Sons, 1952）, 63 – 64, 110; David Reville, "Don't Spyhole Me," in *Shrink Resistant： The Struggle against Psychiatry in Canada*, ed. Bonnie Burstow and Don Weitz (Vancouver： New Star Books, 1988）, 157–196.

71. See for example, Kate Millet, *The Loony – Bin Trip* (New York： Simon and Schuster, 1990）, 92.

72. King , *Mine Enemy Grows Older*, 335–336.

73. Philtine , *They Walk in Darkness*. Information on Philtine's real identity from Deutsch, *The Shame of the States*, 145.

74. See for example, Margaret Gibson, *The Butterfly Ward* (New York： Vanguard Press, 1980）, 7.

75. One mental hospital staff member wrote to R. J. Reynolds in 1989 to request that they lower the price of one of the brands of its cigarettes so that he could continue to buy cigarettes for patients. See Letter to R. J. Reynolds, 3 May 1989, LTDL (Bates 523521156）, http：// legacy.library.ucsf.edu/tid/xtr97c00.

76. On the history of inebriate hospitals in the early twentieth century, see Sarah W. Tracy, *Alcoholism in America： From Reconstruction to Prohibition* (Baltimore： The Johns Hopkins University Press, 2005）. For an example of a patient who eventually landed in a psychiatric hospital, see Beth Day, *No Hiding Place* (New York： Henry Holt, 1957）.

77. William Seabrook, *Asylum* (New York： Harcourt, Brace and Company, 1935）.

78. Robert Thomsen, *Bill W.* (New York： Harper & Row, 1975）, 230. Although Bill did not apparently discuss addiction to cigarettes as an issue, subsequent historians and tobacco analysts have been more critical. For example, biographer Susan Cheever speculated on the role of addiction to cigarettes in Bill's life and pointed out that he died from emphysema. Susan Cheever, *My Name is Bill： Bill Wilson—His Life and the Creation of Alcoholics Anonymous* (New York： Simon & Schuster, 2004）.

79. Patricia Kent, *An American Woman and Alcohol* (New York： Holt, Rinehart and Winston,

1967), 44.

80. Fritz Peters, *The World Next Door* (New York: Farrar Straus, 1949), 20,172–182.

81. King , *Mine Enemy Grows Older*, 291.

82. Joanne Greenberg, *I Never Promised You a Rose Garden* (New York: Signet, 1964), 116.

83. Barbara O' Brien, *Operators and Things: The Inner Life of a Schizophrenic* (South Brunswick: A. S. Barnes and Company, 1958), 39.

84. Sue E. Estroff, *Making It Crazy: An Ethnography of Psychiatric Clients in an American Community* (Berkeley: University of California Press, 1981), 21.

85. E . Robert Sinnett, "The Diary of a Schizophrenic Man," in *The Inner World of Mental Illness: A Series of First–Person Accounts of What It Was Like*, ed. Bert Kaplan (New York: Harper and Row, 1964), 196.

86. See for example, Elyn R. Saks, *The Center Cannot Hold* (New York: Hyperion, 2007), 31.

87. Erving Goffman, *Asylums: Essays on the Social Situation of Mental Patients and Other Inmates* (Chicago: Aldine, 1961), 281–282.

88. Frank M. LeBar, "Some Implications of Ward Structure for Enculturation of Patients." in *The Psychiatric Hospital as a Social System*, ed. Albert E Wessen (Springfield, IL: Charles C. Thomas, 1961), 5–19.

89. Robert Goulet, *Madhouse* (Chicago: J. Philip O'Hara, 1973), 44. (This is not the actor.)

90. Carol Allen and Herbert S. Lustig, *Tea with Demons* (New York: William Morrow and Company, 1985), 217.

91. Mary Jane Ward, *The Snake Pit* (New York: Random House, 1946), 76,116–117. For biographical information on Ward, see Leslie Fishbein, "*The Snake Pit* (1948): The Sexist Nature of Sanity," *American Quarterly* 31 (1979): 641–665.

92. John White, *Ward N-1* (New York: A. A. Wyn, 1955), 26.

93. Carol Hebald, *The Heart Too Long Suppressed: A Chronicle of Mental Illness* (Boston: Northeastern University Press, 2001), 138–139.

94. Karoselle Washington, "The Killing Floors," in *In the Realms of the Unreal: "Insane" Writings*, ed. John G. H. Oakes (New York: Four Walls Eight Windows, 1991), 48–49.

95. Arthur Woolson, *Good-by, My Son* (New York: Harper & Brothers, I960), 67, 98.

96. Janet Gotkin and Paul Gotkin, *Too Much Anger, Too Many Tears: A Personal Triumph over Psychiatry* (New York: Quadrangle, 1975), 351.

97. Peter W. Denzer, *Episode: A Record of Five Hundred Lost Days* (New York: E. P. Dutton &

Co., 1954).

98. Eric Hodgins, *Episode: Report on the Accident inside My Skull* (New York: Atheneum, 1964), 235.

99. Clare Mare Wallace, *Portrait of a Schizophrenic Nurse* (London: Hammond, Hammond and Company, 1965), 43, 58, 87.

100. Gibson , *The Butterfly Ward*, 12.

101. Denzer , *Episode*, 218.

102. Sarah Ferguson, *A Guard Within* (New York: Pantheon, 1973), 113–114.

103. Catherine York, *If Hopes Were Dupes* (London: Hutchinson, 1966), 52.

104. Greenberg , *I Never Promised You a Rose Garden*, 45,174,185.

105. The bad psychiatrist tried to achieve rapport with Deborah in the movie by saying that he heard she was a smoker. She used the cigarettes he gave her to burn herself.

106. Gail A. Hornstein, *To Redeem One Person Is to Redeem the World* (New York: Free Press, 2000), 255–264.

107. Joyce Maciver, *The Frog Pond* (New York: George Braziller, 1961), 36.

108. Laura Rhodes and Lucy Freeman, *Chastise Me with Scorpions* (New York: G. P. Putnam's Sons, 1964), 192. See also, Hackett, *The Cardboard Giants*, 38, 255; Russell K. Hampton, *The Far Side of Despair: A Personal Account of Depression* (Chicago: Nelson-Hall,1975), 47.

109. Sara Fraser, *Living with Depression—and Winning* (Wheaton,IL:Tyndale House,1975), 11.

110. Al Siebert, *Peaking Out: How My Mind Broke Free from the Delusions in Psychiatry* (Portland, OR: Practical Psychology Press, 1995), 206, 212, 267.

111. Janet Frame, *Faces in the Water* (London: The Women's Press, 1980), 109.

112. Woolson , *Good-by, My Son*, 22.

113. Farmer , *Will There Really Be a Morning?*,136.

114. See for example, Judi Chamberlin, *On Our Own: Patient-Controlled Alternatives to the Mental Health System* (New York: Hawthorn Books, 1978), 122; Hebald, *The Heart Too Long Suppressed*, 88, 225.

115. On the origins of the idealized environment in the nineteenth century, see Nancy Tomes, *The Art of Asylum-Keeping: Thomas Story Kirkbride and the Origins of American Psychiatry* (Philadelphia: University of Pennsylvania Press, 1994).

第二章

20世纪60年代到70年代精神卫生机构的吸烟状况与矛盾冲突

20世纪60年代到70年代，美国民众对精神科医生在医疗环境、对患者的态度及诊疗手段等方面的指责与日俱增。社会科学理论家和研究人员 R. D. 莱恩（R. D. Laing）和欧文·戈夫曼（Erving Goffman），以及精神病学家托马斯·萨斯（Thomas Szasz）等，公开谴责美国的精神卫生机构无故限制患者行动，患者住院期间遭到不公正待遇及精神卫生机构给精神疾病患者捏造疾病等不良行为，其中一些谴责是针对精神病学处在转型过渡期产生的客观问题，但另一些则是由于美国在那一时期的行业动荡中，精神科医生的信誉度不断降低（那一时期精神科医生在诊疗护理患者时，尤其在医院里，要时时做好自我防卫，以防万一）所导致的问题[1]。

为此，不难理解那时的吸烟问题与现在的吸烟问题截然不同。美国现在的吸烟问题是禁烟派和美国烟草公司的角逐争斗，禁烟派以吸烟有害健康为由，主张强力禁烟，而美国烟草公司则称购买卷烟是美国公民的基本权利。在20世纪60年代到70年代美国的精神卫生机构中，各方对吸烟的争论表明，精神疾病患者对卷烟有着超乎寻常的依赖，非一般消费者可比。在日益复杂的精神病院环境中，精神卫生专业人员不仅要关注患者的健康问题，还要关注竞争日益激烈的医院环境。精神疾病患者的所作所为非常人所能理解，但患者的吸烟行为牵扯出许多问题，如经济问题、家庭问题及其经常游离于现实和幻觉之间的疾病状态。吸烟对患者有镇定、解压作用，因此有利于患者在精神方面的康复，精神科医生对此看得清楚明白，非精神卫生领域的批评人士则指责精神病院用高压手段管理患者，还对治疗方法进行指责，认为吸烟作为正常行为在精神卫生机构中遭到普遍管控是不合理的。吸烟作为一项常见行为，对精神病院中的患者和工作人员而言，虽然作用不同，但都意义非凡，而对于那些批评人士而言，它则是一种自由的象征。

一、烟草的特殊作用

吸烟对精神疾病患者的作用异乎寻常，具有几十年精神卫生专业经验的人士对此也表示认可。在 20 世纪 60 年代到 70 年代，美国的精神疾病患者，特别是重症患者（如精神病、精神分裂症、抑郁症或狂躁抑郁症等患者），与卷烟几乎是相依为命的，人们对这一问题的认识也日益清晰。精神病重症患者烟瘾大，吸烟频率高，不用对吸烟行为感到歉疚，当然也无人要求他们戒烟。家人、朋友和医院都希望患者吸烟以缓解症状，公众也能理解和包容精神疾病患者的吸烟行为。在 20 世纪 80 年代末以前，与精神疾病患者有关的电影中不乏患者吸烟的场景，那通常用来营造环境、渲染气氛或是表明精神疾病患者正面临特殊的严峻挑战[2]。

慢性精神疾病患者往往缺乏生存技能和资源，因此难以照顾自己，经济比较拮据[3]，而吸烟让其生活情况雪上加霜，买不起烟（或买不到烟）的境况会将他们置于绝望的境地，使他们不惜去寻找碎烟末，以解燃眉之急——精神疾病患者惜烟如命，即使是烟碎末，也聊胜于无，也许这和他们的疾病息息相关。这些患者视碎烟如珍宝，令周围的人迷惑不解，例如，在电影《飞越疯人院》（*One Flew over the Cuckoo's Nest*）[肯·凯西（Ken Kesey）的小说，于 1962 年在美国出版，后改编为电影于 1975 年上映] 中，有精神疾病患者赌烟的场景，其中一个患者在赌一支烟时，主角麦克墨菲（McMurphy）[由杰克·尼科尔森（Jack Nicholson）饰演] 拒绝赌碎烟，说它们毫无价值。在整个 20 世纪中，从患者的叙述内容来看，他们确实对碎烟、烟蒂等视若珍宝[4]。

患者们公开地享受吸烟的过程，正如一名女性在医院中观察到的那样，她的病房的其他女性患者蜂拥在护士周围，请护士点烟，然后在"吞云吐雾，悠然自得地享受吸烟的乐趣"的同时做着一些活动[5]。20 世纪 60 年代末，纽约作家明迪·刘易斯（Mindy Lewis）对纽约的州立精神病院的一些重度吸烟少年的描述如下[6]：

吸烟是我们最严肃的仪式，比呼吸更自然：先是尖锐的嘶嘶声，之后是细微的噼啪声，吸入时像惊讶的喘息，连吐出的烟气都充满了我们对世界的感激。我观察了人们的吸烟百态，有些人深吸缓呼，吞云吐雾；也有人如痴如醉，忘了吸烟，任卷烟燃成长条灰烬……吸烟的状态依情绪和时间而定：早晨抽薄荷烟是为了提神，下午抽普通烟可陷入沉思，无过滤嘴的卷烟如浓咖啡，使人精神为之一振。吸烟的患者在衣服口袋里放包烟，在医院浴衣兜里放两支，睡衣兜里放一支，卷烟真是无处不在。火柴也总是供不应求，打火机更是弥足珍贵，患者们见到打火机就欢天喜地，小心翼翼地修剪打火机的灯芯。

即使在出院后，提及卷烟时，明迪·刘易斯还说，卷烟陪她度过了那段艰难时光。

这些患者都在为自己吸烟寻找意义。有人借用心理学来解释吸烟行为，如一位难以戒烟而又对此常感愧疚的女性吸烟者说："卷烟对我来说，成了一种生殖器崇拜的象征（phallic symbols）（弗洛伊德行为学理论）。我不停将其点燃，然后扔进马桶里。"[7]其他人则讨论了在幻觉中吸烟的作用，一位患者描述了他的奇思怪想：他要摧毁一个人，那人坐在医院里他旁边的长凳上，患者认为那个人对他有威胁，所以他就使劲抽烟，把烟都吞下，就会生成足够的能量来瓦解那个人，他一支接一支地吸烟，抽光了他所有的烟（尽管他之前还说要省着点抽），他说那个人的身影就在他眼前变得越变越小[8]。更有甚者用烟头在皮肤上烫出烟花，不只是烟花，有时是具体图案。一个患者还把手上烫的烟花比作耶稣基督受刑时手上的钉子孔[9]。

专业人士认识到由于吸烟模式的改变，患者在生活中有时会出现幻觉（即使他们是事后才认识到这一点，也对人们有所启迪）。一位受过良好教育的英国患者有过这样一次经历，他幻听到有个声音命令他做事情，包括何时以及如何抽烟，他后来回忆说，"我认为有个圣者的声音在掌控我，没有他的命令，我什么都不敢做，甚至不敢点烟"[10]。另一位女性吸烟者也说幻听到一个声音，坚持要她为拯救人类而做出牺牲，所谓牺牲就是要她戒烟，她对此闷闷不乐，"我很沮丧，原来有人一直在欺骗我，而我却蒙在鼓里，按说这个牺牲倒是不大，但我最不想做的就是戒烟。但似乎也没有其他办法。我怎么能够既按我所愿，能自由地吸烟，同时又能保持正直和善良地完成我的使命呢？最后我喟然长叹，选择了戒烟"[11]。在不受精神疾病因素干扰的情况下，检测患者对吸烟的掌控能力，可以衡量他们的康复情况。

　　经常有精神疾病患者出现关于卷烟或烟蒂的怪异行为。新西兰作家珍妮特·弗雷姆（Janet Frame）通过她在精神病院的经历，撰写了一部虚构小说，小说中主人公的原形为她在精神病院时遇到的患者。这部小说名为《水中的面孔》（Faces in the Water），其中有一位精神病院中的女性患者"个性迷人，有找到烟蒂的本领，并能把烟蒂变为可吸的卷烟"，直到有一天，一名年长的妄想症女性患者拿走了她的一个烟蒂，于是她们发生了一场搏斗[12]。一名加拿大籍男子在西班牙的精神病院治疗期间（他在度假期间入院），遇到过一位老人，老人收集烟蒂，之后将烟蒂拆开，就这样积攒了成堆的烟草和烟纸，但事实上这位老人并不缺钱，完全能够买得起好烟[13]。

　　一位化名为约翰·巴尔特（John Balt）的美国加利福尼亚州男子，在一次妄想症发作时杀死妻子，最终因其患有精神疾病而被判无罪。约翰·巴尔特描述了自己在狱中等待审判时的古怪行为。当时狱方要求他签署一份表格，授权用他的钱购买卷烟，他却以为狱方是要他签死亡令，就拒绝签署，所以最后他只好抽监狱免费提供的劣质烟草，由于抽烟，他咳嗽得很厉害，但他只抽烟，不吃饭，他想把烟蒂扔进马桶，但都没有扔进去，烟蒂掉到地上，地上满是烟灰。后来，约翰·巴尔特想利用卷烟自杀："我记得烟碱有毒，所以我开始吃烟草。但是没效果，甚至都没感觉到恶心。卷烟过滤嘴竟然也很好消化。既然这样，我只能用卷烟烫自己了，而且是频繁地烫。又过了一段时间，我发现了卷烟的另外一个用途，这一点恐怕连美国广告业都从未想到过呢——我想用烟来破坏脑细胞。"[14]当约翰·巴尔特去看医生时，医生从他的耳朵里掏出了卫生纸、烟头和火柴[15]。

　　精神疾病患者的经历常与卷烟有着千丝万缕的联系。吸烟量增加通常表明幻想症患者的烦躁痛苦在加重，也可能是酗酒或吸毒人员的病情加剧[16]。幻想症患者的疯话中也会出现卷烟话题。在 20 世纪 70 年代，美国一位精神科医生记录了一位患者的咆哮："我在颤抖，也吸了很多烟，因为这件事使我痛苦，很痛苦，即使这样我也必须，必须，必须要知道，我不想再有任何秘密了。"[17]吸烟行为既是精神疾病患者生活的一部分，也是患者和医护工作人员了解他们病情状况的一种方式。

　　精神疾病患者家属也对他们发病时的行为做了一些描述，指出吸烟方式的变化往往预示患者病情的变化[18]。一位父亲的儿子患有严重精神病，这位父亲说当儿子不断抽烟时，他就知道事情不对了："他一直沉浸在自己的世界里，晚上躺在床上，一支接一支地抽烟，陷入沉思，也不和别人说话，有时一副郑重其事的样子。"[19]另一名女性解释说，这位父亲的儿子再次入院之前，她通过他的吸烟方式，就知道他要出问题："他什么也没说，伸手拿了一支烟，但是他喘气急促，就如汽车排烟道不畅，烟气堵在车里一样，那时我就知道他仍然很焦虑。"[20]美国弗吉尼亚州有一位母亲，她的儿子每天要吸三包烟，当儿子把一包烟扔到房间另一头，说不能抽烟时，这位母亲就知道儿子要犯病了[21]。对这些家庭成员来说，患者因大量吸烟而反映出某种情绪状态，能表明患者将有病情变化。

吸烟有时也会表明精神疾病患者的生命岌岌可危。一名男子说他的妻子患有精神疾病并最终自杀，他表示妻子吸烟方式的改变使他提高了警觉，一次，妻子情况不好，他问她是否需要住院，但他的妻子置若罔闻，不知是否听到，只是抽烟，仿佛世界末日似的，歇斯底里地抽，眼神中透露出狂野和恐惧，她后来点火自焚并因烧伤过重，不治而亡[22]。

1964年第一份美国公共卫生局局长报告发布后，患者深知吸烟有害健康，但很少有人为改善或保持健康而努力戒烟[23]。20世纪70年代，一位美国加利福尼亚州的男子与一个迷幻药试验小组分享了他的精神疾病患病经历，他之所以会参加这个实验，是因为他认为这些经历对调研人员有用（一些精神病学家认为迷幻药中毒可以很好地理解精神疾病患者的状态，因此在当时这想法并不荒谬）[24]。他说，在患病的一段时期里，他洋洋洒洒地写作，心情狂喜，也放弃了很多东西，包括一条卷烟，他很高兴这段时期他戒烟了，"然而戒烟三个月后，这种状态就消失了，我开始萎靡不振，并去买了包卷烟，自此以后就再也没有戒烟。因此，事实可能是，当人们处于平常人所认为的疯狂状态时，反而能更好地理解和掌控某些事情。"[25]所以这个男子认为戒烟有益，但患有精神疾病也不一定是坏事。

精神疾病患者是否认为吸烟能够自我治疗呢？这很难说，因为患者用许多方式明确表达了他们对卷烟的依恋。有些患者认为吸烟能够减少药物治疗的副作用[26]。但大部分人认为自我治疗（吸烟）可以应对生活的紧张压力。20世纪60年代早期，喜剧演员莱尼·布鲁斯（Lenny Bruce）提出了一个有趣的观点为自己吸食大麻辩护，他认为每个人都在用药物进行自我治疗："所以我不明白大家为什么要对吸食大麻的人进行道德谴责，和酒精相比，大麻无毒、无副作用，而且在我看来，人们服用咖啡（含有咖啡因）、苯丙胺或服用镇静剂像阿司匹林或抽烟（含烟碱）等，都是在改善或治疗自己的某种症状。"[27] 大多数患者虽然表达方式千差万别，但都一致地表明了他们对卷烟有需求。

在这段时间里，人人有权购买和使用消费品，当然消费品中包括了卷烟。但从患有精神疾病的吸烟者的叙述来看，他们似乎与烟草及吸烟行为关系特殊。人们难以了解市场营销对精神疾病患者的影响程度，也不知道公众对吸烟的讨论是否能影响到患者的吸烟行为。但精神卫生专业人员却明显认识到了患者与吸烟的关系，完全可以利用这种关系来全面改善患者的精神健康状况。

二、行为疗法

正如我们所了解的那样，精神科医生意识到了患者对卷烟的依恋，20 世纪 60 年代到 70 年代，美国精神卫生行业饱受诟病，医生利用患者对卷烟的依恋关系尝试新疗法，并坚持认为，自己是在积极研究方法帮助患者，而精神病院则成为研究场所。美国有研究人员重新审视了精神疾病患者对吸烟的依恋情况和吸烟机会的获得情况，并将这两点作为主要研究方向。20 世纪 50 年代，美国精神科医生开始把公立精神卫生机构作为理想的研究场所，因为入院患者都长期住院，而且美国政府很少干涉患者参与研究项目。在 20 世纪 60 年代到 70 年代末，美国公众要求让精神疾病患者出院的呼声越来越高，因此一些积极的精神科医生想让美国公立医院发挥更多作用，为患者提供更多治疗方案，同时也能让医生开展更多研究。

一些专业人士指出，大部分酗酒者也吸烟，可利用这一点进一步研究酗酒问题[28]。20 世纪 60 年代末，美国哈佛大学的研究人员试图将一个研究小组内酗酒者的生活标准化，以便了解酒精对人体的影响，其中一个做法就是为每个受试者每天提供一包卷烟[29]。在美国华盛顿特区圣伊丽莎白医院，一组研究人员对酗酒者及其行为进行了评估，研究人员向受试者提供代币，让他们用来买酒喝，那些没有花光所有代币买酒的人，就可以买烟[30]。这些研究人员对酗酒者酒后暂时性失忆的情况进行了研究，以确定这些人是否真的记不起任何事了。研究人员用卷烟奖励那些给出正确答案的受试者，并希望这样做能够提高记忆测试的有效性："如果患者回答正确，就给他们卷烟作为鼓励，这是测试期间受试者唯一可以得到卷烟的机会。因为这些人烟瘾都很大，因此卷烟在测试过程中能最大限度地调动他们的积极性。"[31]然而尽管有卷烟的诱惑，这些人似乎也很难想起酒后之事，这一事实表明，酒后记忆障碍确实存在。用卷烟作为奖励评估患者行为，只是初步研究。除此之外，研究人员正式采用行为技术理解和改变精神疾病患者[32]。在此期间，美国精神病学家不再专注于业内曾盛行一时的精神分析理论，将注意力逐渐转移到行为理论和干预治疗上来。

在 20 世纪 50 年代到 70 年代，研究人员在复杂的行为研究项目中使用卷烟作为干预措施，以了解精神病院中慢性精神疾病患者的行为，研究人员致力于行为理解，在这一过程中，研究人员大量借鉴了美国哈佛大学心理学家 B. F. 斯金纳（B. F. Skinner）的研究成果，他们强调了精神分析的局限性，这种局限性可通过患者与卷烟的关系表现得更突出，研究人员还提倡在医院采用不同类型的治疗方案[33]。

在行为学的框架内，研究的基本思想是任何刺激都会引发一种自然反应，对受试者进行某种刺激后，在第二次进行这种刺激时，受试者会产生同样的反应。俄罗斯生理学家伊万·彼得罗维奇·巴甫洛夫（Ivan Petrovich Pavlov）的经典行为实验是：每次给狗食物，它就会流口水，之后一段时期每次给狗食物的同时伴随着铃声，最后，即使没有给狗食物，只要铃声一响，狗也会流口水[34]。B. F. 斯金纳详细阐述了伊万·彼得罗维奇·巴甫洛夫的发现，并对动物（尤其是老鼠）进行了多年实验，研究怎样训练受试者对不同刺激做出反应[35]。刺激和反应可降低行为这个观点激励了很多专业人士去对人类行为进行深入研究。心理学家对受试者进行了人类行为干预研究，但他们并不太关注弗洛伊德精神分析学家所发表的详尽解释，反之他们想通过具体的刺激了解和塑造行为。美国的心理学和精神病学的研究人员敢于挑战传统的精神病学权威，即使是在传统精神病院里也进行过研究[36]。

使用行为方法的研究者喜欢用卷烟作为实验条件，因为卷烟是具体事物，可以与特定行为联系在一起。事实上，一些研究人员在实验中使用了卷烟来证明行为调节比精神动力学更有效。1965 年，两位研究人员发表了一篇研究成果，之后被人们广为引用。其中，研究人员让一名女性精神分裂症患者拿着扫帚四处走动，她每次这样做，都会得到卷烟。之后研究人员邀请了两位心理分析师来解释这名女子的行为。当然，两个人的解释都很荒谬，一位说这名女子潜意识里想要个孩子，而另一位认为这女子有俄狄浦斯情结（恋母情结)[37]。令研究人员欣慰的是精神分析法经不起科学推敲，而卷烟可以改变行为则是千真万确的。

大多数行为研究者最初都是在实验室拿动物做实验，但也有一些人认为也可用行为学方法来研究医院里的慢性精神疾病患者。1956 年，美国哈佛大学心理学家奥格登·凌士礼（Ogden Lindsley）发表了一项基础性研究成果，当时他研究了一种方法：将斯金纳的老鼠实验在实验室中应用于人类。在斯金纳和著名精神病学家哈里·C. 所罗门（Harry C. Solomon）的建议下，奥格登·凌士礼设计了一个房间，房间里面放上一把椅子、一个烟灰缸和一台改装过的自动售货机。奥格登·凌士礼邀请精神分裂症患者每天在房间里待一个小时，告诉他们可以拉动自动售货机的把手获取糖果和卷烟。这个实验的目的是观察这些精神疾病患者如何以及在什么情况下拉开把手获取奖励（卷烟等）。奥格登·凌士礼和在他之后的研究人员还研究了患者需要多长时间才能学会从自动售货机里取到卷烟，拉把手这种行为在应激反应消失之前能持续多久，以及这种行为可以加强到什么程度[38]。

美国伊利诺伊州安娜市一家医院的研究人员参观了奥格登·凌士礼的实验室，并接续了他的研究工作，之后他们发表了一些有关慢性精神分裂症行为干预的报告。其中，两名患者已经几十年没说话了，还有一些慢性精神疾病患者没有太大的改善。总体而言，研究人员只选择那些对卷烟或糖果等诱因有反应的患者进行研究，而并非所有人[39]。每次只带一名患者到实验室，患者要在实验室里待一小时，实验室没有上锁，但如果待不到一小时就离开，就要到候诊室等待，而且得不到卷烟，通常完成日常任务的受试者会得到卷烟。研究人员的目的是通过干预措施使患者在实验房间里待够时间。实验结果证明行为干预措施效果显著[40]。

从逻辑上看，行为疗法的下一步是教会患者行为得体，如果成功的话，患者就可以出院了。1968 年，美国伊利诺伊州的研究小组出版了一本书，讲述了使用代币作为货币来鼓励良好行为的方法。20 世纪 60 年代到 70 年代，许多精神卫生机构广泛研究并推广这种代币经济方法：如果医院工作人员认为患者行为可取，包括在病房一带帮助做些日常琐事、定期洗澡、与他人互动交流等，就会给予他们代币，患者可以此交换物品或取得特权[41]。正如调查人员指出的那样，在这种经济体系中，患者用代币交换最多的物品就是卷烟[42]。

美国各地有许多效仿这种代币经济方法的医院，有医生报告指出，对于那些使用别的干预措施未能奏效的慢性精神疾病患者，采用代币经济方法治疗，取得了令人满意的效果[43]。一些研究人员甚至在重症急性精神病院试行了代币经济[44]，另一些人采用了家用卷烟机，以提供一种有力的强化机制，鼓励患者相互交流[45]。这些干预措施包括利用卷烟鼓励可取行为，精神病院已将这些措施纳入医院精神科的新模式中，它强调提供良好的治疗环境，可取代之前的监护模式[46]。此外，行为疗法还有助于治疗其他困难群体，包括酗酒者。20世纪70年代，美国一位研究精神病院中的酗酒患者的研究人员发现，对于那些能够交换卷烟和糖果的患者来说，代币经济简直效果惊人，只要患者在医院里，医生们就可以营造环境取代他们对酒精的需求。然而遗憾的是，患者出院后，这些加强措施就不足以使患者远离酒精了[47]。其他酒精治疗项目的门诊医生认为，允许患者喝咖啡和吸烟都有助于减少患者对酒精的依赖[48]。医院工作人员认为吸烟行为需要改变，但大多数精神科医生乐于利用患者对吸烟的欲望来鼓励其积极行为[49]。

精神科医生很容易认识到卷烟在代币经济中的作用，但他们通常很少讨论（直接或间接）鼓励患者吸烟的意义。事实上，20世纪70年代，研究人员接受了既允许患者吸烟但又对其加以控制的基本道德规范。1975年，一位研究人员认为，针对精神分裂症患者的行为计划很难获得英明决策，因为"当应用可操作程序时，询问患者是否可以在打扫完房间之后再吸烟，就像雇主询问雇员是否工作了才会得到报酬一样荒谬。"[50] 20世纪70年代，由于环境的强制性，美国一些机构（尤其是医院和监狱）的行为研究日益遭受诟病，但吸烟方面的研究在当时还未引起关注[51]。

当一些治疗师和普通大众利用行为技术帮助人们戒烟时，精神卫生研究人员却利用慢性精神疾病患者对卷烟的强烈依恋来鼓励他们采取正常得体的行为[52]。医疗机构把吸烟视为精神疾病患者的一个基本需求，并加以利用。在20世纪80年代末到90年代初，在美国精神疾病患者吸烟仍没有引起过多关注。事实上，一位美国印第安纳州的心理学家有一个项目，该项目涉及代币经济体系中的卷烟问题，所以想获得烟草行业研究小组的支持。然而烟草行业研究小组对这个项目没有兴趣，也没给予资金援助[53]。到了20世纪80年代，美国精神卫生治疗机构日益意识到了利用卷烟强化患者正面行为治疗方法的一些弊端，因而深感不安。到了20世纪90年代，代币经济体系致使精神疾病患者吸烟率极高，实行代币经济的治疗机构也因此饱受指责[54]。同时美国精神卫生治疗机构也表达了对患者吸烟的担忧，但仍然认为吸烟是患者生活中的重要部分，当将患者行为与卷烟供应挂钩时，患者的行为预期就会明显提高[55]。

三、卷烟和强制机构

虽然研究人员深信使用卷烟可以引导患者产生积极行为，但是精神科医生控制患者行为的情况（包括控制吸烟）令批评人士倍感震惊[56]。但总体上批评的焦点不是患者的吸烟问题，而是患者的行为受到了过度地限制——这令批评人士感到十分气愤。到20世纪60年代，美国包括精神病院在内的许多机构受到攻击，公众认为其行为不合法，精神科医生受到来自多个层面带有政治性的批评[57]。社会科学家欧文·戈夫曼（Erving Goffman）认为，精神病院像监狱之类的当权机构一样，限制了人的权利。英国精神病学家 R. D. 莱恩（R. D. Laing）谴责了一种"治疗"文化，这种文化未能尊重患者的基本权利，不够人性化[58]。还有一些批评人士指出，患者必须按照医疗方的引导，才能获得更多基本权利。在所有这些抱怨中，吸烟是精神卫生机构用来控制患者的工具之一，可利用其使患者之间产生更多（或更少的）互动，患者在医院里过度吸烟也突显了医院中活动的单调乏味。吸烟是一个领域，在这个领域中，患者脆弱的情感需求和治疗方的控制产生了冲突（包括性别因素在内）。

欧文·戈夫曼（Erving Goffman）潜心研究了三年美国华盛顿特区一所大型精神病院圣伊丽莎白医院（St. Elizabeth's Hospital）的内部管理情况，之后在1961年，欧文·戈夫曼发表了他的一项研究成果，指出该医院对患者的管理非常严苛、限制性强、治疗性低。他提出"强制机构"一词，指生活在其内部的人各方面都受到严格控制的机构，其中包括监狱和精神病院[59]。欧文·戈夫曼明确指出医院员工对患者吸烟情况的控制，例如，患者抱怨对于卷烟之类的需求品要低声下气地再三请求才可能获得。"据说，护理员强迫想要卷烟的患者说'求求您'或者跳一下。所有这些做法的目的是让患者屈服。"[60]欧文·戈夫曼非常同情患者，他使用的很多数据都来自他的亲自观察以及与患者的交谈中获得的第一手资料。

欧文·戈夫曼指责医院工作人员利用患者对吸烟的需求来强化患者的社

交礼仪（同时也利于工作人员管理患者的恼怒情绪）。而精神病院工作人员的文献对此予以了回应，1957 年，莫里斯·施瓦茨（Morris Schwartz）报道了在美国马里兰州切斯特纳特洛奇（Chestnut Lodge）的一次交流互动，精神病院的护士们坚持认为某个刁钻、对别人吹毛求疵的患者应该学会礼貌，这也是治疗的一部分，因此他们坚持让那个患者在拿到卷烟前说声"请"，护士们声称那个患者就是宁愿用跳的方式获得卷烟，也不愿意说"请"字，正如一位护士抱怨的那样，"患者说她想要卷烟时，按要求跳了，就应该得到烟。我说如果她不以一种更礼貌的方式向我要烟，我是不会给她的"，当患者不礼貌时，工作人员会把她的卷烟全部拿走[61]。院方工作人员和欧文·戈夫曼都描述了医护人员根据患者表现而决定是否给予他们卷烟的做法，但是欧文·戈夫曼对这种做法的适当性提出了质疑。

欧文·戈夫曼还提出了对精神病院内部权力结构的担忧。其他批评者也指出了相同的问题，美国普渡大学社会科学教授罗伯特·佩鲁奇（Robert Perrucci）在一家精神病院做了一年实地调查，指出医院对患者的控制程度存在问题，正如他所解释的："护理人员告诉患者应该什么时候起床，什么时候睡觉，穿什么，吃什么，怎么说话，怎么行动，跟谁说话，甚至如何思考，由此对患者的衣食住行，事无巨细，全部掌控。患者的食物、衣服、卷烟和洗漱用品都是由医院提供的。对普通人来说日常必备的物品和个人用品，在精神病院都成了稀缺物品。在很多方面，精神病院与监狱相差无几。"[62]患者的叙述也证实了工作人员对他们全方位的控制。一位纽约作家在中风后因抑郁症在美国佩恩惠特尼医院住院，概述了医院不同级别的吸烟特权："人们只有在短时间内失去一点自由（或健康）时，才会意识到自由（或健康）是多么宝贵。"[63]克莱尔·华莱士（Clare Wallace）是一名英国护士，有时也是一名精神疾病患者，20 世纪 60 年代，她因病情反复无常，所以发病时为患者，康复后是护士，在此期间，医院对于吸烟管控的随意性让她感到震惊，护士们可以不分场合随心所欲地吸烟，还有权允许患者随意抽烟，不用担心受到惩罚[64]。

吸烟是群体行为。在当时的环境下认为吸烟不一定涉及个人健康，医护人员也尚未有利用吸烟管理医院以及处理患者的观念。20 世纪 50 年代，在美国马里兰州的切斯特洛奇医院，工作人员指出病房极脏，地上都是患者扔的烟蒂、弹的烟灰，他们报告说："鉴于此（患者往地上乱扔烟蒂、弹烟灰），我们规定，患者抽烟时要使用烟灰缸，否则 24 小时内不准吸烟。这条规定立竿见影。患者们马上接受了，几乎完全遵守规定，地板上也再无烟蒂。"[65] 整体的限烟规定在 20 世纪中叶才得以实施。在 20 世纪 60 年代到 70 年代，在控制患者吸烟的问题上，美国精神卫生机构的工作人员似乎没有太多的自主权。此时，精神病学家和社会科学家们担心住院生活会对慢性精神疾病患者有影响，尤其是医院把他们当婴儿一样对待，对其衣食起居进行了全面管控。欧文·戈夫曼在 1961 年的研究指出，允许患者坐着抽烟，使患者产生了一种错觉，患者感到在医院自己可以得到很好的照顾，而不是进入了一个全部日常生活都被控制着的强制机构[66]。1964，精神病学领军人物杰克·伊瓦尔特说过，有效的精神卫生措施是让患者对自己在医院里的行为负责，他主张将衣服、卷烟、火柴等还给患者，让他们自己管理[67]。在接下来的几十年中，工作人员的控制与患者主动性和自我权利的争取之间的矛盾关系一直贯穿美国精神卫生领域的文化，这也诠释了当时精神病院生活中存在的种种矛盾。

例如 1963 年，美国西雅图一家医院报告了工作人员们就吸烟问题发生的一次重大冲突。这家医院的院长对卷烟制定了严格的规定，包括患者的卷烟配给量，并规定只有得到允许，患者才可以吸烟。然而，当一名新的精神科医生来到安全保障最高的病房，想解除那些限制时，其他工作人员认为她无权这样做，于是发生了冲突。正如这家医院的精神科医生所解释的："一些工作人员，特别是那些与患者关系密切的工作人员认为，那些精神疾病患者的吸烟需求有权得到满足，且配给规定没有必要，那是对患者吸烟权的剥夺，非常残忍。"有的护理人员也厌恶这些规定对自己吸烟产生的限制（因为不允许患者吸烟，医护人员也不能吸烟）。这家医院的工作人员解释说，因为患者目睹了工作人员之间的冲突，他们变得越来越不守规矩，也越来越难以管理了。最后不得已，工作人员召开了一次内部小组会议，化解了矛盾冲突，并制定出了一个新的卷烟配给计划以控制整个局势[68]。在这种情况下，吸烟是一个政策问题，是导致工作人员工作意见不一的根源，是一个鲜活的例子，这说明在精神病院里，实施必要约束的同时，兼顾社会规范和患者需求有一定的挑战[69]。

人们越来越质疑精神卫生领域能否对患者生活的各方面进行控制，其中一个方面就是吸烟。20 世纪 70 年代，患者权益组织质疑精神病院是否有权要求患者长期住院，要求精神科医生不能违背患者意愿，将患者强行留在医院或限制患者在医院内的权利[70]。美国最高法院在 1975 年制定的法律标准（鉴于奥康纳诉唐纳森案：*O'Connor v. Donaldson*）中指出，必须是在患者使自身陷入危险时，医疗机构才可以强制其住院。但如何定义危险呢？正如一位纽约作家所指出的，这得看情况而定："一位常年有吸烟习惯的女性患者，偶尔不小心会烧了床和衣服，我们能说因为她可能会自杀，而将她强制留在医院多年吗？"[71]尽管作者未对上述讨论下定论，但很明显，她的观点是，在管理患者包括吸烟在内的日常生活时，应限制精神病院工作人员的权力。

批评人士担心在精神卫生机构中，院方管控患者行为的权力会影响巨大，这点在管理吸烟方面表现得尤为明显。1967 年，制片人弗雷德里克·怀斯曼（Frederick Wisema）制作的一部关于布里奇沃特惩教精神病院的影片《提提卡失序记事》（*Titicut Follies*），引起了不少争议。在片中，吸烟涉及精神病院中的权力（特权）。影片的一些镜头展示了一些精神病院患者和工作人员互动（片中没有对其进行解释）的场面：医生和其他工作人员可以随意吸烟，而患者的抽烟行为则极其受限。影片从多方面展示了在精神病院中，作为成人，唯有工作人员享有自主权，而患者则受人控制，无能为力。在电影《提提卡失序记事》里，如果患者的行为引起精神病院工作人员担心，工作人员就会把他们的衣服拿走，且只有在室外或高级病房的患者才可以吸烟，此外，工作人员似乎比患者烟瘾更大。影片里有一个令人难忘的场景，一位精神科医生在不是无菌区的地方给一位拒绝进食的患者插了食管，当医生把食物倒进喂食漏斗时，他嘴里叼的烟卷的烟灰微颤[72]。

到 20 世纪 70 年代，美国批评人士对精神病院的做法仍颇有微词，认为医院工作人员利用患者对卷烟的依赖迫使其配合医院的日常工作的做法令人担忧。1976 年，美国雪域大学人类政策中心的道格拉斯·比克伦（Douglas Biklen）研究了当地一家州立医院的代币经济项目。他描述了医疗机构是如何让患者接受这个项目的，包括让精神科主任给患者分发卷烟，让患者认为这个代币项目将对他们有益。不过，道格拉斯·比克伦指出，尽管整个计划的目的是控制患者，但从行为主义者的角度来看，患者可以在精神病院更自由地活动，以及吸烟都是特权，因此，卷烟可以作为奖励，项目中卷烟的使用使实验者能够加强对患者的控制，道格拉斯·比克伦还指出，把普通人的基本自由权利作为对患者的奖励是"不人道的"[73]。因此，问题不是代币经济是否鼓励了吸烟，而是它限制了患者的基本吸烟权。

作者所获得的患者叙述中，没有具体描述 20 世纪 60 年代到 70 年代精神卫生机构推崇备至的代币经济，但患者已经意识到医护人员有使用卷烟来管理患者的行为。正如加拿大社会活动家卡拉·麦凯（Carla McKague）抱怨的那样："医院用卷烟和代币作为日常'行为矫正'工具，行为适当而顺从的患者就给予奖励，愤怒或反抗的就会遭到惩罚，得不到卷烟和代币。"[74]纽约作家明迪·刘易斯（Mindy Lewis）于 20 世纪 60 年代在美国纽约某州立精神病研究所住院治疗，她回忆称，有一次病房医生非常生气，因为病房里烟蒂烟灰到处都是，一片凌乱，所以医生威胁要在主要区域禁止吸烟，且在某些其他区域限制吸烟。明迪·刘易斯讲述了当时面对威胁的反应："真是令人震惊，想搞死我们吧。这怎么可能，太不公平了。如果不允许在中心区吸烟，我们怎么打发时间啊？我们如何才能保持冷静？那该怎么办呢？吉德罗·弗兰克说，'你可以在客厅里吸烟'。他和我们一样清楚，处于观察期的患者，没有院方允许，不得进入客厅。进入的话会受到惩罚，要么禁止吸烟（难以想象没有烟的日子会怎样），要么就得集体吸烟，而且那样的话，客厅那一点点可怜的隐私空间也得消失殆尽。但是这些惩罚措施如果有机会实施的话，也只能是暂时的，因为每个人都会变得异常整洁。"[75]这一事件表明患者吸烟环境受控后，行为会充满不确定性。

20 世纪初，美国精神卫生机构的患者尽管牢骚满腹，但也接受了医院的各种规定，包括对吸烟的限制。到 20 世纪 60 年代，在患者的叙述中则不难看出，患者对医院员工的卷烟控制，进行了严厉批评。患者能敏锐地意识到医院内部的特权等级，高等级意味着他们可以买到卷烟，吸烟限制也相对较少，患者还意识到想要获得吸烟特权就得取悦工作人员[76]。正如欧文·戈夫曼所指出的那样，特权是强迫患者合作的一种方式[77]。美国俄克拉何马州的一名酗酒者谈到 1968 年她在精神病院的住院经历时说："如果你在医护人员的'良好行为人员'名单上，那么你就能获得这里的一种特权，即吸烟权，这种特权要通过'行为正常'而获得。所谓正常行为就是要温顺，脸上带着充满渴求和屈从的微笑。有礼貌地请护士用她口袋里藏着的打火机给你点烟。"[78]另一名妇女抱怨说，医院工作人员不让她独来独往，想让她和别人接触，"所以他们拿走了我的卷烟。我烟瘾很大，忍了半天，就崩溃了，所以我就对工作人员说如果他们让我吸烟，我就到那桌和其他女士坐在一起"[79]。因此，从理论上说患者可以自己获得吸烟权，前提条件是要符合医院工作人员定义的正常行为[80]。

医院限制吸烟和患者是否应具有吸烟权是精神病院患者和工作人员存在分歧的一个主要原因，主要问题在于精神疾病患者没有得到应有的尊重。患者和批评人士经常对限制吸烟感到愤怒，抱怨说这可能会影响患者的康复能力。美国加利福尼亚州的医学作家沃尔特·阿尔瓦雷斯（Walter Alvarez）（同时他也是一名医生），汇编了一卷精神疾病患者的叙述和对患者经历的评论。他特别提到了一些困境，例如"负责人不允许患者拿书或杂志，这未免太残忍了，也没有必要。结果他们不得不静静地坐上一整天，盯着空气发呆。工作人员当然也会拿走卷烟，但卷烟或烟草能给吸烟者极大安慰。这家医院的治疗方式会把好人治疯。"[81]沃尔特·阿尔瓦雷斯表示，不给患者提供包括卷烟在内的日常必需品以满足他们的需求，是非常残忍的。

但是通常当患者想吸烟时，工作人员就能利用卷烟让他们冷静下来，从而控制他们的行为。在一个描述中，一个患者变得焦躁不安，因为他想克服妄想症，从而顺利出院。有个想帮他的社会工作者在患者生气时不停地让他抽烟。但患者更加心烦意乱，要求和医院的主管谈谈，患者叙述道："谈完后，主管从口袋里拿出一包卷烟，递给我说，'抽支烟，好吗?'，我抽了一支，疲倦地意识到这是他们的惯例安抚啊。"[82]在这种情况下，吸烟并不是人类相互联系的一种方式，而是工作人员对于他们感到无能为力的患者屈尊俯就的象征。

美国批评人士指出限制吸烟在强制机构中是普遍现象，认为精神病院利用吸烟管理是存在问题的，因为鼓励吸烟是一种不良文化现象。在 20 世纪 60 年代到 70 年代，美国越来越多的批评人士提出许多精神病院的住院部不给患者组织任何活动。患者们也注意到了这一点，并抱怨他们唯一能做的事就是吸烟[83]。美国佐治亚大学的社会科学家约翰·贝尔彻（John Belcher）观察到，事实上，在精神病院内有两种互相矛盾的文化，分别是由工作人员和患者创造的，他在南方一家精神病院做了一次观察后指出，很多女性患者都吸烟，但很多人进入精神病院后没有认为吸烟不对，当他和这些女性交谈时，她们说医生告诉她们，吸烟有助于安抚神经，其他工作人员则表示吸烟有助于更好地与他人相处。在医院内的聚会上也分发卷烟，那些不吸烟的人接受了这个暗示，认为他们最好也开始吸烟。约翰·贝尔彻指出，医院的无聊生活以及医院内部的压抑氛围，会导致原本在医院外面不吸烟的人，入院后也开始吸烟[84]。

　　20 世纪 60 年代到 70 年代，利用卷烟来控制精神疾病患者行为的做法在美国精神卫生机构根深蒂固，在 20 世纪 70 年代初期的一次拘禁听证会上，一位精神科医生将一名患者戒烟（因为该患者看到卷烟包装上写着吸烟有害的警示语）作为证据评定了该患者为偏执型人格障碍。那位医生解释说："这意味着他把吸烟的危险和可能造成自己死亡的幻想恐惧混为一谈。"医生还指出，"这个患者说吸烟危险，但是许多人都喜欢吸烟啊，连囚犯都喜欢……我要说的是，他对在卷烟包装上那么小小的告示这么大惊小怪，属于反应过度。看到对吸烟有害的可能性警示，他就坚决不再吸烟了"[85]。医生把这个患者诊断为精神疾病患者仅仅是因为他相信卷烟包装上的警告。律师布鲁斯·恩尼斯（Bruce Ennis）在 20 世纪 60 年代积极参与拘禁法改革，他拿出了这一案例来说明医院对精神疾病评估的荒谬性[86]。虽然那位精神病学家在这个案例中诊断该患者有神经疾病确实有些牵强，但据精神卫生机构的医生阐述，患者确实很少表达有戒烟的愿望，而且患者的通常对烟盒上的警示标识视而不见，是一个不争的事实。

　　吸烟行为在精神病院很普遍，所以它演变成了构建权力关系的媒介。这一点在患者和工作人员所述的卷烟交流中尤为明显。在 20 世纪的大部分时间里，患者对吸烟有需求，精神卫生机构的工作人员可以自由使用或利用这种需求来管理患者。但到了 20 世纪 60 年代到 70 年代，美国精神病领域的批评人士日益意识到，精神卫生领域内部权力关系上存在的问题越来越多，这种问题在涉及性别时，就更为严重。

四、性别与吸烟行为

　　1972 年，心理学家、女权主义批评家菲利斯·切斯勒（Phylis Chesler）扩展了对精神卫生机构中权力关系的批判，分析并批判了美国住院部和门诊部在女性精神疾病患者诊断和治疗上的性别歧视。她认为，女性的社会文化角色使其具有依赖性，需要别人帮助，在男性主导的精神卫生专业领域中，这也列入了女性精神疾病患者的特性之中（女性患者因此遭到歧视）[87]。正如女性患者的经历所证实的那样，她们对卷烟的需求确实受到性别与权力关系的影响。

　　珍妮特·戈特金在 20 世纪 60 年代到 70 年代与精神科医生打过很多交道，

在吸烟问题上也和他们有过冲突，这反映了性别和权力关系的问题。那时她正在接受弗洛伊德式精神科医生的治疗，医生要她背对着他躺在沙发上。当她躺在沙发上，伸手去拿烟时，医生反应强烈：

"我希望你在治疗期间不要吸烟。"伯尔曼（Berman）医生说。

我再次意识到，他在认真地看着我。

"我得抽烟"，我说。

"我相信你一小时不抽烟死不了"，他冷酷而不耐烦地反对。

"我得抽烟"，我重复，"躺在这儿不吸烟我做不到"。

"我的患者在分析期间中都不许吸烟"，伯尔曼医生说。

"我是医生，这里我说了算"，他说，"而你不过是个微不足道的受检对象。"[88]

珍妮特·戈特金明白，医生不让她吸烟，既忽视她的需要，又试图控制她的行为。

捍卫自己吸烟权的女性面临着来自精神病院当权者的压力。一位女性分享了 20 世纪 60 年代她在精神病院的经历，她将去过的两个精神病院进行了比较。一个没收了她的物品，其中包括卷烟，她称这个医院为"坏医院"，而另外一个允许她保留个人物品，她称之为"好医院"，并表示在"好医院"，她的病情有所好转[89]。女权作家凯特·米勒（Kate Millet）讲述了一件事，警察将她带去精神病院之前，她试图拖延时间："我要享受最后一点自由，找支烟抽，冷静一下。"还有一次当她入院与精神科医生会面时，她出现了抵触情绪："我仍然坐在门口的椅子上，仅剩的一点物品放在腿上的钱包里，是钱和卷烟。医生让我坐得离他近些，到他桌子对面坐，以便走相关程序。什么见鬼的程序，我就是不想走。"后来她给医护人员出难题，要求提供足够的卷烟，她心想着，"要是给我卷烟，你就可能逃过一劫，如果不给的话，你就自负后果吧"，而且"卷烟耗尽之时，便是事端再起之日。"[90]当女患者们说明她们康复所需的各项事宜时，还捍卫着她们作为成年人的各种权利，包括吸烟权，不准工作人员带走她们的个人物品等。

女性患者维权可能会在医院内造成冲突，另一个问题是精神科护士限制患者吸烟，尤其是在女性护士限制男性患者吸烟时，问题就更加严重，批评人士认为此时权利关系的弊病尤为显著。作家肯·凯西的小说《飞越疯人院》写于 1962 年，在小说中的护士拉契特（Ratched）是反面人物，她管控着患者们的吸烟行为，因此很不受欢迎。小说中的人物（酋长）指出，因为反社会的麦克墨菲经常赢光其他患者的钱，所以有一阵子患者们都不和他打牌。"又因为护士已将他们的烟收走，放到护士站的桌子上，所以也没法打牌赢卷烟了。但是护士会每天给他们分发一包卷烟，说这是为了他们的健康。然而，他们都心知肚明，护士这么做是为了防止麦克墨菲将他们的卷烟都赢光。"[91]在小说中操控精神疾病患者的护士并非被女性化，也不遵守社会文化规范。肯·凯西选择一名护士来体现精神病院的种种弊端并非偶然，正如赋予她限制患者吸烟的权利也并非偶然之举[92]。在电影《飞越疯人院》中，护士拉契特控制患者吸烟曾激起患者的多次反抗，而最后影片的悲惨结局也是因她无理控烟造成的。

20世纪中叶以后，吸烟行为在女性中越来越普遍，精神卫生治疗机构和患者之间在吸烟问题上的权力关系受到性别影响。女性患者对吸烟的需求被解读为精神疾病的表现，而女性工作人员管控男性患者时，常因滥用职权而遭到质疑。这些关于性别、权力和吸烟的固有偏见不仅仅存在于精神病院中（这点从电影对精神疾病患者的描述中也可以看到）。另外，有一个烟草业向女性营销的漫画，上面有个女性精神疾病患者，她极其夸张地吸着烟，象征着处于潜在危险中，这也代表了身赋太多自由权中的女性的糟糕形象[93]。

20世纪60年代到70年代，在美国精神卫生机构中，患者和批评人士对吸烟的讨论中漏掉了一些问题，这着实令人吃惊。首先，没有人关注戒烟问题。患者大量抽烟，而少有因影响别人而道歉的。也几乎没有医护人员关心他们的吸烟习惯。其次是他们没有提到卷烟的特定品牌。尽管烟草公司的领导证明他们的广告预算合理，从而极力推销自己的品牌，但精神疾病患者似乎对品牌漠不关心[94]。患者吸烟有很多原因，但都与自我形象，或烟草公司所提倡的任何理由无关，患者也几乎从未对烟草广告宣传有清晰的认识[95]。

许多患有精神疾病的吸烟者与普通消费者不同。精神疾病患者处于精神病院这个特殊环境中，使他们不知如何打发时间，度日如年。此外，重病患者经济拮据，影响了他们的消费能力。还有很多患者的疾病和吸烟行为息息相关。精神疾病患者及精神病院的工作人员的表述均证实，烟草和吸烟行为与精神疾病患者群体的关系错综复杂，对这一群体来说，对身体健康的担忧反而放在其次了。

无论从医护工作人员还是从患者的角度来看，在20世纪大部分时间里，吸烟都是美国精神卫生医疗领域中不可缺少的一部分。医护工作人员意识到了吸烟在患者生活中所起的作用，并想利用吸烟来促进交流、控制患者行为。而精神疾病患者和卷烟的关系，更是复杂微妙，既受到医院规定的限制，也会通过卷烟应对和医护人员及病友的关系。尽管众所周知，精神疾病患者往往对卷烟有着强烈的依恋，但直到20世纪80年代到90年代，在美国第一次大型控烟运动后，人们才开始广泛研究或应对这一问题。在精神卫生领域，卷烟可能标志着权力，象征着特权，也可能是控制行为的工具，这关键取决于院方如何管理。

在20世纪60年代到70年代，美国专家宣传吸烟危害身体健康，但这对精神病院影响并不大，因为精神疾病患者这个特殊的群体，免受戒烟规定的约束。烟草行业也像精神卫生机构的医生和患者一样，关注吸烟者的情绪因素，并创建了业内的研究机构，最终研究结果与精神卫生学术研究人员得到的结果一致，即精神疾病患者的吸烟行为和情绪与其其他行为息息相关。

注 释

1. Michael E. Staub, *Madness Is Civilization: When the Diagnosis Was Social, 1948 – 1980* (Chicago: University of Chicago Press, 2011); Norman Dain, "Psychiatry and Anti-Psychiatry in the United States," in *Discovering the History of Psychiatry*, ed. Mark S. Micale and Roy Porter (New York: Oxford University Press, 1994), 415 – 444. For criticism of medical authority in general in this time period, see Paul Starr, *The Social Transformation of American Medicine* (New York: Basic Books, 1982), 379–419.

2. The film *The Ninth Configuration* (1980), which is loosely based on a book by William Blatty, used smoking by inmates of the house in which the action takes place in order to help the viewer understand that the men are mental patients. The inmates of the asylum do not sit around and smoke in the book (though the main character, who becomes progressively more mentally disturbed, does). William Peter Blatty, *Twinkle, Winkle, "Killer" Kane* (New York: Signet, 1966).

3. For the policy changes that further worsened financial issues for this population, see Gerald N. Grob, *From Asylum to Community: Mental Health Policy in Modern America* (Princeton: Princeton University Press, 1991); Gerald N. Grob, "The Paradox of Deinstitutionalization," *Society* 32 (1995): 51–59; and Gerald N. Grob and Howard H. Goldman, *The Dilemma of Federal Mental Health Policy: Radical Reform or Incremental Change?* (New Brunswick:

Rutgers University Press, 2006).

4. Ken Kesey did not include the cigarette fragment interchange in the novel, though the men did bet cigarettes. Ken Kesey, *One Flew over the Cuckoo's Nest* (New York: Viking Critical Edition, 1996 [originally published in 1962]), 76–79).

5. Laura Rhodes and Lucy Freeman, *Chastise Me with Scorpions* (New York: G. P. Putnam's Sons, 1964), 20, 48.

6. Mindy Lewis, *Life Inside: A Memoir* (New York: Atria Books, 2002), 26.

7. Malcolm B. Bowers Jr., *Retreat from Sanity: The Structure of Emerging Psychosis* (New York: Human Sciences Press, 1974), 146.

8. Fritz Peters, *The World Next Door* (New York: Farrar Straus, 1949), 145–146.

9. Carney Landis and Fred A. Mettler, *Varieties of Psychopathological Experience* (New York: Holt, Rinehart and Winston, 1964), 93.

10. W. S. Stewart, *The Divided Self: The Healing of a Nervous Disorder* (New York: Hillary House, 1964), 155, 158, 164.

11. Wanda Martin, *Woman in Two Worlds: A Personal Story of Psych ologi cal Experience* (Norwalk, CT: Silvermine Publishers, 1966), 38.

12. Janet Frame, *Faces in the Water* (London: The Women's Press, 1980), 91. On Frame's explanation for how much of this novel was based on personal experience, see Janet Frame, *An Angel at My Table: An Autobiography, Volume Two* (New York: George Braziller 1984),73.

13. Robert Goulet, *Madhouse* (Chicago: J. Philip O'Hara, 1973), 120–121.

14. John Balt, *By Reason of Insanity* (New York: New American Library, 1966), 9,15–16.

15. Ibid., 141–142.

16. See for example, Alton Brea, *Haifa Lifetime* (New York: Vantage Press, 1968), 75, 88; Joseph J. Partyka, *Never Come Early: A Psychological Autobiographical Case History in Novel Form* (Mountain View, CA: J. Partyka, 1968), 43, 59, 83.

17. Bowers , *Retreat from Sanity*, 70.

18. See for example, Roxanne Lanquetot, "First Person Account: Confessions of the Daughter of a Schizophrenic," *Schizophrenia Bulletin* 10 (1984): 467–471; Bertha Peters Piercey, "First Person Account: Making the Best of It," *Schizophrenia Bulletin* 11 (1985): 155–157.

19. Arthur Woolson, *Good-by, My Son* (New York: Harper & Brothers, 1960), 79.

20. Sarah E. Lorenz, *And Always Tomorrow* (New York: Holt, Rinehart and Winston,

1963）, 238.

21. Betty Hyland, "First Person Account: A Thousand Cloudy Days," *Schizophrenia Bulletin* 17 (1991): 539-545.

22. David Reed, *Anna* (New York: Basic Books, 1976), 49.

23. In one essay by a mentally ill man who worked at a self-help center there was a brief discussion of this. The author and some peers recalled a man who used to get into their faces about cigarettes—they heard that he died of cancer. Stephen B. Wyde, "He Was Still Alive," in *In the Realms of the Unreal: "Insane" Writings*, ed. John G. H. Oakes (New York: Four Walls Eight Windows, 1991), 6 - 7. This subject did not appear often, however.

24. On LSD in psychiatric research, see Erika Dyck, *Psychedelic Psychiatry: LSD from Clinic to Campus* (Baltimore: Johns Hopkins University Press, 2008).

25. Harold Massoon, "Gates of Eden," in *Exploring Madness: Experience, Theory, and Research*, ed. James Fadiman and Donald Kewman (Monterey, CA: Brooks/Cole, 1973), 45-46.

26. See for example, a letter from a man to R. J. Reynolds in which he explained that smoking helped reduce side effects from Trilafon (an antipsychotic medication). Donald Hagen to R. J. Reynolds, 15 November 1987, LTDL (Bates 507707054/7055), http ://legacy. library. ucsf. edu/tid/jiyl4d00.

27. Lenny Bruce, "So Who's Deviant," in *In Their Own Behalf: Voices from the Margin*, ed. Charles H. McCaghy, James K. Skipper Jr., and Mark Lefton, 2nd ed. (New York: Appleton-Century-Crofts, 1974), 7.

28. Ralph G. Walton, "Smoking and Alcoholism: A Brief Report," *American Journal of Psychiatry* 128 (1972): 1455-1456.

29. H. Brian McNamee, Nancy K. Mello, and Jack H. Mendelson, "Experimental Analysis of Drinking Patterns of Alcoholics: Concurrent Psychiatric Observation," *American Journal of Psychiatry* 124 (1968): 1063-1069.

30. John S. Tamerin and Jack H. Mendelson, "The Psychodynamics of Chronic Inebriation: Observations of Alcoholics during the Process of Drinking in an Experimental Group Setting," *American Journal of Psychiatry* 125 (1969): 886-899.

31. John S. Tamerin et al., "Alcohol and Memory: Amnesia and Short-Term Memory Function during Experimentally Induced Intoxication," *American Journal of Psychiatry* 127 (1971): 1659-1664, quote from 1660.

32. Military psychiatrists found behavioral techniques particularly useful within their highly structured settings. See for example, Arthur D. Colman and Stewart L. Baker Jr., "Utilization of an Operant Conditioning Model for the Treatment of Character and Behavior Disorders in a Military Setting," *American Journal of Psychiatry* 125 (1969): 1395-1403.

33. See Robert Paul Liberman, "Behavioral Modification of Schizophrenia: A Review," *Schizophrenia Bulletin* 6 (1972): 37-48. For more background on the conflict in psychiatry between those with a psychoanalytic bent and those with other priorities, see Edward Shorter, *A History of Psychiatry: From the Era of the Asylum to the Age of Prozac* (New York: John Wiley & Sons, 1997).

34. Although Pavlov's classic experiments are popularly believed to involve a bell, he apparently did not actually use a bell. For a definitive account of Pavlov's work, see Daniel P. Todes, *Pavlov's Physiology Factory: Experiment, Interpretation, Laboratory Enterprise* (Baltimore: Johns Hopkins University Press, 2002). Thank you to Professor Todes for enlightening me about the bell.

35. On Skinner's debt to Pavlov, see A. Charles Catania and Victor G. Laties, "Pavlov and Skinner: Two Lives in Science," *Journal of the Experimental Analysis of Behavior* 72 (1999): 455-461.

36. For a history of behavior theorist B. F. Skinner, see Alexandra Rutherford, *Beyond the Box: B. F. Skinner's Technology of Behaviour from Laboratory to Life, 1950s - 1970s* (Toronto: University of Toronto Press, 2009).

37. T. Aylion, E. Haughton, and H. B. Hughes, "Interpretation of Symptoms: Fact or Fiction?," *Behavior Research and Therapy* 3 (1965): 1-7. The behavioral therapists were criticized in turn for not talking to their patients about what their behaviors meant. See Gerald C. Davison, "Appraisal of Behavior Modification Techniques with Adults in Institutional Settings," in *Behavior Therapy: Appraisal and Status*, ed. Cyril M. Franks (New York: McGraw-Hill, 1969), 220-278.

38. Ogden R. Lindsley, "Operant Conditioning Methods Applied to Research in Chronic Schizophrenia," *Psychiatric Research Reports* 5 (1956): 118-139. On Lindsley's debt to Skinner to set up this research, see Rutherford, *Beyond the Box*, 49-52.

39. Wayne Isaacs, James Thomas, and Israel Goldiamond, "Application of Operant Conditioning to Reinstate Verbal Behavior in Psychotics." *Journal of Speech and Hearing Disorders* 25 (1960): 8-12. One of these patients did not respond when cigarettes were waved in front of his face, but he did show some interest at the sight of gum.

40. W. C. Holz, N. H. Azrin, and T. Ay lion, "Elimination of Behavior of Mental Patients by Response – Produced Extinction," *Journal of the Experimental Analysis of Behavior* 6 (1963): 407–412.

41. Teodoro Ayllon and Nathn Azrin, *The Token Economy: A Motivational System for Therapy and Rehabilitation* (New York: Appleton–Century–Crofts, 1968).

42. Robert S. Ruskin and Roger F. Maley, "Item Preference in a Token Economy Ward Store." *Journal of Applied Behavior Analysis* 5 (1972): 373 – 378; John M. Atthowe Jr. and Leonard Krasner, "Preliminary Report on the Application of Contingent Reinforcement Procedures (Token Economy) on a ' Chronic' Psychiatric Ward," *Journal of Abnormal Psychology* 4 (1968): 37–43.

43. See for example, Charles A. Stenger and Cecil P. Peck, "Token–Economy Programs in the Veterans Administration," *Hospital and Community Psychiatry* 21 (1970): 371 – 375; Robert P. Liberman et al., "Behavior Therapy in State Hospitals," in *The Future Role of the State Hospital*, ed. Jack Zusman and Elmer F. Bertsch (Lexington, MA: Lexington Books, 1975), 157–189.

44. Thomas J. Crowley, "Token Programs in an Acute Psychiatric Hospital," *American Journal of Psychiatry* 132 (1975): 523–528.

45. Melvyn Hollander and Henry Glickman, " Cooperation Training in Schizophrenics." *Behavior Therapy* 7 (1976): 696–697.

46. See Arnold M. Ludwig, "Responsibility and Chronicity: New Treatment Models for the Chronic Schizophrenic"; T. Ayllon, "Toward a New Hospital Psychiatry," in *The New Hospital Psychiatry*, ed. Gene M. Abroms and Norman S. Greenfield (New York: Academic Press, 1971), 237–260, 275–287.

47. Stanley I. Greenspan, "The Clinical Use of Operant Learning Approaches: Some Complex Issues." *American Journal of Psychiatry* 131 (1974): 852–857.

48. Sam R. Alley et al., *Case Studies of Mental Health Para professionals: Twelve Effective Programs* (New York: Human Sciences Press, 1979), 197.

49. On excessive smoking as a negative behavior to address, see for example, John Curran, Sonita Jorud, and Naomi Whitman, "Unconventional Treatment of Treatment Resistant Hospitalized Patients," *Psychiatric Quarterly* 45 (1971): 187–208.

50. Richard L. Hagen, " Behavioral Therapies and the Treatment of Schizophrenics," *Schizophrenia Bulletin* 1 (1975): 70–96, quote from 90. Some did question the ethical issues around behavioral therapy in mental hospitals, however. See Zachary M. Schrag,

Ethical Imperialism: *Institutional Review Boards and the Social Sciences*, 1965 – 2009 (Baltimore: Johns Hopkins University Press, 2010), 39.

51. On the criticism of behavioral studies in coercive settings, see Alexandra Rutherford, "The Social Control of Behavior Control: Behavior Modification, 'Individual Rights', and Research Ethics in America, 1971–1979," *Journal of the History of the Behavioral Sciences* 42 (2006): 203–220.

52. On behavioral therapy for smoking cessation, see for example, Douglas A. Bernstein, "Modification of Smoking Behavior: An Evaluative Review," *Psychological Bulletin* 71 (1969): 418 – 440; Gordon L, Paul, "Outcome of Systematic Desensitization I: Background, Procedures, and Uncontrolled Reports of Individual Treatment," in Franks, *Behavior Therapy*, 63–104.

53. Victor Milstein to Frederic Nordsiek, Council for Tobacco Research, 23 June 1972, LTDL (Bates 50196823/6824), http://legacy. libraty. ucsf. edu/tid/xkc79c00; R. C. Hockett Memo, 22 March 1973, LTDL (Bates 50196800/6800), http://legacy.library.ucsf. edu/tid/ylc 79c00.

54. See for example, John A. Menninger, "Letter to the Editor: Tobacco Dependence and Smoke-free Psychiatric Units," *Western Journal of Medicine* 155 (1991): 519, copy in LTDL (Bates 508149688), http://legacy.library.ucsf.edu/tid/vul04d00.

55. James McGee, "Inpatient Cognitive Behavioral Therapy." in *Modern Hospital Psychiatry*, ed. John R. Lion, Wolfe N. Adler, and William L. Webb Jr. (New York: W. W. Norton, 1988), 136 – 168. See also, Breda Kingston, *Psychological Approaches in Psychiatric Nursing* (London: Croom Helm, 1989), 64.

56. Some within the hospital system understood that there were problems with authoritarian practices and sought to address this. See Grob, *From Asylum to Community*, 139–146.

57. Staub, *Madness Is Civilization*; Dain, "Psychiatry and Anti–Psychiatry in the United States."

58. See for example, R. D. Laing, *Wisdom, Madness and Folly*: *The Making of a Psychiatrist*, 1927–1957 (London: Macmillan, 1985).

59. For a historian's criticism of the control of institutions, see for example, David J. Rothman, *The Discovery of the Asylum*: *Social Order and Disorder in the New Republic*, rev. ed. (Boston: Little, Brown and Company, 1990). For more information on Goffman and other critics in the context of the 1960s, see Gerald N. Grob, "The History of the Asylum Revisited: Personal Reflections." in Micale and Porter, *Discovering the History of*

Psychiatry, 260-281.

60. Erving Goffman, *Asylums: Essays on the Social Situation of Mental Patients and Other Inmates* (Chicago: Aldine, 1961), 44.

61. Morris S. Schwartz, "Patient Demands in a Mental Hospital Context," *Psychiatry* 20 (1957): 249-261, quote from 253.

62. Robert Perrucci, *Circle of Madness: On Being Insane and Institutionalized in America* (Englewood Cliffs, NJ: Prentice-Hall, 1974), 53.

63. Eric Hodgins, *Episode: Report on the Accident inside My Skull* (New York: Atheneum, 1964), 134-135.

64. Clare Mare Wallace, *Thank You, Mr. Freud* (London: Hammond, 1966), 50-51, 126-127.

65. Alfred H. Stanton and Morris S. Schwartz, *The Mental Hospital: A Study of Institutional Participation in Psychiatric Illness and Treatment* (New York: Basic Books, 1954), 284.

66. Goffman, *Asylums*, 141.

67. Jack R. Ewalt, "The Mental Health Message," *American Journal of Psychiatry* 121 (1964): 417-421.

68. Maryonda Scher and Merlin H. Johnson, "Divergent Staff Attitudes Spark a Ward Revolt," *Mental Hospitals* 14 (1963): 492-494.

69. Leo H. Berman, letter to the editor, *Mental Hospitals* 14 (1963): 662.

70. Paul S. Appelbaum, *Almost a Revolution: Mental Health Law and the Limits of Change* (New York: Oxford University Press, 1994); Nancy Tomes, "The Patient as a Policy Factor: A Historical Case Study of the Consumer/Survivor Movement in Mental Health," *Health Affairs* 25 (2006): 720-729.

71. Francesca Kress, "Evaluations of Dangerousness," *Schizophrenia Bulletin* 5 (1979): 211-217, quote from 212.

72. For the problematic history of Wiseman's film, see Carolyn Anderson and Thomas W. Benson, *Documentary Dilemmas: Frederick Wiseman's Titicut Follies* (Carbondale: Southern Illinois University Press, 1991).

73. Douglas P. Biklen, "Behavior Modification in a State Mental Hospital: A Participant-Observer's Critique," *American Journal of Orthopsychiatry* 46 (1976): 53-61, quote from 60.

74. Carla McKague, preface, in *Shrink Resistant: The Struggle against Psychiatry in Canada*, ed. Bonnie Burstow and Don Weitz (Vancouver: New Star Books, 1988), 17. See also,

Fran Garber, "Mad Familiar Shorthand on the Wall," in *Voices From the Asylum*, ed. Michael Glenn (New York: Harper, 1974), 106–119.

75. Lewis , *Life Inside*, 119.

76. Helen Moeller, *Tornado: My Experience with Mental Illness* (Westwood, NJ: Fleming H. Revell, 1967), 68.

77. Goffman , *Asylums*, 48–54.

78. Ann Roy, "Escape," in *Madness Network News Reader*, ed. Sherry Hirsch et al. (San Francisco: Glide Publications, 1974), 21.

79. "It Was an Eighteenth Century Horror Show!," in *Women Look at Psychiatry*, ed. Dorothy E. Smith and Sara J. David (Vancouver: Press Gang, 1975), 48.

80. Bruce J. Ennis, *Prisoners of Psychiatry: Mental Patients, Psychiatrists, and the Law* (New York: Harcourt Brace Jovanovich, 1972), 112.

81. Walter C. Alvarez, *Minds That Came Back* (Philadelphia: J. B. Lippincott, 1961), 227.

82. Peters , *The World Next Door*, 282–283. See also, Robert E. Dahl, "On Entering a Mental Hospital." in McCaghy, Skipper, and Lefton, *In Their Own Behalf*, 201–210.

83. See for example, Lorenz, *And Always Tomorrow*, 98–99; Ellen Wolfe, *Aftershock: The Story of a Psychotic Episode* (New York: G. P. Putnam's Sons, 1969), 14.

84. John C. Belcher, "Background Norms of Patients and the Therapeutic Community," *Journal of Health and Human Behavior* 6 (1965): 27–35.

85. Ennis , *Prisoners of Psychiatry*, 71–72.

86. Donald N. Bersoff, "Bruce J. Ennis: A Remembrance," *Law and Human Behavior* 25 (2001): 663–665. For the broader movement to change civil commitment among the mentally ill, see Appelbaum, *Almost a Revolution*.

87. Phyllis Chesler, *Women & Madness* (New York: Avon Books, 1972). For the classic argument about the relationship between gender and power, see Joan W. Scott, "Gender: A Useful Category of Historical Analysis," *American Historical Review* 91 (1986): 1053–1075. For more on the historical overlap between women's issues and mental health, see Nancy Tomes, "Historical Perspectives on Women and Mental Illness," in *Women, Health, and Medicine in America*, ed. Rima D. Apple (New York: Garland Publishing, Inc., 1990), 143–172.

88. Janet Gotkin and Paul Gotkin, *Too Much Anger, Too Many Tears: A Personal Triumph over Psychiatry* (New York: Quadrangle, 1975), 64.

89. Barbara Field Benziger, *The Prison of My Mind* (New York: Walker and Company,

1969）, 33, 84.

90. Kate Millet, *The Loony-Bin Trip* (New York: Simon and Schuster, 1990), 165, 194, 205, 227.

91. Kesey , *One Flew over the Cuckoo's Nest*, 116.

92. Joanne Greenberg's novel also included a strict head nurse who controlled patient access to cigarettes, and her narrative was not positive about this figure. Joanne Greenberg, *I Never Promised You a Rose Garden* (New York: Signet, 1964), 78.

93. For an overview of popular representations of smoking in women and its connection to elite habits, see Cheryl Krasnick Warsh and Penny Tinkler, "In Vogue: North American and British Representations of Women Smokers in *Vogue*, 1920s-1960s," *Canadian Bulletin of Medical History* 24 (2007): 9-47.

94. Only occasionally would a family member would mention their loved one's brand of cigarette. See for example, Elizabeth Swados, *The Four of Us: The Story of a Family* (New York: Farrar, Straus and Giroux, 1991), 68, 203.

95. For example, actress Lillian Roth, explained that she used to carry cigarettes in the 1920s as part of her image of sophisticated flapper—though she did not smoke. She did start smoking in the context of her battle with alcoholism. Lillian Roth, *I'll Cry Tomorrow* (New York: Frederick Fell, 1954), 29, 226.

第三章

20世纪80年代初期的烟民心理和美国烟草业

1964年的一份美国卫生局局长报告指出吸烟不仅致癌，还会引发各种重大疾病，这和此前十年内人们的猜测结果相吻合[1]。这份报告促使公共卫生组织和美国癌症协会（American Cancer Society）等公益团体采取行动，向公众宣传吸烟对健康的危害[2]。报告也用了少量文字指出，尽管吸烟对身体健康有害，但出于心理原因，还会有人继续吸烟。相关人士发文指出，人们长久以来因心理需要而吸烟，难以停止。但美国卫生局局长报告并未接纳这个解释，表示吸烟引发的健康风险远远超过它对人们的心理抚慰[3]。美国烟草业研究人员提出了一个公共卫生组织在抵制吸烟时避免提到的问题：人们为什么吸烟？为什么明知吸烟有害健康，人们还不停地吸烟呢？

精神科医护人员和患者注意到有些吸烟者和卷烟之间有着强烈的依赖关系，美国烟草行业也对这一现象进行了研究，并就哪些心理因素与吸烟有关，及如何看待这些心理因素等的研究做出了商业规划。

一、心身健康医学研究

美国的烟草研究小组称为烟草研究所研究委员会（TIRC），后改名为烟草研究理事会（CTR）。英国烟草业组织了自己的研究小组，最初称为烟草制造商常务委员会（TMSC），后改名为烟草研究委员会（TRC）。烟草研究所研究委员会（TIRC）、烟草研究理事会（CTR）、烟草制造商常务委员会（TMSC）和烟草研究委员会（TRC）都资助了世界各地的研究人员，并认真追踪了最新的科学研究动态。此外，烟草公司，特别是菲利普莫里斯公司（PM）和美国雷诺烟草公司（RJR），都制定了内部研究项目，并外聘了研究人员。一些研究人员在为一家烟草企业做咨询的同时，也可以与其他烟草企业进行合作，研究机构之间也会合作，并定期交流研究成果。

20世纪50年代末至60年代初，烟草制造商常务委员会（TMSC）资助了心身健康医学的先驱、英国医生大卫·基森（David Kissen）[4]。大卫·基森认为，情感因素是导致身体疾病的元凶，性格因素是导致肺癌的最大原因。大卫·基森在美国格拉斯哥医院开展了研究项目，并创建了一个心身健康研究小组，以促进心身健康医学的深入研究。1960年，大卫·基森开始与英国心理学家汉斯·艾森克（Hans Eysenck）合作[5]。大卫·基森和其他研究人员认为，可以根据肺癌患者的性格类型，将他们与其他吸烟者区分开，而其他类型的心理分析可以预测哪些人可能会表现出心身健康问题。汉斯·艾森克和大卫·基森将呼吸系统症状（包括哮喘、支气管炎和咳嗽）、心脏病、神经系统疾病归类为可能由心身健康问题引起的疾病[6]。在20世纪60年代末期，烟草研究理事会（CTR）也开始支持汉斯·艾森克，进一步探究性格因素和吸烟行为的关系了[7]。

汉斯·艾森克（Hans Eysenck）开发了一种性格评估方法，最终成为艾森克性格量表（Eysenck Personality Inventory），也称莫兹利性格量表（Maudsley Personality Inventory）。在与大卫·基森的合作中，汉斯·艾森克利用这一性格评估表来评估患者，后来他还帮助其他心理学家，包括一些烟草公司的心理学家，使用艾森克性格量表来理解吸烟者及其行为。事实上，汉斯·艾森克社交广泛，参与了多次学术和政治辩论，他声誉斐然，他的观点被人们广泛引用，成为当时最出名的心理学家，也使他成为烟草公司梦寐以求的合作伙伴[8]。

汉斯·艾森克与烟草研究理事会（CTR）进行了长期且富有成效的合作，合作一直持续到20世纪60年代。20世纪70年代初，汉斯·艾森克受邀与菲利普莫里斯公司（PM）和雷诺烟草公司（RJR）的内部研究团队合作，并与两家公司的首席心理学家一起探究压力、吸烟和疾病之间的关系[9]。到20世纪80年代初，汉斯·艾森克的"个人情绪和对压力的反应"的观点已成为美国烟草行业内部的研究项目，他还促成了美国烟草行业内部研究人员和外界同行的广泛联系。

虽然汉斯·艾森克因其接受来自烟草行业的研究经费在当时备受指责，但这些批评难以和他对吸烟和性格关系的研究做出的贡献相提并论。汉斯·

艾森克（他在 20 世纪 50 年代已戒烟）认为和美国烟草行业的合作，助推了规模宏大的研究事业，有助于自己的科学研究[10]。美国烟草业资助心身健康医学研究的结果显示，情绪是产生吸烟行为和患上疾病的关键因素。

在心身健康医学和性格关系的研究中，一些研究者称，精神疾病患者这个群体似乎证明了个体差异（甚至是遗传差异）会导致异常行为和患病原因产生差异。一些精神科医生认为精神分裂症患者肺癌的发病率似乎很低。1977 年，加拿大蒙特利尔市研究人员大卫·霍洛宾（David Horrobin）向烟草研究委员会（TRC）提交了一份研究提案，要求研究确认他的观点，即虽然精神分裂症患者吸烟严重，但是患肺癌比率却较低[11]。虽然英国流行病学家理查德·多尔（Richard Doll）对此观点表示同意，但烟草研究委员会（TRC）因为大卫·霍洛宾关于癌症因果关系的假设过于复杂，在实践上很难操作，而拒绝了他的申请[12]。

汉斯·艾森克在 1980 年出版的《吸烟的因果论》（*The Causes and Effects of Smoking*）中讨论了两者之间可能存在的联系："看起来癌症和精神分裂症之间确实存在（负面的）联系，甚至整个精神病群体和癌症之间都存在这种联系。这再次表明，遗传因素可能导致癌症。"[13] 与此同时，汉斯·艾森克和其他研究人员对性格不同的受试者的研究结果也非常清晰地表明，吸烟者对吸烟的依恋轻重皆有，并非所有人都是"铁杆烟民"。

二、菲利普莫里斯公司和"1600 项目"

众所周知，从 20 世纪 20 年代开始，商业营销和广告受益于心理学[14]。但是美国烟草业更广泛地聘用心理学家来帮助管理员工，了解消费者[15]。这一时期，美国菲利普莫里斯烟草公司在开展心理研究项目上首屈一指。

1961 年，菲利普莫里斯公司（PM）聘请心理学家威廉·邓恩（William L. Dunn Jr）作为人事部的顾问，但威廉·邓恩的工作很快就不仅仅限于人事咨询了。威廉·邓恩的研究主题是精神分裂症，到菲利普莫里斯公司做顾问之前，他在精神病院工作过几年[16]。威廉·邓恩对人类情感和精神病理学有着深刻的理解。在为菲利普莫里斯公司做顾问的几十年里，他建立了一个心理研究项目，项目包括人类行为研究、动物研究以及与学术界心理学家合作的研究[17]。在菲利普莫里斯公司，他的主要工作是开展"1600 项目"，那是一个行为心理学项目，旨在了解公司的消费者。

威廉·邓恩最初是想把心理学纳入菲利普莫里斯公司的核心研究工作中，他帮助公司建立了消费者小组，该小组成员很多（小组成员通常是家庭主妇或大学生），小组成员要对产品进行评估并提供反馈意见[18]。他在1963年解释道："该项目的总体目标是制定一种更为敏感的测试方案来评价人们对卷烟的主观差异，并开发更有效的工具，了解吸烟者对卷烟的评判或喜好。"[19]威廉·邓恩不仅帮助评估卷烟，还让消费者小组评估其他产品（包括剃须产品）。

1964年2月，威廉·邓恩的团队在消费者小组中做了一项关于对美国卫生局局长报告反映的调查，发现有5%的消费者小组成员因此戒烟，20%的小组成员因此吸烟量减少，75%的小组成员吸烟量保持不变（与公司外部的一项全国性调查的结果相似）[20]。1964—1970年，威廉·邓恩扩大了他的研究小组，雇用了更多心理学医生，并扩大了"1600项目"的任务范围，包括"吸烟心理动力学"的研究领域[21]。到1968年，参与"1600项目"的心理学家弗兰克·瑞安（Frank Ryan）的一份报告显示，他们小组正计划研究关于吸烟的生理反应，如吸烟的需求或动机、吸烟时行为的变化、吸烟后身体的变化（"基线张力"变化）等。弗兰克·瑞安强调，该小组从事的是尖端科学研究，拥有良好的创新项目和技术[22]。

正如"1600项目"的研究主管赫尔穆特（Helmut Wakeham）在1969年向菲利普莫里斯公司（PM）董事会所解释的那样："1600项目"的重点是研究吸烟的益处，换句话说，就是研究即使吸烟有害健康，但仍能使人们趋之若鹜的原因。研究的内容包括："为什么人们能够无视吸烟所带来的健康风险，无论这些风险是真实的还是想象的？到底人们能从吸烟中获得什么益处？"[23]"1600项目"的探索精神缘于一种强烈的好奇心，即为什么人们在反复听说吸烟有害健康之后，还执迷不悟地吸烟呢？威廉·邓恩确信答案可以在心理学研究中找到，他参与了许多研究项目来找出人们持续吸烟的原因。威廉·邓恩的团队组织了许多实验，美国弗吉尼亚联邦大学的学生中有很多人参与实验。此外，威廉·邓恩还扩大了与专业人士交往的圈子，并越来越多地与有相同研究兴趣的学者进行合作。

1970年，威廉·邓恩组织召开了一次国际会议，把"各国公认的权威人士聚集在一起，共同讨论吸烟的短期影响"[24]。威廉·邓恩推测，吸烟可能会减少吸烟者的焦虑和压力，而戒烟可能会增强他们的攻击性。威廉·邓恩和同事们早期计划把这次会议安排在冬季以方便加勒比海地区的人士参加[25]。会议最初的主题是讨论吸烟行为，但是后来威廉·邓恩把会议主题扩大到了对吸烟动机的讨论。他在业界获得了广泛的支持，世界各地德高望重的研究人员和学者接受了他的邀请，就吸烟在现代生活中的作用进行了演讲和讨论[26]。

"1600 项目"的大部分工作是围绕"压力是吸烟的主要原因"这个假设开展的。1972 年 1 月举行了主题为"吸烟动机"的会议，威廉·邓恩邀请了著名的压力研究专家汉斯·塞利（Hans Selye）为此会议致开幕词。汉斯·塞利的《生活的压力》一书于 1956 年出版，这位来自加拿大麦吉尔大学的研究员是国际公认的研究压力问题的权威人士[27]。在会议开始之前，汉斯·塞利为菲利普莫里斯公司（PM）和烟草研究理事会（CTR）工作了几年。因为汉斯·塞利相信人类必须做些冒险行为才能减轻压力[28]，在他的演讲中，他表示："很少有研究人员指出吸烟的益处，然而，正如我在加拿大参议院作证时所说的那样，如果没有人认为卷烟有可取之处，那么就没有必要设立吸烟委员会了。吸烟确实是一种分散注意力的方法，对许多人来说，在经受了巨大的压力后，吸烟的减压效果胜于彻底休息。"[29]汉斯·塞利简单而清晰地解释了压力的生理机制，并表示所有人都需要某种分散注意力的方法，吸烟就是其中之一。然而万事皆有两面性，吸烟也不例外，有益处就有风险[30]。

1972 年，"吸烟动机"会议的与会者对汉斯·塞利关于吸烟可以缓解压力的假设虽然意见不一，但都不同程度地承认，吸烟确实对个人生活有影响。美国哥伦比亚大学的心理学家斯坦利·沙克特（Stanley Schachter）指出了一个明显的悖论：吸烟确实能增加心率和血压，但吸烟者也称吸烟有助于平复情绪。美国约翰斯·霍普金斯大学的流行病学家卡罗琳·比德尔·托马斯（Caroline Bedell Thomas）解释说，当吸烟者的愤怒和紧张情绪加剧时，他们的吸烟量就会增加。人类学家阿尔伯特·达蒙（Albert Damon）研究了在没有文字的社会环境中人们吸烟的情况，他发现相对于社会地位，人们更看重吸烟给个人带来的满足感[31]。

一些与会者特别关注烟碱的作用。美国密歇根大学的药理学家爱德华·多米诺（Edward Domino）研究了烟碱对动物和人类的神经精神药理学（对大脑和行为）的影响，而穆雷·贾维克（Murray Jarvik）（当时在爱因斯坦医学院工作）解释说，卷烟中的烟碱会使人们成瘾，这使得人们更想吸烟。此外，美国纽约大学皇后学院的沃尔特·艾思曼（Walter Essman）研究了关于烟碱的神经化学，并提出了烟碱是如何对大脑起作用的[32]。在一个由烟草业主办的会议上，研究人员竟拿出证据证明烟碱的强大作用，包括烟碱可能使人成瘾，研究人员的做法似乎令人感到出乎意料。但没有人企图掩盖这次会议得出的结论。威廉·邓恩将与会者的论文编辑成册出版，烟草研究理事会（CTR）赞助人希望这本书可为学术界的研究提供参考。此外，烟草业并没有企图掩盖研究人员对于烟碱作用得出的结论，依旧赞助了爱德华、多米诺、穆雷·贾维克和沃尔特·艾斯曼会前会后的工作[33]。

一些研究人员在此次会议上介绍了他们的研究项目，主要是对吸烟者的总体情况进行的研究，而另一些研究人员则利用动物实验对烟碱进行研究或研究吸烟对某些特定群体所起的作用，例如，研究人员罗纳德·哈钦森（Ronald Hutchinson）在会议前后与威廉·邓恩和其他菲利普莫里斯公司的研究人员合作，强调了在实验动物在受到压力并具有攻击性时，烟碱可发挥镇静作用。罗纳德·哈钦森认为，烟碱的作用类似于镇静剂氯丙嗪，氯丙嗪在精神病院中用于治疗躁动和精神疾病[34]。美国南达科他州大学的研究人员诺曼·海姆斯特拉（Norman Heimstra）探究了吸烟在情绪变化中的作用，并假设吸烟可能有助于减少负面情绪，保持积极情绪[35]。

会议结束后，威廉·邓恩和他在菲利普莫里斯公司的同事们继续研究了吸烟在减轻焦虑和压力方面的作用。"1600 项目"的工作人员开始对不同类型的吸烟者进行区分，并确定了一些可能会引起压力，导致引发吸烟行为的因素，如社会经济水平和社会地位改变可能使人们出现吸烟行为[36]。菲利普莫里斯公司的研究人员还发现，有些人似乎特别喜欢吸烟，对这些人的跟踪研究表明，对吸烟有强烈依赖的人而言，戒烟可能产生不利影响[37]。尽管研究人员不能完全了解吸烟者的想法，但菲利普莫里斯公司"1600 项目"的心理学家们设计了一项研究，与美国弗吉尼亚州的精神病院和一些当地学校合作，追踪精神疾病患者和多动症儿童的情况，因为他们认为这两种人群，无论在现在或者未来，都更有可能出现吸烟行为[38]。

菲利普莫里斯公司似乎是第一个投入大量资源研究吸烟者心理的烟草业公司，"吸烟动机"会议结束以后的几十年里整个烟草行业纷纷效仿该公司的做法。1977 年，一个来自欧洲和美国烟草公司的代表组成的国际组织，召开了一次"吸烟动机"会议的后续会议，讨论自 1972 年会议以来烟草业所做的工作[39]。1978 年，烟草企业赞助人将 1977 年会议中有关吸烟行为的论文整理出版，其中有些作者曾为 1972 年的会议写过论文[40]，1977 年会议中的许多论文关注了个体差异，特别关注了吸烟在增强兴奋或缓解压力方面可能起到的作用。其实与会者并不看重各方是否对吸烟的动机达成一致，他们反复表示，每个人吸烟的理由各不相同，其中常见的原因有压力大、情绪低落和烟瘾。

三、雷诺烟草公司对生物行为的研究

20 世纪 70 年代末，雷诺烟草公司（RJR）的研发人员焦虑地提出，他们在消费者心理学领域落后于菲利普莫里斯公司（PM），因此建议公司管理者采取行动建立行为心理学研究项目。一名研究经理建议公司聘请一名行为学家，以帮助雷诺烟草公司赶超多年来一直在研究该课题的菲利普莫里斯公司。这位行为学家将负责研究消费者与卷烟的关系，实时关注专业心理学文献，并负责与公司外聘顾问们的联系[41]。

雷诺烟草公司管理层同意了这一提议，并于 1980 年聘请了心理学家大卫·吉尔伯特（David G. Gilbert）。大卫·吉尔伯特加入了该公司新建的生物行为研究部门，该部门负责推进吸烟的心理学研究。大卫·吉尔伯特和新部门的一组研究人员立即向外界同仁进行咨询，其中包括汉斯·艾森克（Hans Eysenck）和美国南佛罗里达大学的心理学家查尔斯·斯皮尔伯格（Charles Spielberger）。当查尔斯·斯皮尔伯格开始与雷诺烟草公司合作时，他已经名噪一时。查尔斯·斯皮尔伯格曾在国家精神卫生研究所（NIMH）做过一段时间的研究员，也活跃于美国心理学协会（他于 1991 年成为该协会主席）。1979—1985 年，他担任了雷诺烟草公司的顾问，在 20 世纪 90 年代参与了公司资助的项目[42]。雷诺烟草公司内部和外部的研究主要关注测量情绪压力的新方法，包括评估生理和情绪变化的技术。

在这个时期，压力的概念在医学领域和大众对健康和疾病的理解中变得日益重要。许多人相信某些情绪紧张的行为（A 型行为类型），会直接导致心血管疾病。在压力无处不在的美国人的生活中，人们更多的是使用抗焦虑药物，抗焦虑药物消费的增多，说明人们的压力在不断加大[43]。尽管从身体健康的角度来看，吸烟的危害越来越严重，但人们仍然认为这是一种行之有效的减压方式。研究压力、A 型行为类型和心脏病的查尔斯·斯皮尔伯格并没有宣扬吸烟的益处，但他明白吸烟和压力之间有密不可分的关系，例如，杰尔斯·斯皮尔伯格在 1979 年出版的自助类书籍《了解压力和焦虑》（*Understanding Stress and Anxiety*）的封面上有一幅画，画上是一名看上去痛苦万分的吸烟的女人，以表现这样一个事实：在美国有数百万人吸烟旨在减压[44]。

1983 年，雷诺烟草公司资助了一个由查尔斯·斯皮尔伯格、汉斯·艾森克和美国罗切斯特大学（University of Rochester）的心理学家、美国心身健康学会（American Psychosomatic Society）前会长罗伯特·阿德（Robert Ader）组织的会议。这次会议群英荟萃，参会的许多人都曾参与过烟草研究项目，会议旨在阐明压力和心理因素在冠心病及癌症病因中所起的作用。此外，会议协调方同意向雷诺烟草公司提供一份关于 A 型行为类型与心脏病关系研究方向的声明。会议的组织者在一家律师事务所举行了该会议，这家律师事务所代表了雷诺烟草公司（代表人员来自美国纽约的雅各布、梅丁格和芬尼根），然而这些研究人员似乎强调研究的重点是心理因素在吸烟行为中所起的作用[45]。

在 20 世纪 80 年代，当美国国会调查和烟草诉讼不断增加时，行业律师也对他们的研究工作给予了关注[46]，1982 年，在一轮关于卷烟广告的美国国会听证会上，查尔斯·斯皮尔伯格因不能参加，便向美国国会提交了一份声明，表明他的研究显示年轻人吸烟主要是由于家庭问题和来自同龄人的压力，而不是受广告的影响。此外，查尔斯·斯皮尔伯格的研究表明，体质特征和遗传（以及是否患病）是一个人是否持续吸烟的关键因素[47]。虽然查尔斯·斯皮尔伯格没有评论卷烟和公共健康的关系，但他坚持认为人的个人性格差异非常大，因此他对公共健康部门干预措施的合理性提出了质疑。查尔斯·斯皮尔伯格还批评了政府利用权力限制个人的自由选择权。从这可以看出，烟草业和其他行业企图利用他们和学术界的关系来规避政府的管制[48]。

大卫·吉尔伯特（David Gilbert）从外部学术界获得了许多相关知识，并在雷诺烟草公司的允许下，在雷诺烟草公司启动一系列的创新项目和干预措施[49]，在美国温斯顿-塞勒姆（Winston-Salem）成立了一个消费者小组，请小组成员参加各种有关吸烟影响的研究[50]。大卫·吉尔伯特和同事们最初关注的是处于不同吸烟阶段（和被动禁烟的阶段）的吸烟者们在完成工作时的表现。不过，他们很快将研究重点转向了烟碱和认知能力。1985 年，大卫·吉尔伯特在行为医学学会发表了一篇关于烟碱对脑电波影响的论文（使用了脑电图 EEG 技术），他还参加了一个关于吸烟对情绪调节的作用的研讨会[51]。参加这次研讨会的研究人员包括约翰·休斯（John Hughes）和奥维德·波默劳

（Ovide Pomerleau）等业界知名人士。会议得出的结论是烟碱具有一定的减压作用，而且能够提高认知能力[52]。

大卫·吉尔伯特在雷诺烟草公司任职期间，与性格评估领域的研究人员建立了长久的友谊，并一直保持着联系。他与汉斯·艾森克、查尔斯·斯皮尔伯格和其他相关专业人士进行了富有成效的合作。同时还总结出了自己的研究方法，使他在学术界声名大噪。从雷诺烟草公司对大卫·吉尔伯特的直接任命，到后来他在研究中取得的各种成果，大卫·吉尔伯特在雷诺烟草公司可谓功成名就。1985 年秋天，他离开了雷诺烟草公司，成为美国南伊利诺伊大学心理学助理教授，但他还是与雷诺烟草公司保持着密切联系，并与那里的研究人员合作撰写了多篇论文，且保留了其所在原部门顾问的职位[53]。

大卫·吉尔伯特离开雷诺烟草公司以后，雷诺烟草公司聘请了美国得克萨斯大学的心理学家沃尔特·普里查德（Walter S. Pritchard）加入生物行为研究部门，之后整个部门都转而使用分子药理学的方法对烟碱进行研究，并研究烟碱对吸烟者的影响。当沃尔特·普里查德和该部门的其他人员继续使用汉斯·艾森克的性格类型理论时，他们也开始关注烟碱这种对人类大脑有显著影响的化学物质[54]。这项研究成果丰硕，到 1987 年，生物行为研究部门已经成立了一个独立的研究部门，对烟碱受体进行药理学研究。

从烟草公司对吸烟者心理（最终是大脑差异）的研究范围可知，烟草公司关注的范围不只是卷烟营销。他们极其关注个体差异，并与顾问及合作者一起得出了心理因素和吸烟行为息息相关的重要结论。尽管烟草研究人员不常直接接触精神疾病患者群体，但他们意识到精神和情绪的压力与吸烟直接相关。此外，研究员们在烟碱（卷烟的主要成分）对大脑的作用这一新兴领域做出了重大贡献。

到 20 世纪 80 年代，研究者日渐认识到，个人的情绪、精神和情感过程以及外部压力都和吸烟行为关系重大。烟草公司对吸烟者的一些复杂情况的认识程度远远超过了当时的精神病学家，尽管这些精神病学家已经在精神病院的吸烟文化中专注研究了几十年。精神科医生则是出于职业需要，不得不跨入吸烟研究领域，研究如何应对吸烟行为。而精神疾病患者既是美国普通的民众，又是一个特别的群体，这使精神卫生专业人员在处理精神疾病患者吸烟的问题上更加复杂。

注 释

1. Surgeon General's Advisory Committee on Smoking and Health, *Smoking and Health*; *Report of the Advisory Committee to the Surgeon General of the Public Health Service* (Washington, DC: U.S. Department of Health, Education, and Welfare, Public Health Service, 1964). See also, Michael Housman, "Smoking and Health: The 1964 U.S. Surgeon General's Report as a Turning Point in the AntiSmoking Movement," *Harvard Health Policy Review* 2 (2001): 118–126.

2. Christopher J. Bailey, "From 'Informed Choice' to 'social Hygiene': Government Control of Cigarette Smoking in the US," *Journal of American Studies* 38 (2004): 41–65.

3. Surgeon General's Advisory Committee, *Smoking and Health*, 355–356.

4. D. M. Kissen Obituary, *British Medical Journal*, 23 March 1968, LTDL (Bates 1005049820/9821), http://legacy.library.ucsf.edu/tid/rk054e00.

5. G. F. Todd, Personality Traits of Lung Cancer Patients, 3 January 1961, TMSC, LTDL (Bates 105619750/105619751), http://legacy.library.ucsf.edu/tid/habl5a99.

6. A Report on Personality Factors and Smoking, Part II, August 1962, LTDL (Bates 11297787/7844), http://legacy. library. ucsf. edu/tid/crv5aa00. For the published article (which does not mention its TMSC sponsor), see David M. Kissen and H. J. Eysenck, "Personality in Male Lung Cancer Patients," *Journal of Psychosomatic Research* 6 (1962): 123–127. See also, H. J. Eysenck, "Smoking, Personality and Psychosomatic Disorders," *Journal of Psychosomatic Research* 7 (1963): 107–130.

7. The CTR was also interested in Kissen, but he died before he could complete any substantial work for them. Kissen to Robert Hockett, CTR, 16 January 1967, LTDL (Bates CTRSP/FILES003321/3321), http://legacy.library.ucsf.edu/tid/fld8aa00; D. M. Kissen Obituary, *British Medical Journal*, 23 March 1968, LTDL (Bates 1005049820/9821), http://legacy. library.ucsf.edu/tid/rk054e00.

8. See Roderick D. Buchanan, *Playing with Fire: The Controversial Career of Hans J. Eysenck* (Oxford: Oxford University Press, 2010), 361–408. For an edited collection that identifies the major controversies in which Eysenck became embroiled, see Sohan Modgil and Celia Modgil, eds., *Hans Eysenck: Consensus and Controversy* (Philadelphia: Falmer Press, 1986).

9. See for example, Memo from W. L. Dunn to Dr. T. S. Osdene, "Quarterly Report—January

1—March 31, 1975," 25 March 1975, LTDL (Bates 1003287984/1003287986), http://legacy. library. ucsf. edu/tid/uoa76b00; Memo from D. H. Piehl to Mr. Alan Rodgman (RJR), "Visit with Dr. Hans J. Eysenck, University of London," 15 May 1979, LTDL (Bates 501542224/2225), http://legacy.library.ucsf.edu/tid/tzr39d00.

10. Eysenck's biographer reported that Eysenck began to twist paperclips to do something with his hands after he quit smoking. H. B. Gibson, *Hans Eysenck: The Man and His Work* (London: Peter Owen, 1981), 106.

11. See , for example, David Rice, Letter to the Editor, *British Journal of Psychiatry*, January 1979, LTDL (Bates 501729733), http://legacy. library. ucsf. edu/tid/rog23a00. Today there are many in the professional literature who insist that schizophrenics have higher rates of chronic illnesses, including cancer, while a few continue to argue that the cancer rates are lower. V. S. Catts et al., "Cancer Incidence in Patients with Schizophrenia and Their First—Degree Relatives—A Meta—Analysis." *Acta Psychiatrica Scandinavica* 117 (2008): 323—336.

12. Proposal from David F. Horrobin to the Tobacco Research Council, 2 November 1977, LTDL (Bates 100245555/100245592), http://legacy. library. ucsf. edu/tid/ dch22a99; Letter from Richard Doll to P. N. Lee, TRC, 29 December 1977, LTDL (Bates 100277623), http://legacy.library.ucsf.edu/tid/ywd22a99; and Summary of the Decisions of the TRC, 19 February—14 March 1978, LTDL (Bates 1003322426100322427), http://legacy.library. ucsf.edu/tid/zni32a99.

13. H. J. Eysenck, *The Causes and Effects of Smoking* (Beverly Hills, CA: Sage, 1980), 86. See also, C. B. Bahnson and M. B. Bahnson, "Cancer as an Alternative to Psychosis: A Theoretical Model of Somatic and Psychologic Regression," in D. M. Kissen and L. L. LeShan (eds.), *Psychosomatic Aspects of Neoplastic Disease* (Philadelphia: Lippincott, 1964), LTDL (Bates 70104587/4597), http://legacy.library.ucsf.edu/tid/ojb56d00.

14. Brandt , *The Cigarette Century*. On the history of advertising in the early twentieth century, including the increasing use of psychological insights, see Roland Marchand, *Advertising the American Dream: Making Way for Modernity*, 1920–1940 (Berkeley: University of California Press, 1985). See also, Pamela E. Pennock, *Advertising Sin and Sickness: The Politics of Alcohol and Tobacco Marketing*, 1950 – 1990 (DeKalb: Northern Illinois University Press, 2007). On the history of consumer psychology, see for example, Michael J. Pettit, "The Unwary Purchaser: Consumer Psychology and the Regulation of Commerce in America," *Journal of the History of the Behavioral Sciences* 43 (2007): 379—399.

15. For the history of psychologists' roles in employee management, see Andrew J. Vinchur, "A History of Psychology Applied to Employee Selection," in *Historical Perspectives in Industrial and Organizational Psychology*, ed. Laura L. Koppes (Mahwah, NJ: Lawrence Erlbaum Associates, 2007), 193 – 218. See also, Mark Pittenger, "'What's on the Worker's Mind': Class Passing and the Study of the Industrial Workplace in the 1920s," *Journal of the History of the Behavioral Sciences* 39 (2003): 143-161.

16. William L. Dunn Jr., "Visual Discrimination of Schizophrenic Subjects as a Function of Stimulus Meaning," *Journal of Personality* 23 (1954): 48-64.

17. Deposition of William Dunn, PhD, 24 June 1998, LTDL(Bates3990137048/3990137517), http://legacy.library.ucsf.edu/tid/zsz82i00.

18. On the history of marketing surveys in the United States, see Sarah E. Igo, *The Averaged American: Surveys, Citizens, and the Making of a Mass Public* (Cambridge, MA: Harvard University Press, 2007). On the origins of consumer panels, see Joe Moran, "Mass-Observation, Market Research, and the Birth of the Focus Group, 1937–1997," *Journal of British Studies* 47 (2008): 827-851.

19. W. L. Dunn Jr., Project 1600: Consumer Psychology, 7 January 1963, LTDL (Bates 1001520982/0983), http://legacy.library.ucsf.edu/tid/upy 18e00.

20. W. L. Dunn Jr., Project 1600: Consumer Psychology, 28 February 1964, LTDL (Bates 1001521105), http://legacy.library.ucsf.edu/tid/hoyl8e00.

21. W. L. Dunn Jr., Project 1600: Consumer Psychology, Annual Report, 18 November 1966, LTDL (Bates 85873509/3524), http://legacy.library.ucsf.edu/tid/ied70e00. See also the Project Review Committee's favorable assessment of this kind of work, Memo to Dunn, Review of Project 1600, 16 December 1966, LTDL (Bates 1003288349), http://legacy. library.ucsf.edu/tid/vac76b00.

22. F. J. Ryan, Project 1600: Consumer Psychology (Annual Report), 5 December 1968, LTDL (Bates 1000039674/9679), http://legacy.library.ucsf.edu/tid/bry64e00.

23. H. Wakeham, Smoker Psychology Research, 26 November 1969, LTDL (Bates 1000273741/1000273770), http://legacy.library.ucsf.edu/tid/xgw56b00.

24. Memo from W. L. Dunn and M. E. Johnston to Dr. P. A. Eichorn, Accomplishments in 1969—Projects 1600 and 2302, 28 January 1970, LTDL (Bates 1000837964/7966). http://legacy.library.ucsf.edu/tid/ofr54e00.

25. F. J. Ryan Jr., Project 1600: Consumer Psychology, 24 February 1970, LTDL (Bates 1001521241/1242), http://legacy.library.ucsf.edu/tid/wxyl8e00.

26. William L. Dunn Jr., preface, in *Smoking Behavior: Motives and Incentives*, ed. William L. Dunn Jr. (Washington, DC: V. H. Winston & Sons, 1973), xi–xii.

27. Hans Selye, *The Stress of Life* (New York: McGraw–Hill, 1956). For Selye's role in stress research, see David S. Goldstein and Irwin J. Kopin, "Evolution of Concepts of Stress," *Stress* 10 (2007): 109–120. Selye spoke to many business organizations as a result of his theories that extolled the goals of capitalism. Russell Viner, "Putting Stress in Life: Hans Selye and the Making of Stress Theory," *Social Studies of Science* 29 (1999): 391–410.

28. H. Wakeham, Visit with Hans Selye, University of Montreal School of Medicine, 30 July 1969, LTDL (Bates 1000321445), http://legacy.library.ucsf.edu/tid/atx84e00; Letter from W. T. Hoyt to Hans Selye, 8 April 1971, LTDL (Bates CTRSP/ FILES007972/ 7972), http://legacy.library.ucsf.edu/tid/xaf8aa00.

29. Hans Selye, "Some Introductory Remarks," in Dunn, *Smoking Behavior*, 2.

30. For more on Selye's relationship with the tobacco industry, see Mark P. Petticrew and Kelley Lee, "The 'Father of Stress' Meets 'Big Tobacco': Hans Selye and the Tobacco Industry," *American Journal of Public Health* 101 (2011): 411–418.

31. See Stanley Schachter, "Nesbitt's Paradox"; Caroline Bedell Thomas, "The Relationship of Smoking and Habits of Nervous Tension"; and Albert Damon, "Smoking Attitudes and Practices in Seven Preliterate Societies," in Dunn, *Smoking Behavior*, 147–155, 157–170, 219–230.

32. See Edward F. Domino, "Neuropsychopharmacology of Nicotine and Tobacco Smoking"; Murray E. Jarvik, "Further Observations on Nicotine as the Reinforcing Agent in Smoking"; and Walter B. Essman, "Nicotine–Related Neurochemical Changes: Some Implications for Motivational Mechanisms and Differences," in Dunn, *Smoking Behavior*, 5–31, 33–49, 51–65.

33. See Grant Proposal by Domino to the CTR, 3 August 1972, LTDL (Bates 10009329/ 10009340), http://legacy.library.ucsf.edu/tid/gld66b00; CTR Grant Report Regarding Jarvik's Project, 30 June 1975, LTDL (Bates ZN22548/2548), http://legacy .library. ucsf.edu/tid/thf3aa00; and Memo from D. H. Ford Regarding Essman's Work for the CTR, 11 September 1978, LTDL (Bates 50128552/8552), http://legacy.library. ucsf. edu/ tid/dct59c00.

34. Judith P. Swazey, "Chlorpromazine's Entrance into Psychiatry: An Extremely Interesting Product," *Minnesota Medicine* 62 (1979): 81–85.

35. Ronald R. Hutchinson and Grace S. Emley, "Effects of Nicotine on Avoidance,

Conditioned Suppression and Aggression Response Measures in Animals and Man" and Norman W. Heimstra, "The Effects of Smoking on Mood Change," in Dunn, *Smoking Behavior*, 171–196, 197–207. On Hutchinson's work with PM before the conference, see W. L. Dunn Jr., Project 1600: Consumer Psychology, Annual Report, 15 May 1970, LTDL (Bates 1003288243/1003288245), http://legacy.library.ucsf.edu/ tid/hac76b00.

36. W. L. Dunn Jr., Smoker Psychology, 13 March 1973, LTDL (Bates 1001521309/1313), http://legacy.library.ucsf.edu/tid/pwyl8e00.

37. See Philip Morris Research Center, Technical Newsletter, May 1973, LTDL (Bates 1003368157/8164), http://legacy. library. ucsf. edu/tid/xgq38e00. The newsletter discusses an article by Tamerin and Neumann. John S. Tamerin and Charles P. Neumann, "Casualties of the Antismoking Campaign," *Comprehensive Psychiatry* 14 (1973): 35–40.

38. For the idea regarding tracking psychiatric patients, see Project 1600: Consumer Psychology, Outline for Annual Report, 10 June 1969, LTDL (Bates 1000852085/2089), http://legacy.library.ucsf.edu/tid/fvgl2a00. On the proposed study tracking hyperkinetic children, see W. L. Dunn Jr., Smoker Psychology, 10 June 1974, LTDL (Bates 1003288122–1003288124), http://legacy.library.ucsf.edu/tid/jjs76b00. Dunn explicitly stated that they were not planning to give cigarettes to children but rather to follow the children to see if they became smokers in the future.

39. I. C. O. S. I. Working Party on Smoking Behaviour, 1–3 September 1977, LTDL (Bates USX461298–USX461302), http://legacy.library.ucsf.edu/tid/vny36b00.

40. Raymond E. Thornton, ed. *Smoking Behaviour: Physiological and Psychological Influences* (Edinburgh: Churchill Livingstone, 1978).

41. Memo from D. H. Piehl to Dr. Alan Rodgman, Re: Justification for Research Behavioral Scientist, RJR, 23 May 1979, LTDL (Bates 502982883/2884), http://legacy. library. ucsf.edu/tid/tmt68d00.

42. Spielberger's CV, http://psychology. usf. edu/faculty/data/cspielberger_cv. pdf, accessed 28 May 2013.

43. Elizabeth Siegel Watkins, "An Investigation into the Medicalization of Stress in the Twentieth Century," *Medicine Studies* (2013) DOI: 10.1007/sl2376–013–0082–7, published online 14 June 2013; Andrea Tone, *The Age of Anxiety: A History of America's Turbulent Affair with Tranquilizers* (New York: Basic Books, 2008).

44. Charles Spielberger, *Understanding Stress and Anxiety* (New York: Harper & Row, 1979), 94–95.

45. Spielberger to Edwin Jacobs, 8 August 1984, LTDL（Bates 508455895）, http://legacy, library.ucsf.edu/tid/apn93d00.

46. See Arthur Stevens to Edwin Jacob, 28 August 1981, blind copy to Mr. Judge and Dr. Spears, LTDL（Bates 03754250）, http://legacy.library.ucsf.edu/tid/njs88c00. For more on tobacco attorney facilitation of connections between external researchers and RJR, see for example, Letter from Charles Spielberger to Mr. H. C. Roemer, Vice President and General Counsel, RJR, 5 July 1978, LTDL（Bates 504311800）, http:// legacy.library. ucsf.edu/tid/jpi58d00.

47. Packet from Samuel D. Chilcote Jr., Tobacco Institute, to Dr. Charles W. Humphreys Jr., 15 March 1982, Statement by Charles D. Spielberger, 8 March 1982, LTDL（Bates TI12320566-TI12320920）, http://legacy.librarv.ucsf.edu/tid/vin03b00.

48. The pharmaceutical industry also did this. See Dominique A. Tobbell, *Pills*, *Power*, *and Policy*: *The Struggle for Drug Reform in Cold War America and Its Consequences*（Berkeley: University of California Press, 2012）.

49. Memo from Gilbert, Re: Annual Meeting of the Society for Psychophysiological Research, 2 November 1982, LTDL（Bates 500888801/8802）, http://legacy. library. ucsf. edu/ tid/qww59d00.

50. Memo from John H. Reynolds and David G. Gilbert, Re: Biobehavioral R&D Subject Pool, 3 December 1980, LTDL（Bates 502835320/5322）, http://legacy. library. ucsf. edu/ tid/yna78d00.

51. Gilbert was only one of the tobacco industry researchers to use EEG in consumer studies. See Vincent C. Panzano et al., "Human Electroencephalography and the Tobacco Industry: A Review of Internal Documents," *Tobacco Control* 19（2010）: 153-159.

52. Memo from Gilbert to Dr. A. Wallace Hayes, Re: Report of Trip and Presentation of Paper to the Society of Behavioral Medicine, 17 May 1985, LTDL（Bates 504789948/9949）, http://legacy.library.ucsf.edu/tid/oup55d00.

53. While Gilbert was bound with a confidentiality agreement, he appeared to have parted with RJR on a cordial footing and was able to publish a dozen papers with data gathered while a company employee. See Letter from August J. Borschke, Associate Counsel, to David Gilbert, 7 August 1985, LTDL（Bates 505046952/6953）, http://legacy.library.ucsf.edu/ tid/fwe35d00. On Gilberfs continued work with RJR, see Letter from RJR to David Gilbert, 26 August 1985, LTDL（Bates 515860666/0669）, http://legacy. library. ucsf. edu/tid/ bwe92d00; Letter from Gilbert to John H. Reynolds, 10 January 1986, LTDL（Bates

504231530/1533），http://legacy.library.ucsf.edu/tid/rfc86a00.

54. See Memo from J. H. Reynolds to Dr. A. W. Hayes，Status Report Biobehavioral Research Division，12 December 1986，LTDL（Bates 506215473/5476），http://legacy. libraty. ucsf.edu/tid/tld84d00.

第四章

精神病学与吸烟

1964 年发表的美国卫生局局长报告，即关于吸烟有害健康的报告，但是 20 世纪 60 年代到 70 年代美国精神病协会（American Psychiatric Association）的旗舰期刊上却找不到这一报告内容的蛛丝马迹。1960—1970 年，《美国精神病学杂志》（*The American Journal of Psychiatry*）上只有五篇文章对吸烟问题有所提及，而且没有一篇涉及吸烟有害健康的问题[1]。在 20 世纪 70 年代，一些精神病学家提到吸烟问题时所讨论的内容均与身体健康无关。尽管公众高度关注吸烟问题，而且烟草行业也积极响应，但精神卫生领域对此却一直三缄其口。相对于其他医疗卫生行业及那些致力于人类沟通的研究，如心理学及社会科学，精神卫生行业难以界定吸烟行为在本行业的影响，所以精神卫生行业对吸烟问题没有发声也不足为奇，因为一直以来，精神卫生专业人员并没有将吸烟问题纳入监测范围内。

精神科医生就如何给予患者最佳治疗（是用精神分析法，还是药物治疗，或是用适宜的社会环境疗法）存在分歧，而此时精神病院因为吸烟问题遭到了外界的批评，所以才开始研究吸烟的影响。20 世纪 70 年代，一小部分精神科医生想在《精神疾病诊断与统计手册》（*Diagnostic and Statistical Manual*）第三版（*DSM-III*）的分类系统中寻找有关精神疾病的信息。尽管在《精神疾病诊断与统计手册》第三版中出现了有关吸烟问题的内容，并在《精神疾病诊断与统计手册》后续的版本中继续讨论了吸烟问题，然而无论在普通人群还是在严重精神疾病患者群体中，精神病学对戒烟的研究更多的是倾向于精神病专业的问题，而不是吸烟或烟碱的临床作用。正如我们料想的那样，由于精神病院中吸烟文化长期存在，加上精神疾病患者和卷烟的特殊关系，如何帮助人们戒烟、戒烟的可行性或何时要求人们戒烟等问题难以被解答，精神病学家对此难以给出万全之策。

一、吸烟是一种疾病

从逻辑上讲，人们认为精神科医生一定熟知药物成瘾的神经生物学机制，但精神病学和成瘾的关系以及成瘾本身的概念都在随时间变化而变化。对精神科医生来说，跟上其变化步伐，也非易事。20 世纪初期的几十年里，精神科医生对药物滥用的情况也是偶尔关注一下。直到 20 世纪 70 年代，滥用的药物主要是吗啡、海洛因和可卡因，而在 20 世纪 70 年代美国的政治动荡期间，又有人吸食大麻[2]。在那期间，人们主要是通过法律和政策控制药物的滥用。美国尼克松政府在发起禁毒战争期间，医生，特别是精神科医生开始明确指出，要对药物滥用者给予医学上的治疗，而不只是用法律来约束他们[3]。以美国神经心理药理学院（ACNP）为例，神经生物学的研究领域的领导声称，要在其职权范围内研究所有对大脑起作用的物质，无论是合法的物质，还是非法的物质[4]。

之前有关部门指出吸烟和其他药物滥用的结果一样，都使人成瘾，而精神科医生研究吸烟和其他药物滥用时，不必受之前定论的影响[5]。事实上，在 20 世纪 60 年代，精神病学方面关注的是戒烟所带来的挑战，而不是吸烟对身体健康的影响，例如，美国一家力图戒烟的退伍军人医院中的男性患者们戒烟就困难重重。一些熟悉关系学的精神科医生解释说他们戒烟困难是出于人际交往原因。在戒烟期间，有些人会出现身体上的反应，有些人则感觉怅然若失。有人说，"卷烟就如同伴"，也有人说，"戒烟就像不能去拜访朋友一样"[6]。研究人员理解吸烟是人们与卷烟的一种关系。美国康涅狄格州的精神科医生约翰·塔梅林（John Tamerin）对药物滥用和吸烟进行了研究，研究期间他对一组想要戒烟的女性进行了心理研究。他发现在戒烟过程中，她们的情绪非常低落，"患抑郁症的情况非常普遍，以至于在受试者戒烟当天，她们看起来像是在参加葬礼"[7]。精神科医生从中了解到人们在放弃吸烟嗜好过程中所出现的复杂情绪。

当时在许多精神卫生行业从业人员的培训课上，教师会问及禁烟的意义，包括患者的戒烟过程[8]。1971 年，塔梅林（Tamerin）和查尔斯·纽曼（Charles Neumann）在美国心理学协会（APA）的年会上提交了一篇论文，论文中阐述了戒烟的心理危害，他们批评说过多的公众压力迫使人们戒烟，可能会导致吸烟者内疚，有羞耻感，甚至由此引发更为严重的症状。尤其因为吸烟与酗酒或吸毒的影响不同，故不应对同等对待[9]。一位听众评论说，与戒烟相关的工作是新兴的，大部分从事此项工作的人都没有多少心理学知识，并坚持认为训练有素的专业人士必须了解吸烟者戒烟时所产生的巨大心理落差。（烟草公司的公关代表也出席了会议，塔梅林认为吸烟有害身体健康，希望烟草公司去掉卷烟中的有害成分[10]。）

塔梅林继续跟踪这个课题，他观察到相对于其他科室的医生，精神科医生让患者戒烟的可能性更小。原因之一是很多精神科医生自己就吸烟，另外他们也认识到戒烟可能会造成精神疾病患者情绪不稳定："一般来说，在患者戒烟的问题上，精神科医生比内科医生更加犹豫不决，因为他们觉得戒烟可能会破坏患者的自我平衡状态。"[11]要求精神疾病患者戒烟也许并不明智，同样让有药物滥用问题的人戒烟也似乎不可理喻。20世纪70年代在医学刊物上发表论文的大多数人认为，烟草与其他毒品迥然不同。

在对药物滥用患者进行其他治疗时，卷烟可以起到稳定患者情绪的作用。治疗麻醉专家及美沙酮维持治疗先驱玛丽·尼斯旺德（Marie Nyswander）会与患者共享卷烟。尽管她告诉患者们，她戒烟是为了理解那些戒毒者的艰难（她戒烟多次，大多数都不成功），但很明显，她并不期望患者们也戒烟[12]。正如一位内科医生在1970年指出的那样，正在接受药物滥用治疗的患者，有时会将成瘾性从海洛因等物质转移到咖啡因或烟碱上来，他说这些行为都是互相关联的，所以建议在患者进行药物滥用治疗时，不要让患者戒烟，因为这样做会使治疗效果不好[13]。相比吸毒等重大问题，吸烟几乎是问题最轻的。有些专业的医生则认为吸烟与其他药物滥用类似，只是治疗重点不同。在20世纪60年代至70年代，那些毒品研究者认为，吸烟、喝咖啡与吸食海洛因等非法毒品完全不同，吸毒者要面临法律制裁。一位社会科学家对毒品进行了研究之后在1971年指出，合法药物可用来应对压力，而非法药物则让吸食者无比开心，飘飘欲仙[14]。

美国纽约精神病学家杰罗姆·杰菲（Jerome Jaffe）在20世纪70年代初期是美国尼克松政府的戒毒官员。20世纪70年代中期，他力图打破这种吸烟与药物滥用的二元对立。他在一次国际精神病学会议上发表了一篇论文，他认为过度吸烟与吸食海洛因本质上并无区别。杰罗姆·杰菲可称得上是海洛因的专家[15]。他初次在会议上提出吸烟成瘾的概念之后，努力将这一概念扩展到精神卫生领域，以影响精神科医生的观点[16]。杰罗姆·杰菲在美国纽约州立精神病研究所（NYSPI）任职时，向他的同事罗伯特·斯皮策（Robert Spitzer）建议对烟草依赖进行诊断。罗伯特·斯皮策是《精神疾病诊断与统计手册》第三版（DSM-III）的设计者。当时该手册即将出版。烟草行业领导人意识到烟草依赖诊断的可行性，于是游说学术机构的专业人士，希望能够阻止烟草依赖诊断。尽管几位颇具影响力的精神病学家强烈反对，罗伯特·斯皮策和工作组还是将烟草依赖诊断纳入了 1980 年的《精神疾病诊断与统计手册》第三版（DSM-III）[17]。

烟草依赖诊断的效果有些模糊，理论上可以应用于有症状的患者，如至少吸烟一个月，戒烟失败，戒烟时烟瘾难耐，或患有肺癌等与吸烟密切相关的疾病也不放弃吸烟的人。尽管有了烟草依赖诊断，但它几乎没有临床意义。虽然烟草依赖影响了美国大部分成年男性及部分成年女性的健康状况，但是"由于烟碱的使用很少像酒精一样能引起明显的中毒现象，因此吸烟没有立即造成直接的后果，在社会或职业上也未见明显损害"[18]。在 1987 年修订的《精神疾病诊断与统计手册》中，烟草依赖诊断在某种程度上有所扩大并被改称为烟碱依赖，该诊断将烟碱与可卡因和海洛因等毒品归为一类，但同时，因为专业人士声称烟草没有临床损害，所以吸烟行为与那些药物滥用行为确实不同[19]。

美国精神病学会的《精神疾病诊断与统计手册》中包含的烟草依赖诊断（以及后来的烟碱依赖诊断），更多地揭示了诊断的政治性以及精神卫生行业加强了吸烟或烟碱的相关科学研究来界定烟草性质。正如当时的批评人士所指出的，精神科医生在 1973 年投票将同性恋问题排除在《精神疾病诊断与统计手册》第二版（DSM-II）之外，因为同性恋太普遍，也很正常，不能算是一种疾病。然而，1980 年版的《精神疾病诊断与统计手册》（DSM-III）却包括了一种疾病，即吸烟，在美国将近一半的成年人都有这种疾病。颇具影响力的美国纽约精神病学家阿尔弗雷德·弗里德曼（Alfred Freedman），在排除将同性恋列入《精神疾病诊断与统计手册》中时，正担任美国精神病学协会主席。他代表精神病学科，特别反对对吸烟的过度诊断，他认为这是赤裸裸的跨领域干涉。（美国烟草公司马上就表示支持阿尔弗雷德·弗里德曼。在美国烟草公司的资助下，他召开了一场会议，会上阿尔弗雷德·弗里德曼和同事们批评了美国精神病专业人士对烟草的过度诊断)[20]。

尽管精神科医生在论文上声称吸烟代表了一种疾病，即对烟草或烟碱的依赖或成瘾，但实际上，对于精神疾病患者来说，吸烟除了有依赖或成瘾的后果之外，还有更加复杂的意义。在 20 世纪 70 年代至 80 年代，人们日益意识到吸烟有害健康，医疗机构内的吸烟行为已经到了不容忽视的地步，加上吸烟患者是否对吸烟成瘾的问题一直没有确切证明，所以精神科医生和其他精神卫生专业人士决定采取行动来应对吸烟问题。

二、精神疾病患者吸烟问题

在 20 世纪 70 年代末至 80 年代，精神卫生专业人员开始慢慢解决精神疾病患者的吸烟问题，然而在精神卫生领域，人们很少提及吸烟对身体健康的影响。相反，精神科医生和其他工作人员担心吸烟行为对患者的特殊意义所产生的影响，担心那些买不起烟的精神疾病患者的经济困境，也担心卷烟在精神病院中积极治疗的作用受到限制。这一时期的精神卫生政策的焦点是"去机构化"运动，即将患者从精神病院向社区卫生服务机构转移，而不是关注吸烟这样的私人行为[21]。有些人更加担心精神卫生机构中的吸烟情况，但业内一致认为当时不是解决此问题的最佳时机。

在 20 世纪初期，精神卫生专业人士只主张严格限制青少年患者吸烟，那时吸烟现象已在美国的成年人中普遍存在，精神卫生专业人士一贯认为青少年吸烟是少年犯罪的表现[22]。在 20 世纪上半叶，精神科医生认识到吸烟对年轻患者来说，意义特别，单凭限烟不能解决问题。正如美国马里兰州精神科医生约瑟夫·诺什皮茨（Joseph Noshpitz）在 1962 年所解释的那样，吸烟对年轻人来说具有象征意义，象征着长大成人，还有对权威的反抗。他指出，在美国国家精神卫生研究所的一个治疗病区，对于是否允许有重大行为问题的男性青少年患者吸烟的问题，工作人员意见不一。允许这些患者吸烟会导致他们的行为更加夸张，但也实现了更多的医患交流："在吸烟时，大家畅所欲言，有时吸烟者展示出夸张的个性，有时更加开放，而这些在其他情境下鲜有所见。"[23]约瑟夫·诺什皮茨（Joseph Noshpitz）得出结论，吸烟这个问题的争议取决于患者的背景以及吸烟对患者的意义所在。

由于吸烟对精神疾病患者很重要，因此，20 世纪 70 年代至 80 年代的许多精神病学家提倡合理保障那些经济困难的患者的卷烟供应。到了 20 世纪 80

年代，有越来越多的非机构内的患者经济困难，难以获得卷烟。就连加拿大精神卫生系统的患者也抱怨精神疾病患者经济困难，无钱购买卷烟[24]。1981年，人类学家苏·埃斯特洛夫（Sue Estroff）指出，她在一家精神卫生中心接触过的患者坦白说，他们几乎所有人都向陌生人要过钱或卷烟[25]。虽然烟草控制措施导致烟价上涨，但在卷烟没有涨价之前，精神疾病患者也有资金缺乏问题。

20 世纪 80 年代之前，吸烟的精神疾病患者的经济状况持续恶化，有些人不得已向烟草公司求助。在美国联邦立法规定美国公立医院供应卷烟为非法行为之后，1980 年在美国圣伊丽莎白医院，在精神科的医生和患者们的支持下，医务主任福乐·托利（E. Fuller Torrey）给美国雷诺烟草公司（RJR）写信，希望在解决烟草供应问题上得到该公司的帮助。他请求雷诺烟草公司帮助那些买不起烟，但烟瘾很大的患者。（但雷诺烟草公司拒绝了这个请求，而是希望福乐·托利去游说修改立法，使公立医院继续供应患者卷烟[26]。）但是精神疾病患者写给雷诺烟草公司的信最令人心酸。1987 年，美国加利福尼亚州一家精神病院的一名男性患者写信给雷诺烟草公司："我们精神疾病患者，或者被认为是精神疾病患者的人，烟瘾很大。我们这儿大多数患者都是烟民，我们买了很多你们公司的烟。我们中的许多人都沉迷于卷烟，难以自拔，但我们经常穷得买不起烟，只能彼此分享卷烟和没有烟吸时的痛苦。请求贵公司给我们些免费的样品烟，什么品牌都行，我们不挑。"[27]由于精神疾病患者对卷烟的强烈依恋，一些精神卫生专业人士将烟草公司视为合作伙伴，希望能够共同满足精神疾病患者在吸烟方面的需求[28]。

20 世纪 80 年代，精神科医生越来越多地阐明了精神疾病患者的生活现状，他们绝大多数人仍然吸烟，即使社会大众由于健康原因已经开始戒烟了[29]。尽管精神病院对精神卫生服务的重要性不如从前（因为很多患者都转向了社区精神服务中心治疗），而且越来越多的教育强调戒烟的重要意义，但研究人员注意到精神病院的吸烟传统仍然根深蒂固。对于精神疾病患者吸烟率很高这一现象，有些人指责医院工作人员为患者提供吸烟环境，或者工作人员本身吸烟塑造了反面例子。一位精神分析学家认为：工作人员有时在病房存放几箱烟和几包烟，有时向患者"推荐"卷烟，他们日常、随意或偶尔疯狂吸烟的行为，导致了患者极力模仿工作人员的吸烟行为。他批评护士助长了患者的吸烟行为，而不是尽责地照顾他们，并表示护士应该遵守社会公德

（基本礼仪），不应在患者面前吸烟[30]。其他观察医院吸烟行为的人也指出，精神科护士认为他们工作压力大，所以比其他科室的护士吸烟率高。据悉，在医院里精神科护士吸烟率最高（儿科护士吸烟率最低）[31]。

许多精神病院一直容忍甚至鼓励吸烟，但直到 20 世纪 80 年代，更多精神病专业人士对此表示担忧。一位精神病学家描述了他在美国马萨诸塞州一所退伍军人医院所见到的一幅场景："25 名患者在休息室和走廊里一支接一支地吸烟。当患者们抽光了卷烟，或卷烟被偷，或被带走，或送人时，他们会从地板、垃圾桶或烟灰缸里捡烟蒂抽。寻找烟蒂通常是患者们做活动时唯一明确的目标。患者之间以及患者和护理员之间的交流互动，都是围绕索取卷烟、火柴或为夺取卷烟和火柴而争吵、打架。"他进一步指出了护理员们用卷烟管理患者行为的现象，"简言之，购买和消费卷烟在精神病院中起着完全的支配作用"。这家医院的解决方法是严格限制吸烟地点、烟草供应以及管控患者的吸烟环境。虽然这位精神科医生的观察结果在 20 世纪 80 年代的前几十年很常见，但他的结论似乎有些言过其实[32]。这种对现状的看法不仅比从前的看法更为严厉，而且比其他国家更加吹毛求疵。（例如，一位从苏联来到美国精神病院的游客对吸烟室的通风和墙上的电打火机印象良好[33]。）

吸烟也突显了院方对患者的治疗不足以及患者与住院部工作人员缺乏互动的现象。一位曾经在精神病院住院的患者在他对住院时期的回忆中提到，医院工作人员几乎不和患者交谈，而是每隔 45 分钟来给患者发一次卷烟，他指出，工作人员发放卷烟时，带着居高临下的微笑，举止中也显示出对患者的轻蔑，以微妙的方式拒绝患者，工作人员还说，"只给你们一支烟。别的啥都别指望，45 分钟之内不许打扰我"。虽然在患者压力大的时候护士会给予他们吸烟需求上的帮助（比如因精神疾病症状危险，患者被限制在床上的时候），但工作人员用卷烟代替治疗的问题变得日益严重[34]。

医护人员在 20 世纪 80 年代中后期撰写的文献中表明，各方对吸烟问题争议不断，但是就如何处理这一问题仍无共识。1983 年福乐·托利在《精神分裂症家庭指南》第一版中没有提到吸烟问题，但在 1988 年，通过观察患者（尤其是精神分裂症患者）对卷烟的强烈依赖，他首次接受了患者吸烟的行为、为业界树立了榜样。他毫不犹豫地指出患者的吸烟成瘾问题："根据我在精神病院和神经分裂症患者一起住院的亲身经历，我对烟碱成瘾的许多患者印象深刻，他们经常为卷烟打架，女性患者为了获取卷烟，偶尔还会去做妓女。"[35]他建议患者家属不要因为患者吸烟和他们争吵，因为阻止患者吸烟绝非易事。

尽管福乐·托利对患者的吸烟行为持宽容态度，但其他医疗方却更加坚定地认为，精神病院的这种吸烟文化亟须改变。1983 年，《纽约州医学杂志》（*New York State Journal of Medicine*）的一期特刊上有篇关于精神分析的文章，该文章的作者认为，医院精神科医生继续使用卷烟作为奖励管理患者行为的办法，忽视了患者的身体健康[36]。虽然在 20 世纪 80 年代中期，在综合性医院中吸烟现象仍然相当普遍，但因为精神病院工作人员认为精神疾病患者对吸烟的依赖性强，且工作人员也吸烟，所以精神病院在禁烟方面落后于其他医院[37]。随着综合医院采取更加严格的限烟措施，吸烟对精神疾病患者的特殊作用越来越明显，其中包括那些药物滥用患者[38]。精神卫生领域是否应该允许精神疾病患者因特殊需要而继续吸烟的问题一直没有明确答案。

到 20 世纪 80 年代末，一些精神病院开始谨慎地探索全面禁烟的相关事宜。美国匹兹堡大学西方精神病学研究所的一个研究小组研究了由于环境原因而被临时禁烟的患者。研究结果喜忧参半，精神病院管理者反映，"戒烟对很多人来说压力很大，吸烟仍是个人选择问题。和其他医疗机构一样，精神病院应该考虑是否继续允许患者吸烟"[39]。但精神病院的管理者们意识到戒烟可能遭到患者甚至工作人员的反对，然而精神科的管理者们还是发出了禁烟信号：明确表示允许患者吸烟实际上是在纵容他们。此外，对于那些想戒烟的患者，医院还为他们提供了戒烟环境[40]。

尽管人们日益意识到吸烟有害身体健康，但是一些精神病院的管理者（尤其是位于美国西海岸的那些），仍认为不能在精神病院禁烟，而在此时一篇经权威批准的关于在精神病院全面实施禁烟的文献的发表，引起了关注。为了解精神病院管理者们对吸烟的态度，美国俄勒冈州健康科学大学（OHSU）的精神科医生们在 20 世纪 80 年代末对该州精神卫生领域进行了调查。调查发现该州大多数精神病院的工作人员对是否能在精神病院减少或消除吸烟行为持悲观态度[41]，工作人员指出，在禁烟措施颁布之前，大多数精神科护士认为精神病院应该允许患者吸烟，但是禁烟措施还是全面推行了。禁烟的支持者指出，禁烟应该不会使精神疾病患者病情恶化，还有助于护士戒烟。尽管精神病院的吸烟文化根深蒂固，但是禁止吸烟改善身体健康是大势所趋，精神病院也应无一例外地遵循[42]。美国俄勒冈州的其他精神病院也紧随其后，美国俄勒冈州健康科学大学（OHSU）的研究人员向医疗机构的同行们施加压力，自豪地声称此次变革是为了保护患者和工作人员的健康[43]。

然而，美国其他州的精神病院并没有立即效仿俄勒冈州的医院。大多数医疗机构都试图通过制定更具体的政策，比如规定患者的吸烟时间、吸烟方式等，以解决他们的吸烟问题[44]。早期的精神卫生机构管理手册没有指出吸烟行为有问题，只是后来的程序指南中指出患者吸烟时要注意安全，应消灭火灾隐患[45]。然而精神科管理者日渐意识到在病房减少或禁止吸烟的进展并不顺利。精神病院的禁烟行动增加了医生和患者之间的冲突，尽管医生的本意是为患者的健康着想。《医学伦理学杂志》（*Journal of Medical Ethics*）上的几篇伦敦社论认为，积极促进患者健康的禁烟措施有时会与患者的权利发生冲突，而推动健康行为（包括禁烟）的是那些忽视个人责任的激进分子[46]。对一些人来说，吸烟仍象征着个人权利。心理学家指出，维权者坚持不允许精神病院员工通过调整奖励卷烟限制患者的吸烟行为，从而对患者进行行为管理。所以之前用卷烟作为奖励限制患者行为的方法已经难以持续[47]。

到 20 世纪 80 年代末，在精神卫生治疗领域的专业人士中，吸烟问题变得敏感起来。1987 年 9 月《医院与社区精神病学》杂志的封面，印有一幅1935 年油画的复制品，画中绘有一位吸烟者，这是因为杂志中有一篇关于美国俄勒冈州无烟精神病院的文章，而此画是这篇文章的配图。一些精神科医生写信给《医院与社区精神病学》杂志抱怨说，这幅画实际上是支持患者吸烟。另外，一位纽约精神科医生指责该杂志在封面上登吸烟广告，是为烟草公司做宣传。《医院与社区精神病学》杂志的编辑约翰·塔尔博特（John Talbott）对此做出回应："我们会根据每期杂志论文内容的需要安排配图，所以有时也会在封面上安排描绘暴力、暴饮暴食、精神病和抑郁的配图，但我认为，我们没有支持或提倡暴力或精神疾病，这点显而易见。而这期有关吸烟的配图，我们有着同样的初衷，只是大家的解读不同罢了。"[48]支持精神病院吸烟文化的精神科医生日渐减少，尽管精神科医生在关于医护人员对患者吸烟行为所起的作用的问题上还没有达成专业共识。

20 世纪 80 年代末至 90 年代初，一些研究人员提出了两个问题，一是患者是否能够接受禁烟，二是患者一旦离开医院，他们是否还会继续禁烟。人们给精神病院提出的问题堆积如山。美国西海岸精神病院管理人员表示，"对于患有精神疾病的吸烟者来说，卷烟起着独特甚至神奇的作用，也充满着仪式感。限制精神疾病患者吸烟会引起其治疗团队的诸多担忧（无论这担忧是否有实际根据），所以精神疾病患者比一般人吸烟多，仔细想想也不难找出原因"[49]。正如这些管理人员和研究人员在报告中指出的那样，尽管工作人员之前还担心禁止患者吸烟会使他们变得烦躁不安，有暴力倾向，然而精神病院却顺利地禁烟了。但是住院期间的禁烟不能保证患者出院后不再吸烟[50]。此外，美国社区精神卫生保健中心负责禁烟的工作人员发现，患者只是不在治疗中心内吸烟，到中心之外时，反而吸得更多[51]。

20世纪90年代，精神病院关于精神疾病患者吸烟的争论变得异常激烈。越来越多的来自公共卫生部门和志愿者组织的积极分子联合起来，在美国推行戒烟计划，他们要求加强对烟草的管制，逐渐在公共场所展开全面禁烟。精神卫生领域的专业人士越来越担心吸烟会影响精神疾病患者的身体健康。而为精神疾病患者维权的人士坚持认为，患者有吸烟权，他们虽然患有精神疾病，但这并不能说明他们无法做出明智的选择。最后，政策分析人员以及负责医院资格认证的机构也参与了讨论。

三、美国医疗卫生机构认证联合委员会和吸烟

20世纪80年代，关注烟草问题的卫生领域志愿者组织开始积极地想要解决一个迫在眉睫的问题，即许多医院的患者和医护人员都在使用烟草。因为美国卫生局局长报告中阐明了禁烟的一些风险，所以综合医院采取禁烟措施比人们预想得要慢，许多医院因为担心患者戒烟压力大，会影响康复情况，故不愿意禁烟，即使他们也贴出了戒烟的标语[52]，在医院禁烟的讨论中，除了涉及影响患者的长期身体健康外，还涉及其他因素，比如医院礼品店的卷烟销售也是医院的经济来源之一[53]。医院作为促进健康的机构，反而允许患者在医院购买并使用卷烟，这本身就很矛盾。在20世纪80年代，医院开始认真对待并希望解决这个问题。于是，美国和英国的综合医院开始对访客和患者实行禁烟，并建议对医院工作人员也禁烟，给患者树立好榜样[54]。然而，各机构的禁烟措施没有统一的国家标准[55]。

批评人士对监管部门不断施压，要求他们对此采取行动，例如1989年，乔·泰伊（Joe Tye）、大卫·奥特曼（David Altman）和安德鲁·麦奎尔（Andrew McGuire）（倡导限制青少年吸烟组织的学者）在美国医院和卫生服务管理局发表了一篇文章，敦促医院履行职责阻止烟草流行[56]。在指责烟草业

妨碍公共卫生的同时，他们还指责美国医院协会（AHA）和美国医学协会（AMA）未能采取行动促进禁烟措施，他们特别批评医院利用美国烟草业的慷慨捐赠，而对其产品的弊端视而不见，也严厉批评了美国医学协会接受美国烟草业为其活动提供赞助的做法[57]。乔·泰伊、大卫·奥特曼和安德鲁·麦奎尔主张由美国医疗卫生机构认证联合委员会（JCAHO）制定新的指导方针来解决这个问题。

美国医疗卫生机构认证联合委员会（JCAHO）（简称美国联合委员会）成立于1952年，是由美国外科医生协会（ACS）和美国医学协会（AMA）的认证项目合并而成立的。从成立之日起，美国联合委员会就由美国外科医师学会（ACS）、美国医院协会（AHA）、美国医学协会（AMA）和美国内科医师协会的代表组成。到20世纪60年代，美国联邦资金用于医疗卫生时（通过医疗保险实现），美国联合委员会已成为美国权威机构，如果医院和其他医疗卫生保健组织想要获得此资金，就需要得到美国联合委员会的认证[58]。20世纪80年代，美国联合委员会的标准已非常具有权威性，已推动医院进行大刀阔斧的改革。

在控烟活动者的压力下，美国联合委员会在美国医院协会和美国医学协会的支持下，于1991年宣布第二年（即1992年）美国所有医院需要实施禁烟才能获得认证[59]。新标准旨在促进患者健康，并防止他们吸"二手烟"。公共卫生领域对"二手烟"的问题已日渐担忧。该标准不是针对个别患者的吸烟习惯，而是为所有患者提供了一个清洁健康的环境[60]。美国联合委员会的政策在制定标准时没有特别考虑禁烟政策对精神卫生机构的影响。新政策开始推行时，美国联合委员会统一了各医院的认证标准，包括综合医院和治疗药物滥用及长短期精神病院等这些致力于行为矫正的医院[61]。

美国联合委员会针对各类医院的戒烟新政引发了一波精神疾病患者及其支持者的抗议浪潮。事实上，代表精神疾病患者的激进组织早在多年前就在地方层面对禁烟措施进行抗议了。1989年在美国印第安纳波利斯市，当地报纸的一篇社论批评当地州立医院采取了"过于严厉"的措施，限制了精神疾病患者的吸烟自由。此外，美国一家法律服务机构代表该医院的精神疾病患者提起诉讼，他们声称禁烟措施侵犯了精神疾病患者的权利[62]。支持者指出，这些精神疾病患者是被强行关押起来的，社会上其他人享有的自由，他们也应该有，国家无权剥夺他们的自由。

在美国联合委员会标准出台之前，那些反对精神疾病患者禁烟或限烟的人士提出：个人治疗环境要优先于美国各州和美国联邦法律的有关规定。此外，美国俄勒冈州维权中心的律师蒂姆·科尔曼（Tim Coleman），对20世纪80年代美国俄勒冈州健康科学中心的禁烟措施进行了法律调查之后指出：禁烟实质上是对那些入院的精神疾病患者的强制医疗[63]。美国田纳西大学哲学教授迈克尔·拉文（Michael Lavin）在1989年提出，精神疾病患者有权选择是否接受烟碱治疗，他坚持认为，虽然精神疾病患者不是完全独立的个体，但并不能说明他们不能做出自己的选择[64]。迈克尔·拉文没有对患者的吸烟权问题表态，但坚持认为医生无权让他们强行戒烟[65]。

精神疾病患者吸烟的问题不仅仅是精神病专业内部的学术争论。美国国家媒体也报道了精神病院禁烟潜在问题的各方争论[66]。1990年，《纽约时报》一位作者指出，实施戒烟措施使吸烟的精神疾病患者的生活举步维艰，因为他们平时都住在上锁的医院病区内，不能随便走出医院去吸烟，他解释道："对于精神疾病患者来说，吸烟一直是一种特殊疗法：可以用来逃避现实，对行为进行奖励，还可对抗由精神疾病药物引起的无聊和困倦。"[67]鉴于精神病院有长期的吸烟传统，新标准似乎对精神疾病患者尤为残酷。

尽管强硬控烟派要求医院控烟的理由是为了患者长期健康着想，但是针对精神疾病患者，该理由却具有争议。首先，提倡吸烟自由的人士认为，精神疾病患者的精神健康为重中之重（而不是身体健康），而且慢性精神疾病患者的长期身体健康问题比普通患者的更为复杂。在1989年，一位瑞典研究人员指出，精神分裂症患者的平均寿命比一般患者要短，而且精神疾病患者的死亡率更高，即使1989年之前的几十年中人们的死亡原因发生了变化（尤其是从高肺结核死亡率转到高心血管病死亡率）[68]。学者观察得出精神疾病患者的死亡率较高的结论，开始引起人们对精神疾病患者戒烟的关注。在20世纪90年代，学者们因此提出，应有不同的方法来评估精神疾病患者禁烟的影响，例如，美国杜兰大学研究员詹姆斯·赖特（James Wright）在1990年指出的，通常提出有益健康的建议对那些社会经济困难、无法掌控自身环境、生活状况堪忧的人来说意义并不大，而且让他们考虑长远健康利益很荒谬[69]。

美国联合委员会的规定旨在对精神卫生医院与其他医院一视同仁地进行监管，但精神病院管理人员敏锐地意识到精神病院的特殊性。美国新泽西州的研究人员指出："在为精神病院设计禁烟政策时，不但需要考虑患者吸烟会导致肺病、癌症或中风的情况，而且需要考虑吸烟对精神疾病治疗的影响。戒烟政策会严重影响精神病院的管理状况、患者的治疗效果、治疗依从性（指病人按照医生规定进行治疗）、医患关系以及患者住院期间的治疗效果。"[70]其他人指出，精神病院内卷烟供应不足常常导致患者行为异常[71]。许多人担心，精神卫生治疗场所禁烟会导致大量患者行为异常。

在精神病院禁烟政策实施之前，有人担心这会造成患者暴乱或其他灾难性后果，但是在禁烟早期，关于精神病院的报道却很乐观，与之前人们的恐惧形成了鲜明对比。有些人对那些报到的真实性持怀疑态度。1991 年，美国明尼阿波利斯市（Minneapolis）的社会工作者迈克尔·格里曼（Michael Greeman）和托马斯·麦克莱伦（Thomas McClellan）指出，那些报道很可能淡化了禁烟后精神病院患者出现的不良事件，他们对比了美国一家退伍军人医院禁烟前后的情况，该医院在 1988 年禁烟之前的吸烟政策比较宽松，而在禁烟之后，一些患者未经允许就擅自离开医院去买卷烟，有些患者从非法易货组织买烟而蒙受损失，还有 20% 的患者在禁烟之后出现了重大行为异常。迈克尔·格里曼和托马斯·麦克莱伦列举了患者的袭击行为、情绪激动、住院时间延长、非法吸烟以及与工作人员之间争吵等问题，他们的结论是："对精神病院实行禁烟的漠不关心或过分乐观的态度都可能会导致严重的后果。"[72]此外，美国马萨诸塞州的精神科主治医生指出：戒断烟碱（戒烟）的症状看起来和其他的精神病症状相似，这可能会导致医务人员对患者的误诊。他们主张要谨慎对待需要住院治疗的精神疾病患者，不要突然让他们戒烟[73]。

虽然大多数医院都遵守了 1992 年美国联合委员会发布的禁烟标准，但是禁烟使精神科医生们非常焦虑。然而这些规定也有特例，例如，对身患绝症的患者和其他有特殊情况的患者，医生可以为其写下特别医嘱，使其免受禁烟政策的约束。一位美国联合委员会发言人举了个例子，对于一名正在接受酒精或药物成瘾治疗的患者来说，"医生可能希望一次只治疗一种主要的成瘾问题，而不是同时治疗多种成瘾问题，因为这样会使治疗复杂化"[74]。在美国联合委员会规则的最初迭代过程中要求精神疾病患者禁烟，但是对于有特殊精神问题的个别患者，医生可以开处方，允许他们在医院吸烟[75]。

然而，医生开处方允许个别精神疾病患者吸烟的机制也是问题重重。1992 年在《华盛顿邮报》上，一位记者在一篇关于禁烟的报道中指出，医生们发现开允许个别患者吸烟的处方会使他们陷入道德和法律的困境。美国联合委员会的这些标准的目的是给患者和工作人员施压，要求他们禁烟（而不是像旧标准那样，仅仅是对吸烟进行劝阻）。美国联合委员会工作人员承认，他们制定标准时关注的焦点是身体健康问题，而不是精神健康问题，这一点是在禁烟令宣布后，才不断有人提出来的[76]。

当时许多报告指出，精神疾病患者面临的一个主要问题就是禁烟，因为精神病院的吸烟文化已经延续了数十年，当然其中也包含一些精神卫生专业人员利用吸烟塑造患者行为的情况。同样，批评人士指出，美国的退伍军人医院在 20 世纪 80 年代末才缓慢地开始禁烟，在战争时政府曾经向士兵分发卷烟，然而，现在他们只能回忆那些陈年往事了[77]。此外，美国纽约大学医学院的一位教师解释说，退伍军人医院正在用延长寿命的新式社会标准（如推行戒烟政策）来取代患者个人健康中的优先事项（如吸烟权），结果，"改善健康取得长寿……是（美国）当今流行的个人伦理，它取代了为改善社会而活等旧式伦理。人们在道德上认为为了得到社会赞许而不去遵守延长寿命和（或）个人健康的准则，是个人患病的罪魁祸首"[78]。精神疾病患者在进入精神病院时也强行进入了这项个人健康最大化的计划中来。

尽管一些人对综合医院的禁烟措施颇有微词，但大多数非精神病医院还是很迅速地执行了禁烟措施[79]。美国波士顿的一位研究员指出，医院的管理者发现美国联合委员会的规定有助于改变人们对他们的看法："以前院方禁烟，人们就认为禁烟者是迫害少数吸烟人的狂热分子，而现在院方禁烟必须遵守美国联合委员会的规定，否则医院将无法通过认证，所以人们认为禁烟者是为确保医院继续运营、有责任感的管理者。"[80]然而，精神病院推行禁烟的措施却进展缓慢。一些精神卫生专业人士拒绝遵守美国联合委员会的标准，认为如果对精神疾病患者禁烟，他们的日子将特别艰难[81]，退伍军人们尤为愤怒，并在美国各地的退伍军人医院外举行了抗议活动[82]。

出于来自精神疾病患者及其支持者的压力，美国联合委员会于 1992 年下半年决定不再对精神疾病患者和药物滥用患者实行禁烟[83]。美国联合委员会的一位高级副主席指出，公众对这一决定的反响比对以往该组织做出的任何监管决定都强烈[84]。美国联合委员会没有要求医院设立吸烟区，也没有允许患者吸烟，但美国联合委员会确实同意，精神疾病患者和长期住院的患者可以吸烟，不再需要医生开特别吸烟处方了[85]。美国许多州立精神病院对此做出了妥协，允许患者在室外吸烟，但在室内仍然禁烟。对于美国州立医院的这种变化，观察人士坚持认为，内部禁烟有助于患者治疗及患者与工作人员的交流[86]。

然而，美国联合委员会对精神卫生机构禁烟标准的些许放松并没有消除精神病院或药物滥用医院对吸烟行为的争议。1994 年，激进的美国纽约市长和市议会在所有公共场所实行了禁烟措施，其中包括精神病院。这项措施遭到了精神疾病患者和他们的支持者的反对，他们说患者住院是因为患有精神疾病，而不是因为吸烟成瘾[87]。精神疾病患者的支持者们组织发起了一场基层运动，包括 AMI 和 FAMI。海伦·科诺普卡（Helen Konopka）来自 FAMI，她的患有精神分裂症的妹妹（或姐姐）烟瘾很大，经常连续吸烟，曾多次因精神病院禁烟而拒绝住院治疗。为了维护精神疾病患者的吸烟权，海伦·科诺普卡发表文学作品，鼓励大家通过写信抗议，还在纽约立法机关出席作证[88]。

FAMI 出版其作品并分发给非精神疾病患者，要求读者身临其境地为一位困于危机中的精神疾病患者着想："想象一下，警察刚刚给你戴上手铐，将你带到当地医院的精神科急诊室。医生正想对你解释一些事情，但是你一时晕头转向。护士告诉你，他们会将你强行关押直到你情绪稳定下来。她们给你吃药。你既紧张又害怕，想要一支烟。具有讽刺意味的是，护士说你不能吸烟，这是无烟医院，没有独立的吸烟区。"[89]在这个噩梦般的场景中，医生并不是威权人物（场景中的医生实际上是一名精神科医生），而护士成了一个独裁者，她利用自己的职权通过禁烟控制患者。

另一份出版物向读者提出了这样的问题："严重和慢性精神疾病患者是美国纽约市最脆弱的公民，他们的个人自由和人格尊严在哪里？"[90]如此一来，禁烟成为了一个社会不公的例子，这些不公发生在那些没有话语权保护自己的精神疾病患者身上（海伦·科诺普卡主动联系菲利普·莫里斯，向他讲述了这场运动的有关情况，但没有证据表明美国烟草业除了跟踪他们的活动之外，还采取过其他行动）。

为了给精神疾病患者伸张正义，一些律师代表精神疾病患者提起诉讼，声称禁烟措施侵犯了精神疾病患者的公民权，在 20 世纪 70 年代到 80 年代，诉讼是美国患者权利团体赢得民事拘役法改革的重要途径，但到了 20 世纪 90 年代，人们对吸烟危害健康的情况深感担忧，所以在这些诉讼中法院不认为维护精神疾病患者吸烟权要比消除吸烟对身体健康的危害更重要，例如，在 1993 年，精神疾病患者声称医院的禁烟措施侵犯了他们的平等保护权，但最后美国俄亥俄州的法院仍然判决要在精神病院禁烟，法院表示，该精神病院有权禁止吸烟，以合理促进相关人员的身体健康[91]。

在美国康涅狄格州，一个代表公共精神卫生机构患者的团体提起诉讼，要求改变禁烟计划。此组织最初接触了该州的精神卫生专员，但鉴于吸烟对吸烟者和周围的人都存在着有据可查的健康风险，所以该专员对于该组织对精神疾病患者免行禁烟的要求礼貌地表示了质疑[92]。然而，美国康涅狄格州法律权利项目的代表在禁烟措施宣布后向州代表表示："我们立刻接到了大量来自精神疾病患者的心急如焚的电话，他们说吸烟是唯一一点能够让他们掌控自己生活的行为，现在还不得不放弃它，这让他们喘不过气来。其中许多人声称，他们几乎整天无所事事，禁烟会使他们在沮丧和无聊中崩溃。"[93]虽然律师表达了精神疾病患者戒烟情况的艰难，强调了患者的痛苦和煎熬，但是诉讼没有成功，10个月（诉讼是1993年提起的）后，美国康涅狄格州高级法院的裁决驳回了此案[94]。

绝大多数精神疾病患者的吸烟权诉讼是以失败告终的，赢的案例极其少。但AMI在1995年发表了一份立场声明，主张精神疾病患者有吸烟权。该声明表示，人们将精神疾病患者强行关在精神病院里，享受不到正常人所拥有的自由。AMI的声明还说，由于患有精神分裂症和抑郁症等严重精神疾病的患者的烟碱成瘾率高于其他人，"历史上留给精神疾病患者的自由本就少得可怜，通过侵犯患者的吸烟自由剥夺他们的尊严和自主权是不人道的"。AMI提倡设立特殊吸烟区，以及专门为精神疾病患者量身打造的戒烟计划[95]。

AMI提出的一个问题是，精神疾病患者似乎与吸烟和烟碱有着特殊的关系，支持者主张对这个问题进行深入研究，而不仅仅是一刀切式的禁烟。许多大众和学术评论员也注意到了这种独特的关系，认为在精神疾病患者中吸烟率高可能是因为烟碱对他们的大脑起生理作用，这点很关键。美国哥伦比亚大学精神病学家亚历山大·格拉斯曼（Alexander Glassman）研究了戒烟患者的精神疾病症状，发现抑郁和吸烟之间有着密切的联系，他还认为吸烟对精神分裂症患者有着特殊的作用。他推测，了解抑郁和吸烟的联系对精神疾病患者来说非常重要："我认为，吸烟不仅与临床精神病学有关，而且与特定的精神疾病有关，这将使我们有机会了解正常大脑功能和精神病理学。"[96]亚历山大·格拉斯曼和其他人认为精神疾病患者戒烟可能会有麻烦。至少，医护工作人员应该及时且密切地关注这一群体戒烟的关键问题[97]。

精神病院禁烟引发的冲突突显了这一时期精神科医生的专业问题。对烟草（后来的烟碱）依赖的诊断表明，该行业已经确定吸烟与精神健康密切相关。与此同时，精神科医生更关注精神卫生方面，特别是将研究慢慢转向了生物精神病学，越来越多的人使用精神疾病药物疗法。精神疾病患者想要在治疗决定上有更多的自主权，而医务人员则想对患者实施他们认为正确的治疗方法，所以对于那些继续治疗严重精神疾病患者的医生来说，吸烟就是这个矛盾的冲突点。吸烟有害身体健康（也可能影响血液中的药物含量），因此，精神疾病患者需要尽早戒烟，一些业内人士对精神疾病患者戒烟的看法就是这么简单。另外，精神疾病患者对生活的盼望（理想）和治疗的目标（现实）相矛盾，也使一些人深感不安。

20世纪90年代，随着美国越来越多的精神病院和其他公共场所实行了禁烟措施，人们对精神疾病患者吸烟关注的重点发生了转变。许多精神卫生专业人员不再接受精神疾病患者的吸烟模式，也不再利用吸烟来塑造患者行为，而是把注意力集中在烟碱的作用上。烟碱这一研究领域的人员和多个领域的研究人员合作，包括美国学术中心、美国烟草业和美国制药业的人员。这些行业研发积累了关于烟碱作用的大量知识。对于由企业赞助的研究人员来说，他们的研究是基于戒烟的需要和烟碱可能对大脑起某种作用的认识。这些研究潜在的市场利益非常可观。对于精神科医生来说，大脑是精神疾病的发源地，对大脑的研究，也能帮助他们提高专业知识、巩固在医学专业领域的地位。精神卫生专家、企业，甚至是日益陷入困境的美国烟草业也都能受益于烟碱的研究。

注 释

1. One article, for example, discussed anxiety and mood symptoms associated with efforts to quit smoking. Jerome L. Schwartz and Mildred Dubitzky, "Changes in Anxiety, Mood, and Self-Esteem Resulting from an Attempt to Stop Smoking," *American Journal of Psychiatry* 124 (1968): 1580-1584.

2. See Caroline Jean Acker, *Creating the American Junkie: Addition Research in the Classic Era of Narcotic Control* (Baltimore: Johns Hopkins University Press, 2002).

3. David F. Musto and Pamela Korsmeyer, *The Quest for Drug Control: Politics and Federal Policy in a Period of Increasing Substance Abuse*, 1963-1981 (New Haven: Yale University

Press, 2002）; Jeremy Kuzmarov, *The Myth of the Addicted Army*: *Vietnam and the Modern War on Drugs* (Amherst: University of Massachusetts Press, 2009).

4. See for example, Seymour Fisher and Alfred M. Freedman, eds., *Opiate Addiction*: *Origins and Treatment* (Washington, DC: V. H. Winston & Sons, 1973). See also, Laura D. Hirshbein, "Looking Back to the Future of Psychopharmacology," *Journal of Nervous and Mental Disease* 200 (2012): 1109-1112.

5. On the shifts in conceptualization of smoking as addiction, see Allan M. Brandt, "From Nicotine to Nicotrol: Addiction, Cigarettes, and American Culture," in *Altering American Consciousness*: *The History of Alcohol and Drug Use in the United States*, 1800-2000, ed. Sarah W. Tracy and Caroline Jean Acker (Amherst: University of Massachusetts Press, 2004), 383-402.

6. Peter H. Knapp, Charles Michael Bliss, and Harriet Wells, "Addictive Aspects in Heavy Cigarette Smoking," *American Journal of Psychiatry* 119 (1963): 966-972, quote from 969.

7. John S. Tamerin, "The Psychodynamics of Quitting Smoking in a Group," *American Journal of Psychiatry* 129 (1972): 589-594, quote from 591.

8. For the influence of psychodynamic approaches in psychiatry through much of the century, see Nathan G. Hale Jr., *The Rise and Crisis of Psychoanalysis in the United States*: *Freud and the Americans*, 1917-1985 (New York: Oxford University Press, 1995).

9. Memo from Leonard Zahn, Smoking Paper at Meeting of the American Psychiatric Association, Washington, DC, 29 April 1971, LTDL (Bates ZN16396/6396), http://legacy.library.ucsf.edu/tid/eza3aa00.

10. Memo from Leonard Zahn to W. T. Hoyt, TI, May 3-7, 1971, UTDL (Bates 1005094700/4703), http://legacy.library.ucsf.edu/tid/jbv38e00.

11. John S. Tamerin and Richard A. Eisinger, "Cigarette Smoking and the Psychiatrist," *American Journal of Psychiatry* 128 (1972): 1224-1229, quote from 1226.

12. Nat Hentoff, *A Doctor among the Addicts* (New York: Rand McNally, 1968). See also, David T. Courtwright, "The Prepared Mind: Marie Nyswander, Methadone Maintenance, and the Metabolic Theory of Addiction," *Addiction* 92 (1997): 257-265.

13. R. Gordon Bell, *Escape from Addiction* (New York: McGraw-Hill, 1970), 152.

14. Harrison Pope Jr., *Voices from the Drug Culture* (Cambridge, MA: The Sanctuary, 1971), 16.

15. On Jaffe's work in Nixon's administration, see Kuzmarov, *The Myth of the Addicted Army*.

16. Jerome H. Jaffe, "Cigarette Smoking as an Addiction," *American Lung Association Bulletin* 62 (1976): 10–12. See also Murray E. Jarvik et al., eds., *Research on Smoking Behavior* (Washington, DC: Department of Health, Education, and Welfare, 1977).

17. M. D. Neuman, A. Bitton, and S. A. Glantz, "Tobacco Industry Influence on the Definition of Tobacco Related Disorders by the American Psychiatric Association," *Tobacco Control* 14 (2005): 328–337. For more context on the battles to construct *DSM-III*, see Hannah S. Decker, *The Making of DSM-III: A Diagnostic Manual's Conquest of American Psychiatry* (New York: Oxford University Press, 2013).

18. American Psychiatric Association, *Diagnostic and Statistical Manual of Mental Disorders*, 3rd ed. (Washington, DC: American Psychiatric Association, 1980), 176–178, quote from 178.

19. American Psychiatric Association, *Diagnostic and Statistical Manual of Mental Disorders*, 3rd rev. ed. (Washington, DC: American Psychiatric Press, 1987), 181–182.

20. On Freedman's role with regard to homosexuality, see Ronald Bayer, *Homosexuality and American Psychiatry: The Politics of Diagnosis*, rev. ed. (Princeton: Princeton University Press, 1987). For Freedman's statements regarding psychiatric overreach, see Alfred M. Freedman et al., eds., *Issues in Psychiatric Classification: Science, Practice and Social Policy* (New York: Human Sciences Press, 1986). On Freedman's funding by the tobacco industry, see Neuman, Bitton, and Glantz, "Tobacco Industry Influence on the Definition of Tobacco Related Disorders."

21. On the history of mental-health policy, see for example, Gerald N. Grob and Howard H. Goldman, *The Dilemma of Federal Mental Health Policy: Radical Reform or Incremental Change?* (New Brunswick: Rutgers University Press, 2006).

22. See for example, Marion R. Meyers and Hazel M. Cushing, "Types and Incidence of Behavior Problems in Relation to Cultural Background," *American Journal of Orthopsychiatry* 6 (1936): 110–116; Joseph J. Michaels, "The Incidence of Enuresis and Age of Cessation in One Hundred Delinquents and One Hundred Sibling Controls," *American Journal of Orthopsychiatry* 8 (1938): 460–465; and Ben Karpman, "Conscience in the Psychopath: Another Version," *American Journal of Orthopsychiatry* 18 (1948): 455–491. For the broader context of professional approaches to problematic children, see Kathleen W. Jones, *Taming the Troublesome Child: American Families, Child Guidance, and the Limits of Psychiatric Authority* (Cambridge: Harvard University Press, 1999).

23. Joseph D. Noshpitz, "A Smoking Episode in a Residential Treatment Unit," *American*

Journal of Orthopsychiatry 32 (1962): 669–681, quote from 679.

24. See for example, Steve Stapleton, "Close Encounters of the Worst Kind." in *Shrink Resistant: The Struggle against Psychiatry in Canada*, ed. Bonnie Burstow and Don Weitz (Vancouver: New Star Books, 1988), 242–245.

25. Sue E. Estroff, *Making It Crazy: An Ethnography of Psychiatric Clients in an American Community* (Berkeley: University of California Press, 1981), 163.

26. See Letter from Max Crohn to H. R. Kornegay, 28 August 1980, LTDL (Bates TI17931385/TI17931386), http://legacy. library. ucsf. edu/tid/aot09a00; Letter from Crohn to Torrey, 3 October 1980, LTDL (Bates 502358644), http://legacy.library.ucsf. edu/tid/aim18c00.

27. Craig Diaz to R. J. Reynolds, 24 August 1987, LTDL (Bates 505915047/5048), http:// legacy.library.ucsf.edu/tid/xhe94d00.

28. Laura D. Hirshbein, "'We Mentally Ill Smoke a Lot': Identity, Smoking, and Mental Illness in America," *Journal of Social History* 44 (2010): 7–21.

29. John R. Hughes et al., "Prevalence of Smoking among Psychiatric Outpatients," *American Journal of Psychiatry* 143 (1986): 993–997.

30. Thomas H. Lewis, "Staff Smoking on the Ward: Iatrogenic Addiction, Iatrogenic Cancer," *Hospital and Community Psychiatry* 32 (1981): 502–503.

31. Renata Tagliacozzo and Sally Vaughn, "Stress and Smoking in Hospital Nurses," *American Journal of Public Health* 72 (1982): 441–448.

32. Edward H. Gaston, "Solving the Smoking Problem on a Chronic Ward," *Journal of Psychiatric Treatment and Evaluation* 4 (1982): 397–401, quote from 398.

33. Vladimir F. Yegorov, "And How Is It over There, across the Ocean?," *Schizophrenia Bulletin* 18 (1992): 7–14.

34. Tomer Levin, "A Psychiatric Residenfs Journey through the Closed Ward," *Schizophrenia Bulletin* 27 (2001): 539–547. This article does not mention when Levin did his rotation. He described a unit in Israel that sounded very similar to American inpatient units from the 1970s and 1980s.

35. E. Fuller Torrey, *Surviving Schizophrenia: A Family Manual*, rev. ed. (New York: Harper & Row, 1988), 296. For Torrey's suggestion that families avoid fighting about cigarettes, see 296–297. For the first edition, see *Surviving Schizophrenia: A Family Manual* (New York: Harper & Row, 1983).

36. Sheldon B. Cohen, "Are Physicians to Blame if Patients Smoke?," *New York State Journal*

of Medicine 83（1983）：1295.

37. AMA Council on Scientific Affairs, "Nonsmoking in Hospitals," *Connecticut Medicine* 48 （1984）：297-305. Physicians tended to point the finger at smoking nurses who interfered with nonsmoking policies at the hospital. See for example, letter to the editor, *New York State Journal of Medicine* 84（1984）：165.

38. Ellen R. Gritz et al., "Prevalence of Cigarette Smoking in VA Medical and Psychiatric Hospitals," *Bulletin of the Society of Psychologists in Addictive Behaviors* 4（1985）：151-165. See also, Hughes et al., "Prevalence of Smoking among Psychiatric Outpatients."

39. Letter to the editor, *Hospital and Community Psychiatry* 38（1987）：413-414.

40. See for example, Harold H. Dawley Jr., "The Control, Discouragement, and Cessation of Smoking in a Hospital Setting," *International Journal of the Addictions* 22（1987）：477-485.

41. Michael Resnick and Eric Bosworth, "A Survey of Smoking Policies in Oregon Psychiatric Facilities," *Hospital and Community Psychiatry* 39（1988）：313-315.

42. Patricia Dingman et al., "A Nonsmoking Policy on an Acute Psychiatric Unit," *Journal of Psychosocial Nursing* 26（1988）：12-14.

43. Michael Resnick, Rebecca Gordon, and Eric E. Bosworth, "Evolution of Smoking Policies in Oregon Psychiatric Facilities," *Hospital and Community Psychiatry* 40（1989）：527-529.

44. See for example, Harold H. Dawley Jr. et al., "Smoking Control in a Psychiatric Setting," *Hospital and Community Psychiatry* 40（1989）：1299-1301.

45. See for example, Frederick J. Fuoco et al., *Behavioral Procedures for a Psychiatric Unit and Halfway House*（New York：Van Nostrand Reinhold, 1985）. See also, Second Draft, Office of Mental Health Policy on Patient Smoking, [New York City], [1987], LTDL （Bates 522128467/8470）, http://legacy.library.ucsf.edu/tid/fkj51c00.

46. Raanan Gillon, "Health Education and Health Promotion," *Journal of Medical Ethics* 13 （1987）：3-4; Irma Kurtz, "Health Educators — The New Puritans," *Journal of Medical Ethics* 13（1987）：40-41, 48.

47. Louise P. Baenninger and Weizhen Tang, "Teaching Chronic Psychiatric Inpatients to Use Differential Attention to Change Each Other's Behaviors," *Hospital and Community Psychiatry* 41（1990）：425-429.

48. Letter to the editor, *Hospital and Community Psychiatry* 39（1988）：317.

49. Wayne R. Smith and Brian L. Grant, "Effects of a Smoking Ban on a General Hospital

Psychiatric Service," *Hospital and Community Psychiatry* 40 (1989): 497-502, quote from 497. See also, Michael P. Resnick, "A Smoke-Free Psychiatric Unit," *Hospital and Community Psychiatry* 40 (1989): 525-527.

50. See for example, Lois Biener et al., "A Comparative Evaluation of a Restrictive Smoking Policy in a General Hospital," *American Journal of Public Health* 79 (1989): 192-195.

51. Roland D. Maiuro et al., "Patient Reactions to a No Smoking Policy in a Community Mental Health Center," *Community Mental Health Journal* 25 (1989): 71-77.

52. "Hospitals Act to Curb Cigarette Sales, Smoking," *New York Times*, 9 February 1964.

53. At the University of Michigan Hospital, for example, the decision to stop selling cigarettes in the gift shop in 1971 generated controversy because the proceeds from the shop supported children's programs. Lower revenue with no cigarette sales translated to fewer children's activities. David R. Stutz, President of the Galens Honorary Medical Society, to the Editor of the *Michigan Daily*, 26 January 1971, Folder— Officers' Records and Reports, 1970-1971, Box 2, Galens Medical Society Records, Bentley Historical Library, University of Michigan, Ann Arbor, MI.

54. Not surprisingly, the tobacco industry closely followed these developments. "Daily Synopsis of Press, Radio and Television Coverage for Wednesday, 23 March 1983," Campbell-Johnson Limited, London [British division of Hill and Knowlton], LTDL (Bates 303673660/303673662), http://legacy.library.ucsf.edu/tid/llk87a99.

55. Similar concerns were raised in other countries, though there were other mechanisms for regulation. On concern about smoking among staff in hospitals in the UK, see for example, S. F. Hussain et al., "Attitudes to Smoking and Smoking Habits among Hospital Staff," *Thorax* 48 (1993): 174-175.

56. Joe B. Tye, David G. Altman, and Andrew McGuire, "Duty Calls: Hospitals' Responsibility for Controlling the Tobacco Epidemic," *Hospital and Health Services Administration* 34 (1989): 445-455.

57. See for example, "Tobacco Not Hazardous to the AMA Pocketbook," editorial from Yuma, Arizona, 12 June 1981, LTDL (Bates TI54470934), http://legacy. library. ucsf . edu/ tid/bpi09b00.

58. Rosemary Stevens, *In Sickness and in Wealth: American Hospitals in the Twentieth Century* (New York: Basic Books, 1989), 246-251.

59. "Smoking Standard Clarified," *Joint Commission Perspectives*, November/December 1991. Copy in LTDL (Bates 2024726896/6898), http://legacy. library. ucsf. edu/

tid/gdx23e00.

60. Interview with Paul Schuyve, 10 November 2009. Some did interpret smoking bans as an opportunity to push cessation, though. For an example within general medicine, see Adam A. Goldstein et al., "Hospital Efforts in Smoking Control: Remaining Barriers and Challenges," *Journal of Family Practice* 34 (1992): 729–734.

61. For several decades, the Joint Commission had published a separate standards volume for behavioral health facilities. These were produced every few years. See for example, *Consolidated Standards Manual for Child, Adolescent, and Adult Psychiatric, Alcoholism, and Drug Abuse Facilities and the Facilities Serving the Mentally Retarded/Developmentally Disabled*, (Chicago: Joint Commission on Accreditation of Hospitals, 1985). The 1991 edition was the last separate volume for these kinds of facilities. After this, the Joint Commission expected all types of hospitals to use the general standard. *Consolidated Standards Manual*, (Chicago: Joint Commission, 1991).

62. Kathryn M. Connell, "Smoking at Central State," *Indianapolis Star*, 15 January 1989, LTDL (Bates TI26570231 – TI26570232), http://legacy.library.ucsf.edu/tid/flp10g00; Howard M. Smulevitz, "Lawsuit Challenges Ban on Smoking at Central State Hospital," *Indianapolis Star*, 28 January 1989, LTDL (Bates TI26570257 – TI26570258), http://legacy.library.ucsf.edu/tid/llp10g00.

63. Gerald N. Grob, "World War II and American Psychiatry," *Psychohistory Review* 19 (1990): 41–69.

64. "Letter to the editor, *Hospital and Comm unity Psychiatry* 40 (1989): 1301–1302.

65. "Letter to the editor, *Hospital and Community Psychiatry* 41 (1990): 806; Michael Lavin, "Let the Patients Smoke: A Defense of a Patient Privilege," *Journal of Medical Ethics* 16 (1990): 136–140.

66. For an early example of conflict over a limitation on cigarettes in a mental hospital, see Glenn Rutherford, "State Mental Hospital in Indiana Decides to Snuff Out Cigarette Sales," 16 March 1979, LTDL (Bates TI26042080–TI26042081), http://legacy.library.ucsf.edu/tid/nae10g00.

67. Tim Golden, "One More Anxiety for a Psychiatric Ward: No Smoking," *New York Times*, 3 March 1990.

68. Peter Allebeck, "Schizophrenia: A Life – Shortening Disease," *Schizophrenia Bulletin* 15 (1989): 81–89.

69. James D. Wright, "Poor People, Poor Health: The Health Status of the Homeless,"

Journal of Social Issues 46 (1990): 49–64.

70. Tori A. Bronaugh and Richard J. Frances, "Establishing a Smoke–Free Inpatient Unit: Is It Feasible?," *Hospital and Community Psychiatry* 41 (1990): 1303 – 1305, quote from 1303.

71. Andrzej B. Koczapski et al., "Multisubstance Intoxication among Schizophrenic Inpatients: Reply to Hyde," *Schizophrenia Bulletin* 16 (1990): 373–375.

72. Michael Greeman and Thomas A. McClellan, "Negative Effects of a Smoking Ban on an Inpatient Psychiatry Service," *Hospital and Community Psychiatry* 42 (1991): 408–412, quote from 412.

73. Donald C. Goff, David C. Henderson, and Edward Amico, "Cigarette Smoking in Schizophrenia: Relationship to Psychopathology and Medication Side Effects," *American Journal of Psychiatry* 149 (1992): 1189–1194.

74. "Smoking Standard Clarified," *Joint Commission Perspectives*, November/Decem–ber 1991. Copy in LTDL (Bates 2024726896/6898), http://legacy. library. ucsf. edu/tid/gdx23e00.

75. See for example, JoAnne Young, "City's Hospitals to Be Smoke Free," *Lincoln Journal–Star*, 14 December 1991, LTDL (Bates TI26891331), http://legacy. library. ucsf. edu/tid/sns10g00.

76. Carolyn Acker, "Smoke–Free Psychiatric Wards," *Washington Post*, 21 January 1992. For the new Joint Commission standards, see *Accreditation Manual for Hospitals*, (Chicago: Joint Commission, 1992).

77. See letter to the editor, *New York Times*, 13 July 1992, LTDL (Bates TI02681551), http://legacy.library.ucsf. edu/tid/rtil9a00. On the evolution of the VA smoking policy, see Anne M. Joseph and Patricia J. O'Neil, "The Department of Veterans Affairs Smoke–Free Policy," *JAMA* 267 (1992): 87–90.

78. Letter to the editor, *JAMA* 267 (1992): 3286–3287.

79. Elizabeth Fee and Theodore M. Brown, "Hospital Smoking Bans and Their Impact," *American Journal of Public Health* 94 (2004): 185. On the reaction of hospitals in traditional tobacco territory, see for example, Memo from T. L. Ogburn, Jr. (R. J. Reynolds), Re: Forsyth Memorial Hospital/Hospital Accreditation, 3 May 1991, LTDL (Bates 512565155/5157), http://legacy.library.ucsf.edu/tid/bmk33d00.

80. Stephen N. Kales, "Smoking Restrictions at Boston–Area Hospitals, 1990–1992: A Serial Survey," *Chest* 104 (1993): 1589 – 1591. Kales specifically excluded psychiatric and

substance facilities from his review.

81. Report in *Tobacco Weekly*, a publication of the Tobacco Merchants Association of the United States, 3 January 1992, LTDL（Bates 517391400/1407）, http://legacy.Iibrary.ucsf.edu/tid/uos03a00.

82. Shook , Hardy & Bacon,"Report on Recent ETS and IAQ Developments," 24 April 1992, LTDL（Bates 2050751036/1069）, http://legacy.library.ucsf.edu/tid/lgn32d00.

83. Lisa W. Foderaro, "Battling Demons, and Nicotine," *New York Times*, 19 February 1995, LTDL（Bates 502553322）, http://legacy.library.ucsf.edu/tid/twx86a99.

84. Michael W. Miller, "Mental Patients Fight to Smoke in the Hospital," *Wall Street Journal*, 11 October 1994, LTDL （Bates 2071540458）, http://legacy. library. ucsf. edu/tid/thc60c00.

85. Elizabeth Gardner and John Burns, " Joint Commission Modifies, Expands Smoking Regulations," *Modern Healthcare*, 25 January 1993, 12, LTDL （Bates TI03051671）, http://legacy. library. ucsf. edu/tid/hu079b00. See also, *Accreditation Manual for Hospitals*, （Chicago: Joint Commission, 1996）.

86. Joseph J. Parks and Diane D. Devine , "The Effects of Smoking Bans on Extended Care Units at State Psychiatric Hospitals," *Hospital and Community Psychiatry* 44（1993）:885-886. For popular press coverage of this study, see Sandra G. Boodman, "Smoking Bans Work in Psychiatric Hospitals," *Washington Post Health*, 11 January 1994,5, LTDL （Bates TI27072278-TI27072288）,http://legacy.library.ucsf.edu/tid/cat33b00.

87. Jamie Talan, "Psychiatric Units Fume over Rule," *New York Newsday*, 2 April 1994, LTDL（Bates 2071540459/0460）, http://legacy.library.ucsf.edu/tid/shc60c00.

88. "Mental Illness Advocacy Group Battling Hospital Smoking Ban in New York," *Psychiatric News*, 16 September 1994, LTDL（Bates 2071540461）, http://legacy. library.ucsf.edu/tid/rhc60c00. See also, Hearing Report/Bill Signing Report, 12 January 1995, LTDL （Bates 2070110763/0766）,http://legacy.library.ucsf.edu/tid/zki47d00.

89. AMI/FAMI , Campaign to Bring Discrete Smoking Areas to City Hospitals, [1994], LTDL （Bates 2071540436）,http://legacy.library.ucsf.edu/tid/mic60c00.

90. AMI/FAMI pamphlet, [1995], LTDL （Bates 2071540440）, http://legacy. library. ucsf. edu/tid/iic60c00.

91. Shook , Hardy & Bacon, " Ongoing Overview of ETS Cases Not Involving Cigarette Manufacturers" 2 September 1994, LTDL （Bates 71002511）, http://legacy. library.ucsf. edu/tid/przl7b00. See also, Paul S. Appelbaum, " Do Hospitalized Psychiatric Patients

Have a Right to Smoke?," *Psychiatric Services* 46 (1995): 653–654, 660.

92. Albert J. Solnit, Commissioner, State of Connecticut Department of Mental Health, to Edward Mattison, Connecticut Legal Rights Project, 12 January 1993, LTDL (Bates TI25260223), http://legacy.library.ucsf.edu/tid/nyh45b00.

93. Mattison to Representative Robert Farr, 19 March 1993, LTDL (Bates TI25260199), http://legacy. library, ucsf.edu/tid/yxh45b00.

94. Shook, Hardy & Bacon, "Ongoing Overview of ETS Cases Not Involving Cigarette Manufacturers." 2 September 1994, LTDL (Bates 71002511), http://legacy.library.ucsf.edu/tid/przl7b00.

95. "AMI/FAMI Policy Paper on Nicotine Addiction and Psychiatric Patients," 28 March 1995, LTDL (Bates 2071540455), http://legacy.library.ucsf.edu/tid/vhc60c00.

96. Alexander H. Glassman, "Cigarette Smoking: Implications for Psychiatric Illness," *American Journal of Psychiatry* 150 (1993): 546–553.

97. Douglas M. Ziedonis et al., "Nicotine Dependence and Schizophrenia," *Hospital and Community Psychiatry* 45 (1994): 204–206.

第五章

烟碱的多面性

1988 年 5 月发布了一份新的美国卫生局局长报告，题为《烟碱成瘾》。报告综合了多领域的研究成果，得出了这样的结论：尽管吸烟有害健康，但由于人们对烟碱成瘾，所以难以戒烟[1]。烟草企业一直声称吸烟是个人自由，许多人认为这篇报告是对它的直接攻击。然而，《烟碱成瘾》这份报告的发表也标志着烟草对大脑作用的研究、政策和实践的开始，而过去人们只注重烟草对身体健康的影响。这种改变也显露出了烟碱本身的潜在意义。

1964 年，美国卫生局局长的报告中把吸烟视为一种习惯，而 1988 年的报告则更进一步指出烟碱能使人成瘾。在 1988 年报告的前言中，美国卫生局局长埃弗里特·库普（C. Everett Koop）认为，美国人应该对烟碱成瘾的结果深恶痛绝（他将其定义为吸烟死亡率），人们对待吸烟就应该像对待吸毒一样深恶痛绝，当时美国联邦政府正在进行禁毒战争[2]。因为吸烟不触犯法律，所以在某种程度上，烟碱成瘾与其他药物滥用的行为不能相提并论。事实上，该报告关注的是戒烟期症状、戒烟期的耐受力以及有些吸烟者纵使知道吸烟有害健康，仍无法戒除等问题[3]。报告的一部分通过不同的吸烟模式探讨了烟碱的药理学及其对大脑的作用，另一部分则阐述了许多人烟碱成瘾的原因，包括烟碱对人体体重、认知能力以及对压力感知的影响。最后讨论了关于烟碱的依赖性治疗，其中包括开发烟碱替代药物的可行性[4]。

通常我们说卷烟或吸烟成瘾实际上指的是烟碱成瘾，因为人们日渐认识到对大脑产生作用的是卷烟中的烟碱。如此一来，企业可以生产烟碱这种化学药品来取代卷烟，以谋取利润。早在 1978 年，在美国国家药物滥用研究所（NIDA）的一次会议上，就有研究人员提出人体大脑中是否存在一些烟碱受体，可以用药物将其阻断，从而达到帮助人们戒烟的目的[5]。为了有的放矢地开发药物，制药公司积极对人类大脑进行研究[6]。美国纽约精神病学家杰罗姆·杰夫（Jerome Jaffe）（曾提出烟草依赖诊断的建议）以及美国加利福尼亚大学洛杉矶分校的研究员默里·贾维克（Murray Jarvik）参与了制药公司对烟碱药物的研发[7]。此外，1978 年，美国国家药物滥用研究所研讨会上的一位专业人员讨论了一种烟碱治疗方法，烟草业毫不犹豫地表示了支持，并在会议出版物上将其公之于众。美国罗切斯特大学生物化学家利奥·阿布德（Leo Abood）介绍了对老鼠进行的烟碱注入神经科学实验，并展示了一种新方法以探测与烟碱及其他物质结合的神经递质[8]。人们对烟碱的研究清楚地表明，人们吸烟成瘾是因为烟碱这种化学物质对大脑的作用，而不是烟民的固执癖好。烟碱成瘾给精神病学领域治疗成瘾的方法带来了挑战。随着烟草和制药行业产品的不断创新，人们越来越多地参与到烟碱神经科学领域[9]。烟草公司的研究人员和学术研究人员合作，探索烟碱对大脑的影响，并对抑制大脑中烟碱受体的药物进行了研发。这项基础科学研究把研究人员在医学上的注意力转移到吸烟问题上来。研究人员和临床医生开始关注大脑化学，而不是仅仅关注吸烟对身体的伤害问题（以及"二手烟"的危害）。烟草行业虽然比较排斥烟碱成瘾的概念，但还是参与了烟碱的神经科学研究[10]。在烟碱对大脑影响的有关研究中，还有来自制药行业的研究人员。

一、成瘾的含义

虽然现在看来，吸烟有成瘾的危险似乎不言而喻，但医学界和学术界却经历了很多曲折，才共同将烟碱归类为成瘾性药物。人们对它的定性并非一成不变，首先在 20 世纪 70 年代至 80 年代，相关部门认定吸烟是一种药物滥用，和其他类型的成瘾状态一样，然而把吸烟者看成患者还是有社会行为问题的人，依然争议不断[11]。在第六章中我们会讨论精神科医生逐渐涉及临床中的烟碱依赖诊断和治疗。然而，关于成瘾问题的讨论焦点在于如何理解吸烟者以及他们与烟草的关系。在 20 世纪的大部分时间里，药物滥用涉及法律、患者的经济和社会问题[12]。相关专业人士发布的一项声明指出烟碱与其他滥用药物行为大同小异，从而引出这些问题：吸烟的人真的像瘾君子一样吗？一个人经常吸烟（尽管成瘾，但是合法）会造成什么社会后果呢？

美国烟草业的反对基于 1988 年美国卫生局局长报告所制定的政策。但烟草捍卫者也反对将吸烟行为定义为严重药物滥用行为。1988 年，美国卫生局局长报告明确指出："烟草和海洛因、可卡因等可成瘾毒品的药理学和行为学作用相似。"[13]在美国卫生局局长报告发表之后，来自英国雷丁大学的烟草业资助的心理学家大卫·沃伯顿（David Warburton）组织了一个研讨会，讨论将吸烟（烟碱）与其他严重药物滥用进行分类的问题，并帮助成立了一个专门的组织，指导人们怎样享受咖啡、巧克力和吸烟等[14]。大卫·沃伯顿还主编了一本名为《毒瘾争议》（Addiction Controversies）的书籍，该书于 1992 年出版。许多很有威望的研究人员都在这本书上发表了文章，他们认为用一套标准来界定所有的药物滥用行为完全不合情理[15]。

　　相关专业人士为了辩护吸烟（烟碱）和其他药物滥用的不同，参与了多项公共活动和专业活动。1992 年，美国烟草研究人员在《心理药理学》（Psychopharmacology）杂志上对烟碱成瘾的倡导者予以驳斥。雷诺烟草公司的科学家约翰·罗宾逊（John Robinson）和沃尔特·普里查德（Walter Pritchard）认为，人们将吸烟作为一种应对问题的手段，同时利用烟碱达到轻度镇静的作用，他们警告说，将日常用品视为毒品的观点站不住脚："如果我们失去对吸烟作用的常识性认识，那么那些喜欢清晨一杯咖啡或下午晚些时候喝一瓶可乐的人可能会发现，几年后，一小群研究人员将我们喝咖啡和可乐的行为等同于一个快克（一种毒品）瘾君子或海洛因吸毒者的吸毒行为。"[16]

　　英国伦敦圣乔治医院的心理学家罗伯特·韦斯特（Robert West）指出将烟碱视为成瘾药物的必要性，以便让人们在戒烟时获得帮助，并制定了相关的公共政策[17]。

　　作为回应，约翰·罗宾逊和沃尔特·普里查德认为，罗伯特·韦斯特似乎淡化了"成瘾"的概念，"把吸烟行为列为'就像海洛因或可卡因一样'的成瘾行为，使铁杆烟民成瘾的悲剧变为相对（毒品而言）较轻的症状，还为人们不戒烟提供了借口，甚至会误导年轻人尝试吸烟"[18]。不过，美国佛蒙特州精神病学家约翰·休斯（John Hughes）于 1993 年在《心理药理学》杂志上发文强调：约翰·罗宾逊和沃尔特·普里查德将烟草和海洛因等与毒品相提并论是错误的，并强调不能将所有药物的依赖性都等同视之[19]。

　　神经科学研究人员开始认为科学的发展是推动事物前进的最佳动力。1995 年，《心理药理学》杂志重新讨论了如何理解烟碱成瘾的问题，研究人员推翻了约翰·罗宾逊和沃尔特·普里查德的"吸烟等同于药物滥用"的观点。据美国加利福尼亚大学洛杉矶分校的研究员默里·贾维克所观察，1964年美国卫生局局长报告中将烟草描述为"习惯"而不是成瘾，从那以后，美国烟草行业中对吸烟的术语和假设历经变化。默里·贾维克指出，当年撰写报告中相关内容的作者就是一名吸烟者，因此，不太可能给自己戴上一顶"瘾君子"的帽子来贬低自己[20]。然而，随着时间的推移，不仅业内形势发生了变化，新的方法和技术也层出不穷，这将对控烟的推进大有裨益。

美国国家药物滥用研究所（NIDA）的研究人员杰克·亨宁菲尔德（Jack Henningfield）和斯蒂芬·海斯曼（Stephen Heishman）强调了开发烟碱药物的潜力[21]。心理学家索尔·谢尔夫曼（Saul Shiffman）也表示，应该用科学的方法来解决吸烟成瘾的问题[22]。

尽管美国有烟草行业的捍卫者抱怨不可将吸烟和其他药物滥用相提并论，但当时美国烟草研究机构已经对烟碱神经科学进行了研究。个别公司和烟草研究小组都支持对烟碱机制的基础研究，他们资助了一些持烟碱成瘾观点的研究人员[23]。一些公司和研究小组支持烟碱对大脑有影响的假设，并且表示他们公司曾经是，未来也应该是这方面的专家。

二、企业–学术界合作与烟碱的治疗价值

随着关于大脑研究的发展，烟草行业内的研究人员和由其赞助的研究人员开始研究烟碱的作用，包括它成为卷烟替代品的可能性。随着人们对健康越来越关注，烟草行业发现了烟碱的治疗作用。烟草公司发现研究人员对分子神经科学技术兴趣盎然且技术娴熟，例如，烟草研究组织与美国罗切斯特大学科学家利奥·阿博德进行了长期而富有成效的合作，他曾在20世纪50年代末和60年代初与雅培实验室（Abbott Laboratories）合作开发了治疗精神疾病的新药[24]。利奥·阿博德曾为烟草研究理事会（CTR）审议应用项目，也担任过菲利普莫里斯公司的资助顾问，鉴于在烟草行业中的这些经历，利奥·阿博德有着丰富的脑化学方面的专业知识，而且他有从治疗角度思考神经化学物质的习惯。烟草研究理事会与利奥·阿博德的合作表明，早在20世纪60年代，烟草研究小组就在寻找具有新兴精神药理学领域专业知识的学术研究人员，进行研究款项审查并发起研讨会[25]。

在20世纪初，人们认为烟碱是一种影响内脏、肌肉和大脑的重要化学物

质[26]。烟碱也是一种有助于区分乙酰胆碱受体类型的物质。乙酰胆碱是一种存在于大脑和脊髓中的神经递质。乙酰胆碱的受体包括两种类型：毒蕈碱型受体（结合化学物质毒蕈碱）和烟碱型受体。

20 世纪 80 年代，研究人员不断探索包括乙酰胆碱在内的神经递质如何参与正常脑功能，以及它们在脑疾病中所起的作用。许多研究者开始以神经递质系统为目标研究治疗方法。美国烟草公司赞助的研究人员在烟碱及其在大脑中作用的最新科学研究中处于行业领先地位。

美国烟草业通过几种机制投资分子生物学。烟草研究理事会在这段时间向研究人员提供资金，并批准了分子生物学方法的研究项目[27]。为了促进学术交流，他们还赞助了各种会议，例如，在 1985 年，美国洛克菲勒大学（Rockefeller University）的科学家、神经递质结构和功能方面的国际专家布鲁斯·麦克文（Bruce McEwen）在烟草研究理事会总部主持了一次科学会议，主题为"受体在生物学中的作用"。各种学术机构以及国家卫生研究院的杰出人士皆参加了会议，并讨论了各种受体及其功能的最新动态[28]。烟草研究理事会促进了全行业的研究，除此之外，一些烟草公司本身也直接资助研究项目，并额外支持研究人员。英美烟草集团与欧洲的一些研究人员关系良好，并资助了关于分子机制的项目，而菲利普莫里斯公司则继续密切关注和定期资助研究人员[29]。无烟烟草研究委员会（STRC）成立于 20 世纪 80 年代，资助过一个旨在为烟草企业分离烟草中对健康有害的成分的研究项目[30]。

在美国烟草业资助的研究中，对烟碱的观点有几种：一，烟碱是一种强大的化学物质，对多种神经递质系统有深远影响；二，烟碱对不同人群的大脑能产生不同的影响。精神药理学的研究者们通过对烟碱在大脑中的化学作用及相关情绪和行为后果的研究发现，烟碱对精神分裂症和抑郁症等严重精神疾病患者的作用更为复杂，这引起了研究人员的兴趣。其他人则探讨了烟碱对患者神经系统的记忆和运动部分的影响。一些基础科学问题是由临床观察引起的，比如精神分裂症患者吸烟的人数庞大。还有一些研究是在烟草企业实验室进行的。研究表明吸烟有助于思考和记忆。

引起烟草行业研究人员注意的一个领域是阿尔茨海默病群体。阿尔茨海默病的新疗法仍是未知的。这种不可治愈的疾病似乎折磨着越来越多的美国人，从 20 世纪 80 年代开始受到美国大众媒体的关注。20 世纪 90 年代初，美国前总统罗纳德·里根（Ronald Reagan）也被确诊为阿尔茨海默病[31]。美国烟草公司的研究团队认为烟碱可能有助于阻止这种疾病的发生，甚至治疗这种病，他们明确表示，他们正在寻找新的商业机会，利用烟碱来解决困扰老年人的许多疾病[32]。

阿尔茨海默病是大脑病理学的经典表现，患者死亡后尸检可见神经元内的微观斑块和缠结，但造成大脑伤害的成因仍不明确[33]。研究人员开始使用神经递质功能的新方法进行研究，并提出了可能的治疗方案。研究人员发现，胆碱受体（那些结合乙酰胆碱的受体）似乎在阿尔茨海默病患者中受到影响。最初的治疗是针对毒蕈碱乙酰胆碱受体的。但有些人发现，阿尔茨海默病和帕金森病（一种慢性运动障碍）患者的乙酰胆碱受体数量非常低[34]。一位研究人员表示，用烟碱等物质刺激烟碱受体可能会有助于减缓或阻止这些疾病的发展。

一些阿尔茨海默病的研究人员观察到，吸烟可能对此病有影响。1987年，雷诺烟草公司的科学家表示，一名英国调查人员发现，在吸烟者中，阿尔茨海默病的发病率较低。调查人员认识到这对烟草业一定是个好消息，雷诺烟草公司的工作人员对此表示同意，并指出"烟碱对这种疾病的有益作用可能对阿尔法（Alpha）项目［一个开发无烟卷烟帕米亚（Premier）的项目］是个重大的好消息"[35]。烟草消费者也观察到烟碱有潜在的治疗作用，例如1989年，一位女士写信给雷诺烟草公司的研究小组解释说，她父亲患有阿尔茨海默病，然而当他抽陈年雪茄时，他的状态看起来好些。她读了一些有关乙酰胆碱的书，并思考烟碱是否对大脑有些重要的影响[36]。

烟碱的这一作用使烟草业与制药业顺利合作，考虑优先开发烟碱作为治疗阿尔茨海默病的药品[37]。1988年，汉斯·艾森克教授退休后，杰弗里·格雷教授接任了英国伦敦精神病学研究所心理学主任，他写信给英美烟草集团的一位研究主管，提出了一个题为"烟碱对老鼠记忆和注意力影响的行为学、神经药理学和神经化学研究"的项目[38]。

杰弗里·格雷教授解释说，这个项目将建立在现有研究的基础上，现有研究表明烟碱有助于提高人的认知能力，他表示，现有的治疗阿尔茨海默病的方法就是针对乙酰胆碱受体的，但是没有效果，而他建议的这个研究项目将有助于开发用烟碱治疗此病的方法[39]。英美烟草集团的研究主管们对杰弗里·格雷的研究项目很感兴趣，因为他们知道阿尔茨海默病非常普遍，开发此病的治疗方法一定收入不菲[40]。烟草公司对杰弗里·格雷的研究寄予厚望，并为他提供了源源不断的资助[41]。

企业实验室对烟碱进行了大量研究，得出了烟碱可能对大脑有积极作用的结论，企业没有将其视为行业秘密。相反，研究人员宣传烟碱（甚至吸烟）对某些疾病具有潜在的治疗作用，大众媒体也敏捷地捕捉到了这一点。1988年10月（美国卫生局局长报告发表后的几个月），美国纽约月刊根据基础科学研究报道了吸烟的好处，其中包括可以预防或改善疾病[42]。1992年欧洲议会建议投资对大脑的研究，其中包括对阿尔茨海默病病理的研究，英美烟草集团科研经理对此非常感兴趣[43]。

烟碱给科学研发带来了挑战，这表明广泛合作的重要性。英国巴斯大学研究人员苏珊·旺纳科特（Susan Wonnacott）在1990年指出，烟碱受体的表现方式令人捉摸不定，她在《药理学趋势》（*Trends in Pharmacological Sciences*）上的一篇文章中解释说，公认的受体规律是，长期接触活性酶（刺激受体以积极方式反应的物质）会减少受体的数量，而接触拮抗酶（关闭受体的物质）会增加受体的数量。然而，烟碱受体的模式还很模糊。曾为英美烟草集团做过顾问的苏珊·旺纳科特将非典型受体模式与吸烟者调整吸烟强度联系起来："回想我们通常所见的，吸烟者轻吸是为了烟碱（唤醒）的刺激作用，而深吸则是需要获得平静或镇定的作用，这也许是这种情况的合理解释。"[44]更多地了解吸烟者的行为有助于了解烟碱在大脑中的作用。烟草公司显而易见是这方面的专家。

1990年12月，来自世界各地的科学家与雷诺烟草公司（RJR）的研究人员就烟碱问题召开了圆桌会议，这次会议技术性很强，针对吸烟者的烟碱剂量–反应曲线，与会者进行了非常复杂的讨论。

科学家们指出，这个问题错综复杂，涉及类固醇、受体的相互作用、基因差异以及吸烟行为。参加圆桌会议的人汇集了不同的信息，并将各自收集的重要信息都带到了会议上来，例如，许多公司研究人员与学术界合作者有着不同的研究议程问题。在这次讨论中，雷诺烟草公司的研究人员约翰·雷诺（John Reynolds）表示该公司的无烟卷烟帕米亚（Premier），作为传统卷烟的替代品，比传统卷烟危害小（无论对环境，对他人还是对吸烟者本人），但该产品却未取得试销成功，约翰·雷诺对此表示遗憾。心理学家杰弗里·格雷（Jeffrey Gray）就新产品的开发向公司提出了建议。在这次讨论中，研究人员就可能的研究方向集思广益，并就项目理念相互提供了反馈[45]。在圆桌会议上，雷诺烟草公司表示会在 1991 年赞助召开有关脑电图的会议，届时烟草公司研究人员的专业知识对学术人员而言将会价值斐然[46]。而烟草行业雄厚的财力为研究提供了资金支持，并促进了行业交流。

20 世纪 90 年代，类似 1990 年雷诺烟草公司召开的圆桌会议的讨论形式越来越普遍。在英美烟草集团的一次关于吸烟问题的会议上，公司请来了外部顾问，他们描述了烟碱潜在益处的研究，包括关于治疗阿尔茨海默病和帕金森病的研究。公司在讨论应对业务威胁的内部战略之前，要求外部顾问离开，但是顾问们的介绍明确地指出了公众知晓吸烟危害健康之后烟草公司一定要进行创新的问题[47]。一些业内人士开始指出，对烟碱分子效应的研究能使这些公司承担企业责任，成为优秀的企业公民[48]。一些媒体甚至对烟草公司赞助烟碱研究的行为也持怀疑态度[49]。尽管如此，烟草公司仍然资助在神经科学研究领域的一些德高望重的科学家，这些项目并非为了直接反驳或淡化对吸烟的批评[50]。

到 20 世纪 90 年代，包括烟草公司资助的许多神经科学研究者都不去考虑烟碱和烟草的关系了，而将精力主要集中在烟碱作为一种神经生物制剂上进行研究。有人对此解释说，烟碱的益处给沮丧的吸烟者带来喜讯[51]。对于烟草公司来说，以烟碱治病的新疗法就吸烟和身体健康方面的关系为他们提供了自我辩解的机会[52]。

烟碱对某些患有严重疾病和绝症的患者有潜在益处，如果能够研发出对这些疾病有益的药物，将有可能会提升公司形象。

美国杜克大学研究员爱德华·莱文（Edward Levin）的烟碱研究项目的部分资金来自美国烟草公司的慷慨捐赠，他解释了他对烟碱的研究可能带来的一些商业影响[53]，因为烟碱可能使人成瘾，所以它本身就存在问题，但"烟碱药物作为一种治疗认知功能障碍的新方法，对阿尔茨海默病、精神分裂症和多动症等的治疗都有很大的可能性。烟碱皮肤贴片及其他烟草替代品能够降低健康风险和吸烟责任。利用烟碱对认知的增强作用可开发更具体的烟碱类药物，可避开烟碱对心血管、发育和药物成瘾的负面影响，从而减少副作用"[54]。关于烟碱药物的开发理念，所研究的化学物质是针对大脑中特定的目标生物体，而不是对一系列化合物进行反复的试验。在此过程中，企业和学术界之间的合作特别富有成效，而且互惠互利[55]。雷诺烟草公司的传统是研究要为公司利益服务，基于此传统，他们会将这种科学研究成果转化为新型药物的开发。

三、雷诺烟草公司跨入制药行业

正如第三章中所讨论的，雷诺烟草公司的生物行为研究部门最初使用艾森克个性量表等个性评估方法来研究吸烟者之间的个体差异。但到了 20 世纪 80 年代中期，该部门的研究人员已经采用神经生物学的方法对烟碱及其在大脑中的作用进行研究了。雷诺烟草公司该部门的首席心理学家大卫·吉尔伯特（David Gilbert）参与了一个名为心理生理学的心理学发展领域的研究，即通过生理数据，特别是大脑活动数据衡量行为。大卫·吉尔伯特在参加心理生理学研究学会的年会时结识了一些志同道合的研究人员，并与他们谈论了他在心理生理学和吸烟方面的工作[56]。1986 年大卫·吉尔伯特离开了雷诺烟草公司进入美国南伊利诺伊大学做讲师。他的继任者沃尔特·普里查德（Walter Pritchard）继续采用了心理生理学方法进行研究，并保持了烟草业与学术研究者之间的联系。

心理生理学研究中使用的方法，包括脑电图脑电波测量、眼球运动跟踪、刺激与大脑活动的相关性，使雷诺烟草公司的研究人员能够很好地研究吸烟对大脑的影响[57]。

此外，他们利用这些研究方法提供了一些机会，专门研究烟碱对大脑的影响。在雷诺烟草公司不断发展壮大的生物行为研究部门，研究人员开始联系药理学研究人员，来深入探索烟碱的作用[58]。

1986 年，雷诺烟草公司生物行为研究部门宣布了几项计划，旨在将他们的科学研究成果提高到一个新水平，这也为公司的发展起到了帮助作用。首先，该部门的领导报告说，他们正在开始一个烟碱受体药理学的研究项目。他们咨询了美国北卡罗来纳大学和鲍林格林州立大学的教员，开发了受体结合方法和细胞培养的新技术[59]。其次，他们与烟碱在大脑中作用的关键研究人员建立了关系，并扩展了他们在烟碱分子机制方面的专业知识。这项工作使雷诺烟草公司看起来更像是一家制药公司。

20 世纪 80 年代，雷诺烟草公司地位显赫，但由于社会公众反对吸烟浪潮的影响，昔日辉煌难再。所以一些人认为这项开发研究是对该公司的一种救赎。在 1986 年的一次烟碱会议上，雷诺烟草公司的一位科学家解释道："新产品的开发与公司的未来关系重大，我们相信成功取决于我们对烟碱药理学的深入理解。"这次校企合作对雷诺烟草公司的研究至关重要[60]。

1987 年，雷诺烟草公司生物行为研究部门的行动计划包括对烟碱受试者的药代动力学研究、吸烟者体内烟碱含量的测量、烟碱的代谢速度以及吸烟对烟碱水平的影响。他们还与外界研究人员签订了研究合同，以探讨其他问题，包括美国科罗拉多大学艾伦·柯林斯（Allan Collins）的遗传学和对老鼠的烟碱实验，英国巴斯大学苏珊·旺纳科特和乔治·伦特（George Lunt）的烟碱受体抗体研究，鲍林格林州立大学塞缪尔·戴维勒（Samuel Deadwyler）研究的烟碱对啮齿动物行为的影响[61]。尽管这些合作领域远远超出了烟草行业的业务范围，但雷诺烟草公司生物行为研究部门的任务是支持产品的开发，这表明雷诺烟草公司正在向研发不同领域的产品进军。

1988 年，该部门开始与制药公司就烟碱受体药理学方面的合作进行了初步对话[62]。他们探讨了与德国制药公司赫斯特罗素（Hoechst Roussel）［后来改名为安万特（Aventis）公司］达成合作关系的可能性。

雷诺烟草公司的文件概述了这种合作的利弊，一方面，"通过帮助开发治疗方法、治愈患者或预防疾病，可对数百万人产生影响，促进公共利益和社会福利，并可能提高我们的企业形象"，涉及的疾病包括阿尔茨海默病和帕金森病，以及焦虑症、抑郁症和精神分裂症；另一方面，雷诺烟草公司管理层承认，制药公司可能考虑不同的公司优先事项，包括"过度披露"所开发的新产品可能存在的副作用，以避免未来遭到诉讼，"这样一来，赫斯特罗素就不必担心产品责任以及与卷烟相关的监管问题了"[63]。总的来说，这家制药公司声誉良好，烟草研究人员认为与他们合作将会使公司受益。雷诺烟草公司的科学家们非常关注研究烟碱对精神分裂症可能存在的治疗作用并提供了科学证据，且根据烟碱受体的情况，为开发阿尔茨海默病扫描仪创造商业机会。合作双方各有所获，制药公司可以获得雷诺烟草公司烟碱及化合物的测试信息，而通过与制药公司的合作，雷诺烟草公司将提升公司的公众形象[64]。雷诺烟草公司管理层表示，这项工作将不仅能"促进社会福利"，还能获得丰厚回报[65]。

到了 20 世纪 90 年代中期，雷诺烟草公司生物行为研究部门更明确地开始了药物治疗方法的研究，基于吸烟会给选择性人群带来益处的假设[66]，如果这些好处可以通过药理被加以利用，公司将获得利益。该部门的成员为新药品申请了专利，并开发了一个计算机筛选药物的模拟系统[67]，他们还与具有药物开发经验及曾在制药公司工作过的研究人员签约。他们非常重视外部研究人员的专业知识[68]。雷诺烟草公司研究人员努力将自己打造成烟碱方面的专家，并针对该药物在大脑受体方面的化学机制进行了说明。雷诺烟草公司的卡尔·史密斯（Carr Smith）对公司内其他员工和外部顾问进行了协调，就烟碱的所有特性和烟碱管理的相关行为变化发表了全球声明。他谨慎地指出烟碱药品的潜在治疗领域，包括帕金森病、阿尔茨海默病、多动症、精神分裂症和抑郁症[69]。

到 1994 年，雷诺烟草公司生物行为研究部门正式更名为烟碱药物学和神经退行性疾病研究小组。该研究小组成员负责研究新的化合物并测试它的药理活性，且致力于和其他公司合作开发药物制剂。

该研究小组的理想是寻找与烟碱有关的药物，用于阿尔茨海默病、精神分裂症和焦虑症的治疗[70]。尽管该小组与卷烟生产未有明显联系，但它却是公司整个战略的一部分。该小组的工作大纲阐明了该小组的工作目标："执行、资助及出版吸烟方面的积极科学研究，以便针对烟草产品没有任何补偿价值的'负面'主张提供有力的反驳证据；努力维护美国烟草公司所资助的科学家（一些科学家因接受烟草公司资助而受到谴责）的科学研究资格，并为企业科学家申请科学研究资格，以使他们获得发表意见的权利；将烟碱和咖啡因从药物滥用中区别出来。"[71]通过强调烟碱潜在的治疗价值，雷诺烟草公司的研究部门试图重新定义烟碱，将其从一种令人成瘾的化学物品变为一种治疗药物。雷诺烟草公司烟碱药理学部门（即该小组）的科学家强调，他们在这两个领域都是世界一流的：首先是其公司在吸烟消费者习惯研究方面具有长期经验，其次是其公司在开发新治疗药物所需的神经生物学方面进行大胆创新研究。

1997 年，该烟碱药理学部门（即烟碱药物学和神经退行性疾病研究小组）从雷诺烟草公司分离出来，成立了名为塔格塞普特（Targacept）的子公司[72]。它的任务是"发现、开发并使雷诺烟草公司基础研究的药物应用商业化［指烟碱乙酰胆碱受体（nAChR）的生物学和药理学研究应用］"[73]。研究人员的目标是开发治疗精神分裂症的备选药物，他们预测美国治疗这种疾病药物的潜在市场价值为 10 亿美元。这家新公司选择了他们获得专利的几种备选药品，并开发了筛选药物的计算机模拟系统。其中一种药物——烟碱受体激动剂（RJR-2403）——在公司成立时已经完成了第一阶段的试验[74]。当雷诺烟草公司的科学家们在当年的医药会议上宣布塔格赛普特的成立时，人们纷纷对他们迅速获得药物开发的知识和技能表示祝贺[75]。

1999 年，塔格赛普特宣布与制药公司罗纳·普朗克（Rhone Poulenc）在研究、开发和商业化领域展开合作。正如塔格赛普特总裁所解释的那样："这项合作结合了塔格赛普特在烟碱化学和药理学方面的专业知识、罗纳·普朗克在中枢神经系统疗法方面的开发和商业化优势……我们对有可能帮助减轻数百万阿尔茨海默病和帕金森病患者及家人所遭受的痛苦感到非常欣慰。"[76] 2000 年塔格赛普特正式脱离雷诺烟草公司，尽管雷诺烟草公司至少在十年内持有塔格赛普特的大多数股权[77]。诞生于雷诺烟草公司研发实验室的塔格赛普特商业计划，突显了公司成员对创新和开拓新市场的兴趣和热情。雷诺烟草公司的这个研究项目在其行业中独占鳌头，其他烟草公司也通过研究烟碱的分子活动，追求利益的多样化。

20 世纪 90 年代，烟碱这种物质呈现出了利弊皆有的局面，"利"是烟碱可作为神经科学研究和治疗学发展研究中有望提高记忆的药物；"弊"是烟碱可使吸烟者成瘾，危害身体健康。烟草公司的科学家利用他们在这方面的专业知识与制药公司合作，其中一些公司对烟碱的作用和受体进行了研究，希望设计出戒烟的方案。烟草业和制药业都因商业理由研究了烟碱对大脑的作用。这两种企业都广泛地进行了研究，希望开发最大的潜在市场，以解决几种神经系统常见病。正如 1997 年公共卫生领导人肯尼思·华纳（Kenneth Warner）在与别人合著的一篇论文中表示的，烟碱（正如在《新非卷烟实体》中阐述的那样）是美国烟草业和制药业都感兴趣的产品[78]。

20 世纪 90 年代末，尽管美国烟草行业的管理层因为烟碱成瘾而常遭诉讼，但其研发团队已经将注意力从卷烟业务转向烟碱药物的开发。无独有偶，美国媒体也报道了烟碱的益处。《夏洛特观察报》的一位作者在 1998 年报道："关于烟碱，终于有了些好消息。这种长期遭受诋毁的化学物质、模仿它的设计分子，竟有改善记忆、防止脑细胞死亡、减轻压力的功能。当然减轻压力这个功能，烟民们应该早有耳闻。"烟碱类药物正被开发用于许多严重疾病，包括阿尔茨海默病、帕金森病、精神分裂症和焦虑症。《夏洛特观察家报》的文章援引了美国杜克大学研究员爱德华·莱文（Edward Levine）以及雷诺烟草公司科学家（他们正在研究烟碱"作为卷烟开发的一种附属药物"）的话。文章称雷诺烟草公司的研究人员正在与制药公司合作开发类似烟碱的药物[79]。

2000 年，美国各洲的记者从美国科学促进协会的年会上得到一篇关于烟碱对多种疾病具有潜在治疗价值的消息。虽然美国媒体对研究烟草行业烟碱神经科学的一些研究人员［包括保罗·桑伯格（Paul Sanberg）和保罗·纽豪斯（Paul Newhouse）］表示了支持，但报道关注的焦点却是制药公司[80]。

报纸上的文章将烟碱的"邪恶形象"和它的研发潜力做了对比，还引述了一位研究人员的话："公司希望生产类似产品，部分原因是烟碱没有专利。"[81]

2000 年，《经济学人》（Economist）杂志上发表的一篇文章强调了烟碱开发所涉及的经济问题，该文作者指出，虽然烟草公司不再宣传其产品的健康益处，但"一段时间以来，人们对卷烟可以治疗帕金森病一直表示怀疑"。此外，该文作者还指出，"精神病学家多年来观察到，吸烟行为在精神分裂症患者中非常普遍，因此有人认为吸烟是一种自我治疗的方式"，并进一步指出，烟碱本身没有问题，都是它的受体"从中作祟"。此外还列举了几家制药公司以及他们当时正在研究的以期可获得专利的药物[82]。

尽管烟碱及其相关化合物在神经科学领域的地位越来越高，但烟草控制措施的推进却减少了吸烟的吸引力和烟草的传播。尽管减少吸烟的政策（限制对未成年人销售及公共场所禁烟）并不像针对海洛因或可卡因等毒品的措施那么严厉，但吸烟的人似乎越来越被社会边缘化。然而，控烟积极分子和精神病学家开始注意到，美国现行最大的吸烟群体就是精神疾病患者，这点并非巧合，而是有其内在原因的。

研究人员、政策分析师和医务人员在 20 世纪 90 年代开始解决精神疾病患者吸烟问题：一些人关注吸烟对精神的影响，而另一些人则强调吸烟对身体的影响。在对待患有精神疾病的吸烟者的问题上，不同行业的人看法不一样，看法主要取决于专家们对这个问题的兴趣点。美国研究人员和临床医生（他们通常与制药公司有关系）认为，吸烟者改用烟碱替代品或使用其他药物的危害会比直接吸烟小。他们提倡神经科学研究，设计了以大脑烟碱受体为中心的治疗方法。与此同时，控烟运动中的许多人对与烟草有关的任何东西，包括烟碱，都进行了强烈的谴责。但无论采取何种方法，在烟碱出现新的可能性和吸烟减少的背景下，现代美国社会似乎都不能容忍任何人吸烟，即使是精神疾病患者，吸烟也成了需要治疗的疾病。

注 释

1. Martin Tolchin,"Surgeon General Asserts Smoking Is an Addiction," *New York Times*, 17 May 1988.

2. U. S. Department of Health and Human Services, *Nicotine Addiction: The Health Consequences of Smoking*, a Report of the Surgeon General (Rockville, MD: U.S. Department of Health and Human Services, Public Health Service, Centers for Disease Control, Center for Health Promotion and Education, Office on Smoking and Health, 1988), iii–vii.

3. Ibid., 7.

4. Ibid.

5. John M. Pinney, preface, in *Cigarette Smoking as a Dependence Process*, ed. Norman A. Krasnegor, (Rockville, MD: Department of Health, Education, and Welfare, 1979), viii. In 1994, Pinney founded a consulting organization, Pinney Associates, to advise the pharmaceutical industry. See http://www. pinneyassociates. com/1090. xml, accessed 21 July 2013.

6. Gina Bari Kolata, "New Drugs and the Brain," *Science*, 24 August 1979 (copy from LTDL [Bates 10408548/8550], http://legacy.library.ucsf.edu/tid/rwd4aa00).

7. On Jarvik's work with pharmaceutical companies, see chapter 6. His paper in the NIDA volume was, "Tolerance to the Effects of Tobacco," in Krasnegor, *Cigarette Smoking as a Dependence Process*, 150–157.

8. L. G. Abood, K. Lowy, and H. Booth, "Acute and Chronic Effects of Nicotine in Rats and Evidence for a Noncholinergic Site of Action," in Krasnegor, *Cigarette Smoking as a Dependence Process*, 136–149.

9. On the importance of innovation and its effect on business structure, see Louis Galambos and Jane Eliot Sewell, *Networks of Innovation: Vaccine Development at Merck, Sharp & Dohme, and Mulford*, 1895–1995 (New York: Cambridge University Press, 1995); Louis Galambos and Jeffrey L. Sturchio, "Pharmaceutical Firms and the Transition to Biotechnology: A Study in Strategic Innovation," *Business History Review* 72 (1998): 250–278.

10. This is consistent with a number of industries at the time that were innovating using high-tech knowledge and methods. See Sandro Mendonca, "Brave Old World: Accounting for 'High–Tech' Knowledge in 'Low–Tech' Industries," *Research Policy* 38 (2009):

470-482.

11. Allan M. Brandt, "From Nicotine to Nicotrol: Addiction, Cigarettes, and American Culture," in *Altering American Consciousness: The History of Alcohol and Drug Use in the United States*, 1800 - 2000, ed. Sarah W. Tracy and Caroline Jean Acker (Amherst: University of Massachusetts Press, 2004), 383-402.

12. David T. Courtwright, *Forces of Habit: Drugs and the Making of the Modern World* (Cambridge, MA: Harvard University Press, 2002).

13. U. S. Department of Health and Human Services, *Nicotine Addiction*, 334.

14. See Walter Pritchard, Report on the Second Comparative Substance Abuse Workshop, 17-19 October 1991, LTDL (Bates 516551103/1107), http://legacy.library.ucsf.edu/tid/ncv03a00. See also, David M. Warburton, *Pleasure, the Politics and the Reality* (New York: John Wiley & Sons, 1994).

15. David M. Warburton, ed. *Addiction Controversies* (New York: CRC Press, 1992).

16. John H. Robinson and Walter S. Pritchard, "The Role of Nicotine in Tobacco Use," *Psychopharmacology* 108 (1992): 397-407, quote from 406.

17. Robert West, "Nicotine Addiction: A Re-Analysis of the Arguments," *Psychopharmacology* 108 (1992): 408-410.

18. John H. Robinson and Walter S. Pritchard, "The Meaning of Addiction: Reply to West." *Psychopharmacology* 108 (1992): 411-416.

19. John R. Hughes, "Smoking Is a Drug Dependence: A Reply to Robinson and Pritchard," *Psychopharmacology* 113 (1993): 282-283.

20. Murray E. Jarvik, "Commentary," *Psychopharmacology* 117 (1995): 18-20.

21. Jack E. Henningfield and Stephen J. Heisman, "The Addictive Role of Nicotine in Tobacco Use," *Psychopharmacology* 117 (1995): 11-13.

22. Saul Shiffman, "Comments on Nicotine Addiction." *Psychopharmacology* 117 (1995): 14-15.

23. See for example, Torgny Svensson, Progress Report, Cellular Basis of Smoking Behavior, May 1988 to May 1989, CTR, LTDL (Bates 50348892/8898), http://legacy.library.ucsf.edu/tid/qot00d00. See also, CTR Notice of Research Grant, Svensson, Nicotine Dependence in Psychiatric Illness: An Experimental Study, 30 October 1996, LTDL (Bates 516887083), http://legacy.library.ucsf.edu/tid/zdg11d00.

24. D. C. Tasher et al., "Introduction of a New Type of Psychotropic Drug: Cyclopentimine," *Journal of Neuropsychiatry* 1 (1960): 266-273.

25. See for example, memo from JM Brady to Clarence Little, CTR, 15 January 1965, LTDL (Bates 50025256/5256), http://legacy.library.ucsf.edu/tid/pva8aa00.

26. Elliot S. Valenstein, *The War of the Soups and the Sparks: The Discovery of Neurotransmitters and the Dispute over How Nerves Communicate* (New York: Columbia University Press, 2005).

27. See Report of the Council for Tobacco Research – USA, Inc., 1985, LTDL (Bates 946009271/9487), http://legacy.library.ucsf.edu/tid/auu11a00.

28. The Role of Receptors in Biology, CTR-Sponsored meeting, 11 June 1985, LTDL (Bates 508453348/3349), http://legacy.library.ucsf.edu/tid/ug093d00.

29. See for example, Gerry Nixon, PM, to Dr. Hans-Juergen Haussmann, INBIFO, 27 April 1994, LTDL (Bates 2029040810/0813), http://legacy.library.ucsf.edu/tid/obv59e00.

30. 1984 Report of the Smokeless Tobacco Research Council, LTDL (Bates 25460076030), http://legacy.library.ucsf.edu/tid/cji21b00. The board of directors of the STRC was composed of representatives from the various smokeless tobacco companies, including Conwood Corporation, Culbro, Helme Tobacco Company, as well as U.S. Tobacco. See for example, STRC Board of Directors Meeting, 5 October 1990, LTDL (Bates USTC3031952-USTC3031964), http://legacy.library.ucsf.edu/tid/wsg45b00.

31. On changes in public perception of Alzheimer's, as well as evolution in medical thinking about the illness, see Jesse F. Ballenger, *Self, Senility, and Alzheimer's Disease in Modern America: A History* (Baltimore: Johns Hopkins University Press, 2006).

32. See for example, New Business Opportunities, RJR, 6 October 1993, LTDL (Bates 509806864/6865), http://legacy.library.ucsf.edu/tid/mlw63d00.

33. For the classic description of Alzheimer's disease, see Peter J. Whitehouse, Konrad Maurer, and Jesse F. Ballenger, eds., *Concepts of Alzheimer Disease: Biological, Clinical, and Cultural Perspectives* (Baltimore: Johns Hopkins University Press, 2000).

34. Peter J. Whitehouse et al., "Nicotinic Acetylcholine Binding Sites in Alzheimer's Disease," *Brain Research* 371 (1986): 146-151. Although there was a copy of this paper in the tobacco company archives ([Bates 2023230460/0465], http://legacy.library.ucsf.edu/tid/fqd78e00) the research does not appear to have been sponsored by the industry. See also, P. J. Whitehouse and K. J. Kellar, "Nicotinic and Muscarinic Cholinergic Receptors in Alzheimer's Disease and Related Disorders," *Journal of Neural Transmission* 24 (1987): 175-182. Copy located in LTDL (Bates 2023230466/0473), http://legacy.library.ucsf.edu/tid/bqd78e00.

35. Memo from Carr Smith and Sam Simmons to Dr. G. R. DiMarco, Re: September 2 Conversation with Dr. Ezio Giacobini, LTDL (Bates 506770727), http://legacy.library. ucsf.edu/tid/upj44d00. Giacobini apparently had a conversation with a Dr. Levy who made the comment about the tobacco industry being happy about lowered Alzheimer's incidence among smokers. On the Premier development process, see Alpha Project, September 19-20, 1988, RJR, LTDL (Bates 510220288/0298), http:// legacy.library.ucsf. edu/tid/yvgl3a00.

36. Margaret Glynn to A. Wallace Hayes, R. J. Reynolds, 11 September 1989, LTDL (Bates 508236036),http://legacy.library.ucsf.edu/tid/cqc04d00.

37. See Minutes from BAT Meeting, 10 February 1992, LTDL (Bates USX473448-USX4734 51),http://legacy. library.ucsf.edu/tid/evz36b00.

38. Gray , while much less controversial than his predecessor Eysenck, was similarly influential in the field of psychology, particularly physiological methods within psychology. Philip J. Corr and Adam M. Perkins, "The Role of Theory in the Psychophysiology of Personality: From Ivan Pavlov to Jeffrey Gray," *International Journal of Psychophysiology* 62 (2006): 367-376.

39. Jeffrey A. Gray to Dr. R. E. Thornton, BATCo, 11 April 1988, LTDL (Bates 300555923/300555930),http://legacy.library.ucsf.edu/tid/sex67a99.

40. Memo from Dr. R. E. Thornton to Mr. E. A. A. Burell, BAT, 1 March 1988, LTDL (Bates 300555955),http://legacy.library.ucsf.edu/tid/abx67a99. Based on the dates of these two pieces of correspondence, it appears that BAT had conversations with and about Gray before he submitted the formal application.

41. See CTR Progress Report, Gray and Dr. S. N. Mitchell, January 1991 to December 1993, LTDL (Bates 50305138/5139),http://legacy.library.ucsf.edu/tid/jiz99c00.

42. David St. James, "Take Two Marlboros and Call Me in the Morning," *New York Monthly*, October 1988, LTDL (Bates 2024300823), http://legacy.library.ucsf.edu/tid/wbg34e00.

43. Tony Reid, Associate Director of Eurofi, to Dr. Ray Thornton, BAT Manager, 31 August 1992, LTDL (Bates 300530482/300530496), http://legacy. library. ucsf. edu/tid/qgu97a99.

44. Susan Wonnacott, "The Paradox of Nicotinic Acetylcholine Receptor Upregulation by Nicotine," *Trends in Pharmacological Sciences* 11 (1990): 216-219, quote from 218. Copy located in LTDL (Bates 508283852/3856), http://legacy. library. ucsf. edu/tid/xky93d00. Wonnacott reviewed grants for BAT. See Wonnacott to Annalisa Westergreen,

BATCo, 20 October 1997, LTDL (Bates 325308570-325308572), http:// Iegacy.library. ucsf.edu/tid/nne44a99.

45. Roundtable Discussion, RJR, 14 December 1990, LTDL (Bates 515973449/3515), http://legacy.library. ucsf. edu/tid/iec92d00. Participants in the roundtable included Jed Rose, Charles Meliska, David Gilbert, Elliott Vessell, Allan Collins, Jeffrey Gray, George Lunt, Susan Wonnacott, Samuel Deadwyler, as well as researchers within RJR.

46. See Pritchard, Psychophysiology of Smoking, 2 January 1991, RJR, LTDL (Bates 515431979), http://legacy.library.ucsf.edu/tid/fkw92d00.

47. Group Conference on Smoking Issues, BAT, 29 March 1988, LTDL (Bates 301127229/ 301127240), http://legacy.library.ucsf.edu/tid/drn20a99.

48. See for example, Science & Technology Report, Philip Morris Europe/Neuchatel, 22 August 1994, LTDL (Bates 2048366755 – 6789), http://legacy. library. ucsf. edu/ tid/hty20h00.

49. See for example, Annabel Ferriman, "Is Smoking Good for You?," *Weekly Telegraph*, 28 September 1994, LTDL (Bates 2046532877), http://legacy. libraty. ucsf. edu/ tid/gkn57d00.

50. See for example, Application to Philip Morris USA for research funding from Dr. Gordon L. Mangan, University of Auckland, New Zealand, November 1994, LTDL (Bates 2051517545/7551), http://legacy.library.ucsf.edu/tid/nmwl4c00; Edna F. R. Pereira et al., "Physostigmine and Galanthamine: Probes for a Novel Binding Site on the alpha4beta2 Subtype of Neuronal Nicotinic Receptors Stably Expressed in Fibroblast Cells," *Journal of Pharmacology and Experimental Therapeutics* 270 (1994): 768 – 778. Copy in LTDL (Bates PUBLICATIONS045045/5055), http://logncy.library.ucsf.edu/tid/tzw00a00.

51. See for example, Thomas Maugh, "Scientists Smoke Out Nicotine's Power: Benefits Are Seen for Cigarette Addicts and Alzheimer Victims," *International Herald Tri bune*, 23 September 1995, LTDL (Bates 800128795), http://legacy. library. ucsf. edu/ tid/eyj73a99.

52. See for example, Jeff S. Kim and Edward D. Levin, "Nicotinic, Muscarinic and Dopaminergic Actions in the Ventral Hippocampus and the Nucleus Accumbens: Effects on Spatial Working Memory in Rats," *Brain Research* 725 (1996): 231-240. The authors acknowledged support of the CTR for this research. Copy of paper in LTDL (Bates 2063120791/0800), http://legacy.library.ucsf.edu/tid/jig33e00.

53. Press release, Duke University, Nicotine Research at Duke University Medical Center, 23

August 1996, LTDL (Bates 2070157462/7466), http://legacy. library. ucsf. edu/tid/gqy08d00. Duke had been endowed by tobacco in the first place. See Richard Kluger, *Ashes to Ashes: America's Hundred-Year Cigarette War, the Public Health, and the Unabashed Triumph of Philip Morris* (New York: Alfred A. Knopf, 1996), 52–53.

54. Edward D. Levin, "Nicotinic Agonist and Antagonist Effects on Memory," *Drug Development Research* 38 (1996): 188–195. This research was supported by the CTR, as well as other funding sources such as the National Science Foundation. Copy in LTDL (Bates 2063603450/3452), http://legacy.library.ucsf.edu/tid/lsn67e00.

55. Alfonso Gambardella, *Science and Innovation: The US Pharmaceutical Industry During the 1980s* (New York: Cambridge University Press, 1995).

56. Report from Gilbert, Twenty-Second Annual Meeting of the Society for Psychophysiological Research, 2 November 1982, RJR, LTDL (Bates 502853492), http://legacy. library. ucsf.edu/tid/yoz68d00. For some history of the Society for Psychophysiological Research, see Frances H. Gabbay and Robert M. Stern, "A Quiet Voice: Roland Clark Davis and the Emergence of Psychophysiology," *Psychophysiology* 49 (2012): 443–453; Chester W. Darrow, "Psychophysiology, Yesterday, Today, and Tomorrow," *Psychophysiology* 1 (1964): 4–7.

57. For more context on the use of EEG within the tobacco industry, see Vincent C. Panzano et al., "Human Electroencephalography and the Tobacco Industry: A Review of Internal Documents," *Tobacco Control* 19 (2010): 153–159.

58. For a broader consideration of the connections between psychology and pharmacology, see Lori A. Schmied, Hannah Steinberg, and Elizabeth A. B. Sykes, "Psychopharmacology's Debt to Experimental Psychology," *History of Psychology* 9 (2006): 144–157.

59. Memo from J. H. Reynolds, Third Quarter Status Report, Biobehavioral Research Division, 8 October 1986, RJR, LTDL (Bates 506804310/4326), http://legacy.library.ucsf.edu/tid/fbu54d00.

60. Memo from J. H. Robinson to Dr. A. W. Hayes, Nicotine Conference, 3 November 1986, LTDL (Bates 512051685/1688), http://legacy.library.ucsf.edu/tid/rqf43d00.

61. Biobehavioral Research Division, 1987 Action Plan, LTDL (Bates 506221890/1897), http://legacy.library.ucsf.edu/tid/nnc84d00.

62. See for example, Letter from Dr. Michael M. Harpold, Vice President of Scientific Planning, SIBIA, to Dr. Wallace Hayes, Biochemical and Biotechnological Research and Development, RJR, 8 August 1988, LTDL (Bates 506792238/2239), http://legacy.

library.ucsf.edu/tid/egv54d00. On the SIBIA receptor technoloev nroeram. see Outline, 29 July 1988, LTDL (Bates 506792240/2250), http://legacy. library. ucsf. edu/ tid/fgv54d00.

63. Objectives of RJR in Any Relationship with Hoechst, August 1989, RJR, LTDL (Bates 507063521), http://legacy.library.ucsf.edu/tid/dcn34d00.

64. Memo from P. M. Lippiello to G. R. DiMarco, Subject: Progress in RJRT/HRPI Collaboration, 25 October 1990, LTDL (Bates 515656150/6153), http://legacy.library. ucsf.edu/tid/dyq92d00.

65. Slide Show Regarding RJRT and HPRI Collaboration, 1991, LTDL (Bates 508035041/ 5058), http://legacy.library.ucsf.edu/tid/mdv04d00.

66. See for example, Memo from Jim Wilson, Benefits of Smoking, RJR, 3 March 1994, LTDL (Bates 513049818/9819), http://legacy.library.ucsf.edu/tid/wh023d00.

67. See for example, Merouane Bencherif and Patrick M. Lippiello, Report on Nicotine Pharmacology and Neurodegenerative Diseases Program (NPND)/Positive Aspects of Nicotine, 25 June 1994, RJR, LTDL (Bates 510282818/2819), http://legacy. library. ucsf.edu/tid/pwg63d00.

68. See for example, Contract Information, Dr. Ezio Giacobini, RJR, 31 December 1994, LTDL (Bates 515859466), http://legacy.library.ucsf.edu/tid/wqe92d00.

69. Memo from Carr Smith to Layten Davis, Preliminary Outline of Article on How Nicotine Works in the Brain, RJR, 12 February 1993, LTDL (Bates 510662857/2858), http:// legacy.library.ucsf.edu/tid/xcy53d00. He planned to publish this article but this apparently did not happen. Memo to Layten Davis et al., RJR, 21 May 1993, LTDL (Bates 510662850/2851), http://legacy.library.ucsf.edu/tid/qcy53d00.

70. Nicotine Pharmacology and Neurodegenerative Disease Team Functions, April 1994, RJR, LTDL (Bates 508802210/2211), http://legacy.library.ucsf.edu/tid/qsw83d00.

71. Presentation, Positive Aspects ("Benefits") of Smoking, RJRT, 1994, LTDL (Bates 400446517/400446525), http://legacy.library.ucsf.edu/tid/ycx83a99.

72. Newspaper reports in the mid-1990s suggested that tobacco companies were considering spinning off different parts of the companies in the wake of ongoing legal difficulties. See for example, "Philip Morris, RJR May Quit Cigarettes," *Investor's Business Daily*, 18 April 1994, copy in LTDL (Bates 513595721/5724), http://legacy. library. ucsf. edu/ tid/hds13d00.

73. Corporate Overview of Pharmaceutical Related Technologies of the R. J. Reynolds Tobacco

Company, March 1997, LTDL (Bates 516889375/9378), http://legacy.library.ucsf.edu/tid/gxh56d00.

74. Targacept , Inc., May 1997, LTDL (Bates 530230635/0643), http://legacy.library.ucsf, edu/tid/toh25a00.

75. Summary Document, IBC Conference, 29 July 1997, RJR, LTDL (Bates 519419746/9747), http://legacy.library.ucsf.edu/tid/tte50d00. See also, Stephen R Arneric, Mark Halladay, and Michael Williams, "Neuronal Nicotinic Receptors: A Perspective on Two Decades of Drug Discovery Research," *Biochemical Pharmacology* 74 (2007): 1092 – 1101.

76. Press Release by Targacept and Rhone Poulenc Rorer, 8 February 1999, LTDL (Bates 2072685314), http://legacy.library.ucsf.edu/tid/zkh42c00. This particular copy of the press release was located within the Philip Morris files. Rhone-Poulenc was the company responsible for the widespread introduction of Thorazine (chlorpromazine) in psychiatric hospitals in the 1950s and 1960s. David Healy, *The Creation of Psychophamacology* (Cambridge: Harvard University Press, 2002).

77. Press Release, Targacept, 21 August 2000, LTDL (Bates 527824503/4505), http://legacy.library.ucsf.edu/tid/ahv96a00.

78. Kenneth E. Warner, John Slade, and David T. Sweanor, "The Emerging Market for Long-Term Nicotine Maintenance," *JAMA* 278 (1997): 1087-1092.

79. Usha Lee McFarling, "Nicotine Can Improve Memory, Study Says," *Charlotte Observer*, 8 November 1998, LTDL (Bates 522544096/4098), http://legacy.library.ucsf.edu/tid/lkd60d00. See also, John Schwartz, " A Cigarette Chemical Packed with Helpful Effects?," *Washington Post*, 9 November 1998, LTDL (Bates 520766513/6514), http://legacy.library.ucsf.edu/tid/dxc30d00.

80. Some analysts have focused on the tobacco industry's development of analogs and suspected that the cigarette companies would be making covert use of them to addict more customers. The primary beneficiaries of the analog programs were pharmaceutical companies, however. For a concerned perspective about nicotine analogs, see Rosemary Vagg and Simon Chapman, " Nicotine Analogues: A Review of Tobacco Industry Research Interests," *Addiction* 100 (2005): 701-712.

81. Daniel Q. Haney, " Nicotine May Help Brain Disease," *Associated Press Online*, 21 February 2000, LTDL (Bates 522544058/4059), http://legacy.library.ucsf.edu/tid/ikd60d00; Lee Bowman, "Nicotine Might Reduce Symptoms of Brain Diseases," *Columbus*

Dispatch (*Scripps Howard News Service*), 22 February 2000, LTDL (Bates 2083518973/8974), http://legacy. library. ucsf. edu/tid/xdz35c00; and Ulysses Torassa, "Scientists Studying Benefits of Nicotine," *San Francisco Examiner*, 22 February 2000, LTDL (Bates 2083518975/8976), http://legacy.library.ucsf.edu/tid/ydz35c00.

82. "Great Drug, Shame about the Delivery System," *The Economist*, 23 September 2000, LTDL (Bates 2078881595A/1597), http://legacy.library.ucsf.edu/tid/gjn86c00.

第六章

从宽容到治疗

　　1992 年，美国联合委员会规定所有医院都要禁止吸烟。同年美国纽约州立精神病研究所的精神科医生格雷戈里·达拉克（Gregory Dalack）和亚历山大·格拉斯曼（Alexander Glassman）总结了患有精神病的吸烟者，特别是那些住院患者，所面临的挑战。格雷戈里·达拉克和亚历山大·格拉斯曼指出，许多精神卫生机构不愿要求精神疾病患者戒烟，是因为他们认为患者有时需要吸烟来缓解压力。相关人士发文鼓励精神卫生从业人员与患者一起努力，共克难关，解决戒烟问题。不过，格雷戈里·达拉克和亚历山大·格拉斯曼指出，强制禁烟与实际戒烟并不相同："在某些情况下，决定戒烟是因为患者处于无烟环境，所以他们应该戒烟。然而，这种推理存在误导，而且显然忽略了个体动机在戒烟中所起的作用。"[1]相关人士写文章建议先等患者病症有所缓解之后，再解决戒烟问题。

　　格雷戈里·达拉克和亚历山大·格拉斯曼鼓励精神卫生从业人员针对精神疾病患者戒烟问题进行沟通，但要从为患者着想的角度来沟通。约从 1992 年起，在不到 20 年的时间里，行业状态不断发生变化。2009 年美国堪萨斯大学研究院坚持要对烟草使用者进行诊断，并极力倡导对所有住院患者进行治疗，其中包括精神疾病吸烟患者。因为人们已知吸烟可致病，所以他们进一步建议美国联合委员会协助解决戒烟问题，规定所有患者不论因何原因入院，无论吸烟状况如何，都应戒烟[2]。这些研究者认为精神病院戒烟措施推行困难的唯一原因是医院管理者的意志不够坚决，如果医生和其他卫生从业人员加大控烟力度，患者就会戒烟。

　　大约从 20 世纪下半叶开始，美国民众对吸烟的危害愈加了解，控烟措施也愈加严厉，精神卫生从业人员对待吸烟患者的方式发生了变化。但这种变化也是因为精神病学理论发生了重大变化，而且精神病院作为脑疾病和药物治疗的科学研究基地已声名鹊起。精神疾病领域吸烟行为的研究人员将吸烟重新定义为一个生物学问题，鼓励精神卫生从业者（和制药公司）把吸烟看成是一种可治疗的疾病。精神科医生对吸烟患者给予或剥夺吸烟权的时代已经一去不复返了，取而代之的观念是，吸烟行为是一种需要治疗的疾病。

精神疾病患者戒烟具有偶然性，一组戒烟研究人员鉴于吸烟有害健康，而推出了禁烟措施，加上精神科专业人员对烟碱和大脑的化学反应感兴趣，于是产生了医学戒烟方法。尽管美国精神科医生不断强调吸烟是精神疾病的一种表现，但这只是他们专业内的观点。正如第七章中所讨论的，美国公共卫生活动家通过观察声名狼藉的美国烟草业，认为吸烟危害身体健康，并以不同的方式解释了精神疾病患者吸烟的概念，他们强调要控制精神疾病患者的吸烟行为。美国精神科医生则不太关注烟草本身，而是将烟碱归入他们现有的大脑治疗药物中。

一、吸烟的治疗药物和医学戒烟疗法

美国精神科医生开始对戒烟问题有所关注与吸烟的临床治疗方案有关[3]。1978 年，杰罗姆·杰菲（Jerome Jaffe）与美国加利福尼亚大学洛杉矶分校研究员默里·贾维克（Murray Jarvik）共同发表了一篇文章，描述了烟草依赖问题。尽管这篇文章的内容与当时杰罗姆·杰菲提倡的对烟草依赖进行精神诊断的其他著作相似，但这篇文章篇幅更长，并由美国神经心理药理学学院（ACNP）赞助出版。美国神经心理药理学学院成立于 1961 年，是一个优秀的研究组织，汇集了来自世界各地的研究人员，他们从生物学角度支持着精神疾病的研究，并对精神疾病患者进行药物治疗[4]。拥有美国神经心理药理学学院成员资格的生物精神病学家们希望对精神病的治疗能摆脱对精神分析方法的依赖[5]。美国神经心理药理学学院支持并促进其研究人员与制药公司的学术交流，以实现互利共赢[6]。

1978 年，杰罗姆·杰菲和默里·贾维克在美国神经心理药理学学院共同发表了一篇文章，像其他文章一样，他们强调大脑化学并讨论了烟草是一种对精神起作用的药物。文章表明关于精神疾病患者吸烟的性质一直争议不断，但"医学界和整个社会都认为那些吸烟的人对自己造成了明显的损害（在社会上或医学上），或那些已经失去控制力无法戒烟的人，可能会导致某种行为异常或精神障碍"。因此，那些无法戒烟的人患有精神疾病[7]。

当时，批评人士抱怨精神科医生声称某些"正常行为"（包括吸烟）是精神疾病，属于跨界行为（超出了他们的专业范围）——这么司空见惯的事情怎么会是精神疾病呢[8]？精神科医生与制药公司合作设计了戒烟的治疗方案来应对这一批评。研究人员最初协助开发和测试了烟碱的各种制剂。大约在20世纪下半叶，制药市场扩展到非处方烟碱产品和其他药物制剂。有了治疗药物，吸烟者就成了需要治疗的患者。

治疗药物（和制药公司）的选择当然会对精神病院治疗吸烟的方法产生影响。一些研究人员与制药公司合作，希望能用烟碱替代品来帮助人们戒烟。最初，二者对于是否给戒烟的人使用烟碱没有达成共识。研究人员尼娜·施奈德（Nina Schneider）和她的小组（包括她的导师默里·贾维克）于1977年，在对烟碱咀嚼胶的研究中指出："吸烟者对卷烟除了烟碱依赖外，是否具有心理依赖尚不明确。有人声称吸烟显然是一种成瘾行为，可表现为身体对它的依赖，即会有戒断效应；也有人声称吸烟是一种习惯，是难以戒除的心理依赖，而不是真正意义上的成瘾。"[9]然而，在尼娜·施耐德和别人合著的文章中，通过烟碱咀嚼胶可缓解戒烟症状的例子对此进行了反驳。几年后，默里·贾维克公开讨论了这样一个事实：这项研究是由一家烟碱替代品制药公司资助的[10]。

尽管1980年《精神疾病诊断与统计手册》第三版（DSM-III）中已经有烟草依赖的诊断了，但它最初对精神疾病治疗意义不大。不过，它为制药公司提供了一个宣传药物的机会，也为精神科医生提供了更多的治疗方法。这些公司谨慎而得体地展示了他们与戒烟相关的产品[11]，例如，1984年，梅里尔·道氏制药公司（Merrell Dow Pharmaceuticals）在《美国医学协会杂志》（JAMA）上刊登了一则广告（视觉上为一串链条），指出了"心理依赖""烟碱依赖""社会交往"，是许多人戒烟时遇到的困难。广告中明确地引用了《精神疾病诊断与统计手册》第三版中的诊断，并强调依赖性是戒烟者需要克服的困难。梅里尔·道氏制药公司解释说："作为我们推进呼吸和心血管治疗工作的一部分，公司目前正在对烟草依赖问题的解决方案进行深入研究。"[12]1984年下半年，该公司产品力克雷咀嚼胶（Nicorette Gum）获得美国食品与药物管理局（FDA）的批准，并正式开始销售。

20 世纪 80 年代末，美国越来越多的业内人士开始直言不讳地表示，由于吸烟危害身体健康，精神科医生需要关注患者的吸烟问题。《精神疾病诊断与统计手册》的设计者罗伯特·斯皮策（Robert Spitzer）承诺在下一版《精神疾病诊断与统计手册》中要加强禁烟标准[13]。但人们越来越关注的是烟碱，而不是吸烟行为了。研究人员强调，吸烟行为是因为人们对烟草中的烟碱产生依赖，但它可以被药物取代[14]。此外，他们表示，烟碱成瘾与其他药物成瘾类似，因此，对于何时以及怎样戒烟并不像哲学问题那样复杂[15]。1987 年修订的《精神疾病诊断与统计手册》（*DSM-IIIR*）将烟草依赖改为烟碱依赖，增强了人们对烟碱药物的关注度，该手册用了一个章节来描述烟碱戒断的临床症状[16]。

烟碱依赖诊断有助于人们找到烟碱治疗药物或专业领域的干预治疗方案，然而，研究人员在设计治疗方法和衡量治疗效果方面仍面临挑战。《精神疾病诊断与统计手册》的诊断症状有助于为所有从业者创建同一个标准，该标准最初由研究人员使用，可以确保在同类受试人群中进行治疗方法的测试[17]。然而，接下来对烟草和烟碱依赖的诊断非常广泛，与治疗并无特别联系。当研究人员研究烟碱咀嚼胶等治疗方法时，他们想通过不同的测量方法量化受试者对卷烟的依恋程度，从而判断药物的疗效。

为了区分那些依赖性更强、理论上更需要治疗的吸烟者，许多研究人员使用了瑞典研究人员法格斯特罗姆（Karl-Olov Fagerström）开发的量表[18]。法格斯特罗姆于 1978 年首次发表了被称为法格斯特罗姆耐受性问卷（FTQ）的量表，以用于衡量吸烟与烟碱依赖之间的关系，在全世界得到广泛应用[19]。法格斯特罗姆耐受性问卷使研究人员通过问患者一些问题评估他们对卷烟的依恋程度，以及他们放弃吸烟的困难程度，比如从点燃卷烟开始，需要多久能将烟瘾"唤醒"。法格斯特罗姆耐受性问卷服务于药物研发。当法格斯特罗姆与合作者发现法格斯特罗姆耐受性问卷不能成功预测烟碱替代疗法的成功率时，便修改了此量表[20]。1991 年，新出版的法格斯特罗姆烟碱依赖量表（FTND），可以帮助从业人员测量戒烟新产品的效果，这种测量方法因此得到推广。法格斯特罗姆专注于指导药物干预的试验，他是药物制造商法玛西亚普强公司（Pharmacia & Upjohn）的研究员，后来自己研发了戒烟产品，并开创了自己的公司[21]。

随着烟碱依赖治疗方案的不断修正，精神科医生不断制定出与该行业其他滥用药物相辅相成的烟碱依赖诊断方案。尽管罗伯特·斯皮策最初在《精神疾病诊断与统计手册》第三版中评论说，烟草依赖的诊断意义还是个未知数，但在 1987 年的《精神疾病诊断与统计手册》（*DSM-IIIR*）和 1994 年修订的《精神疾病诊断与统计手册》（*DSM-IV*）中，烟碱依赖已与所有其他滥用药物（包括海洛因和可卡因）的行为被归为一类。此外，吸烟环境的改变，如在公共场所采取禁烟措施，使吸烟者的行为像是精神疾病患者，"因为有戒烟限制，所以吸烟者放弃了对他们来说很重要的社交、职业或娱乐活动"[22]。因此，按 1980 年的标准，吸烟者没有社会或职业交往障碍，但随着美国社会对吸烟的接受度下降，那些从 1980 年吸烟并持续到 1994 年的人，就会出现社会或职业交往障碍。

在《精神疾病诊断与统计手册》第四版（*DSM-IV*）出版时，美国精神科医生把吸烟当成疾病治疗已是行业主流和普遍做法了。其中部分原因是美国社会文化已经逐渐接受了对有精神疾病的患者进行药物治疗。尽管仍有人对广泛的精神疾病诊断持批评态度，但许多吸烟者已积极地接受了精神疾病诊断，并进行了相应的药物治疗。

在门诊治疗中引入百忧解（Prozac）等知名药物时，精神病诊断则成为了常规，而不是像以前那样，一旦被诊断为精神疾病患者，就非得住院治疗不可[23]。

1995 年，美国精神病协会（APA）正式提出了戒烟建议，烟碱依赖问题特别工作组（以下简称特别工作组）制定了一套治疗指南。［尽管《精神疾病诊断与统计手册》第四版（*DSM-IV*）强调了包括烟碱在内药物滥用的共同特征，但美国精神病协会对酒精、可卡因和鸦片制剂的指导方针却明显不同，并且分别进行了发表[24]］。特别工作组的声明不但强调烟碱依赖的高发率（美国 20% 的人有过吸烟史），而且强调了精神卫生专业人员在治疗烟碱依赖方面的专业知识的重要性。正如特别工作组所解释的那样："烟碱依赖可以通过药理学、行为学或心理社会疗法或综合疗法进行治疗。烟碱依赖疗法可以减少吸烟对健康的影响。在精神治疗和药物治疗方面的知识和技能对制定烟碱依赖疗法非常重要。"[25] 1996 年，美国精神病协会出版了一本实践指南，以帮助从业人员判别和治疗烟碱依赖[26]。

虽然美国精神病协会从健康角度提供了有关烟碱依赖的治疗信息，但并非所有对这个问题感兴趣的精神卫生专业人士都是大公无私的（只考虑患者的健康）。在他们的实践指南中，美国精神病协会工作组不但强调了烟碱依赖的广泛性，而且强调了精神科医生在治疗方面具有良好专业知识的重要性。该实践指南及 1994 年的美国精神病协会立场声明中都强调，精神科医生应积极确保保险公司了解这些问题，并愿意报销戒烟的治疗费用。这些指导方针对戒烟治疗方法和治疗药物给出建议，其中重点推荐烟碱替代药物作为治疗药物[27]。

精神卫生专业人士渐渐意识到烟碱可使人产生依赖性的相关言论可以使戒烟药物的销售量增加。许多精神科医生与烟碱产品的生产商有关系，所以他们大肆渲染烟碱贴片或烟碱咀嚼胶的效用。20 世纪 90 年代中期，制药巨头葛兰素史克（GSK）与它的学术合作者推动了一种用于戒烟的抗抑郁药安非他酮（Buproprion）［商品曾用营销名为安非他酮缓释片（Welbutrin）］制备。在美国精神病协会实践指南颁布之时，这个配方还未得到批准，但烟碱依赖问题特别工作组主席约翰·休斯（John Hughes）在 1997 年出版的一篇专栏文章中指出，美国食品与药物管理局（FDA）在听证会上公布的关于安非他酮的数据令人顿生希望[28]。约翰·休斯在其职业生涯中担任过多家制药公司的顾问，在烟碱依赖的药物治疗方面积累了大量的专业知识[29]。

在安非他酮获得批准用于戒烟之前，已有吸烟危害健康的报告，以及用药物帮助患者戒烟的益处发表了。通常写这些文章的精神科医生都与制药业有着千丝万缕的联系，例如，美国约翰斯·霍普金斯大学（Johns Hopkins University）的研究员、美国国家药物滥用研究所（National Institute on Drug usage）前所长杰克·亨宁菲尔德（Jack Henningfield）就是一位资深作者，1997 年，他写过一篇文章介绍烟碱成瘾的种种恶果。杰克·亨宁菲尔德和他的合著者强调，吸烟者戒烟难是因为烟碱具有强成瘾性。但他们区分了卷烟中和药物中的烟碱，并促使美国食品与药物管理局（FDA）批准这些烟碱药物用以帮助吸烟者戒烟。他们进一步建议研究烟碱替代品的长期使用方案，并主张改变政策，使药用烟碱更便宜、应用更普遍。杰克·亨宁菲尔德及其合著者在该文中的热情显而易见，然而，作为制药巨头葛兰素史克的顾问及平尼制药咨询公司（Pinney Associates）的副总裁，他对药品描述的客观性难免会受其职位的影响[30]。

1996 年，随着许多烟碱产品（咀嚼胶、贴片及含片）转为非处方药，治疗烟碱依赖症的方法也变得更为广泛[31]。此外，制药公司继续创造新形式的烟碱药物（包括一种吸入式的处方药）和戒烟药物伐尼克兰（Varenicline）[32]。不过，大多数关于烟碱依赖性的研究是针对有戒烟障碍的普通人群，直到不久前，精神科医生才开始着手处理传统精神疾病患者的吸烟问题。

二、戒烟与精神疾病患者

尽管（在制药公司的帮助下）精神科医生已经扩展了精神疾病的定义，将吸烟纳入其中。但严重精神疾病患者直到 20 世纪 90 年代末才获得诊断。即使有活跃精神症状的患者，也没有被列入 1996 年美国精神病协会的实践指南的诊断范围。

原因是经过漫长的时间，人们才认识到精神疾病患者吸烟的情况特殊，部分原因是普通人比精神疾病患者更注重身体健康，此外，精神疾病患者通常还遭受歧视。但是，当精神病研究人员将吸烟理解为精神疾病患者（尤其是精神分裂症患者）大脑中的一个神经科学难题时，精神病研究人员才真正开始重视这个问题[33]。

当人们对吸烟的关注转向烟碱时，精神病研究人员正在通过对精神疾病药物机制的研究，对大脑中的各种神经递质进行探索，例如，研究人员发现，通过氟哌啶醇（Haldol）等药物的明显疗效进行逆向推理，可得出精神分裂症的一个主要问题，即神经递质多巴胺处于异常水平，但是调整多巴胺水平的药物对精神分裂症患者又不完全有效，因此，研究人员继续探索其他脑部化学药品[34]。

为了寻找这种疾病的生物标志，美国科罗拉多大学的一个研究小组（由罗伯特·弗里德曼领导）改进了一种评估注意力和信息处理的方法，精神分裂症患者的注意力和信息处理评估结果均为异常[35]。一个名为 P50 的测试用重复的声音来测量受试者大脑的反应。正常受试者在听两种声音的快速序列时，对第二种声音的大脑反应（由脑电图检测到）要小一些，这与他们筛选外来刺激的能力有关。然而，精神分裂症患者对两种声音的反应相同，这似乎表明他们在处理环境信息方面有困难。发现精神分裂症的特殊心理生理标志物令生物学研究人员异常兴奋。研究人员不但发现了精神分裂症患者的测量结果异常，而且精神分裂症患者的直系亲属测量结果也异常，这使研究人员更加相信精神分裂症具有生物性和遗传性的特点[36]。

罗伯特·弗里德曼和其他研究人员注意到精神疾病患者（尤其是精神分

裂症患者）对卷烟的依恋，令他们感兴趣的还有烟碱能在短时间内修复精神分裂症患者的 P50 测试异常。研究人员知道烟碱能与大脑中乙酰胆碱受体结合，因此，有人推测烟碱实际上可能对大脑产生作用，结果要么导致精神分裂症，要么使症状缓解。吸烟的精神分裂症患者可能是在纠正疾病症状，或者他们的烟碱受体可能存在特定的基因缺陷，也可能吸烟过程正是在减轻精神疾病药物的副作用。这进一步表明，吸烟与精神疾病之间可能存在生物学上的联系，有助于阐明精神疾病患者群体的生物学特征[37]。

精神病学和神经科学的研究人员从这个角度，探寻了吸烟和精神疾病之间的联系，以及使精神疾病患者戒烟的方法和吸烟是否对不同精神疾病患者有不同的作用，这种作用是否表现为特定的脑部化学异常[38]。此外，精神病院禁烟措施越来越严格，这对住院的严重精神疾病吸烟患者有什么影响呢？当研究人员和临床医生逐渐意识到吸烟能够改变精神疾病患者血液中的药物水平，将会影响医院内外的患者的治疗方案[39]。

即使美国民众渐渐意识到吸烟与精神疾病之间存在着潜在的生物联系，但治疗者也不敢确定，戒烟是处理精神疾病患者吸烟问题的良策。同时，美国严格的控烟措施和远离吸烟的文化使人们逐渐拒绝吸烟，许多精神卫生领域的人士认为，精神疾病的生物学特性使精神疾病患者吸烟问题与众不同。大多数人并不公开支持精神疾病患者随意吸烟，但研究人员认为，对这种联系的探索可能意义深远，甚至可能有助于揭开精神分裂症患者的基因之谜[40]。

随着研究人员对吸烟与严重精神疾病之间生化联系的研究深入，美国烟草公司和制药公司等也开始注意到这一点。当吸烟和精神分裂症之间潜在的生物联系被揭晓时，美国烟草公司的科学家们觉得自己的判断得到了证实，因为多年来，他们一直认为吸烟和身体疾病之间存在着生物学联系[41]。研究人员继续研究精神疾病患者吸烟的生物学影响，而这使美国制药行业成了真正的受益者。1996 年，美国杜克大学研究人员指出吸烟似乎有助于精神分裂症患者克服认知缺陷，当精神分裂症患者服用抗精神疾病药物氟哌啶醇时会出现这种认知缺陷，他们认为烟碱替代品对精神分裂症患者尤为重要，"烟碱皮肤贴片或其他烟碱兴奋药物，可作为精神分裂症的辅助治疗药物"[42]。这种方法为烟碱药品开发提供了可能性，但美国精神卫生研究人员也明白烟碱药品开发要通过制药企业来进行，而非烟草企业。

对于美国制药行业和与他们合作的研究人员来说，精神疾病患者的戒烟问题提供了不同类型的大脑研究方向和新市场。几个研究小组开始将患有严重精神疾病的患者纳入临床试验（药物治疗），以帮助他们戒烟。大多数试验规模较小，戒烟失败率较高，长期戒烟率较低[43]。不过，研究人员强调，让患者戒烟的任何进展都意义非凡，他们说，解决这个问题的重中之重是解开精神疾病患者特殊的脑部生物化学运行机制。

精神卫生研究者根据患者对药物的反应进行精神疾病的诊断，这样可以针对特定的精神疾病患者给予特定的戒烟治疗方法[44]。研究人员推测精神分裂症患者未能戒烟可能是因为他们从卷烟中获得了益处（无论是真实的还是感知的益处）[45]。虽然烟草中的烟碱对精神分裂症患者可能会有特定用途，但抑郁症患者似乎无法忍受烟碱戒断的烦躁不安。有些患者在出现抑郁症状时甚至抽更多烟[46]。精神疾病症状甚至可能影响那些没有经过正式诊断的人戒烟。美国路易斯安那州的州立大学的心理学家发现，在那些还没有被诊断为抑郁症的人中，吸烟者的抑郁基线分数越高，戒烟的难度就越大[47]。美国疾病控制中心的研究人员认为，吸烟和抑郁症之间可能存在联系，因此戒烟时应该服用抗抑郁药（已经有安非他酮这种药）[48]。

尽管精神科医生和其他精神卫生治疗者继续对吸烟者进行药物治疗，但却未能实现对每个特别的吸烟诊断都找到相应的药物治疗。除了注意到精神疾病患者吸烟率高于一般人群外，研究人员没有发现关于酗酒或药物滥用、焦虑症或创伤后应激障碍等其他类型疾病的共性[49]。基于临床样本的研究可能由于患者的选择而受到限制，而流行病学研究又可能受到社会经济变化的影响[50]。因为精神疾病诊断的结果通常有些模糊（并且目前仍然是模糊的），所以这项研究未能提供较多具体信息[51]，例如，想要了解吸烟和焦虑症关系的研究者，只能将所有焦虑障碍患者归为一类，因为没有标准来区分它们[52]。

虽然研究人员仍在继续研究烟碱在大脑中的作用，但是在不同的精神疾病诊断中，吸烟对人体具体化学机制还不明确。一些研究小组关注烟碱对烟碱乙酰胆碱受体的作用。有些研究人员想用化学性质与烟碱相似的物质来模拟烟碱的作用。其他研究人员也在找方法阻断烟碱受体。基础科学研究人员已开始研究由烟碱受体引发的大脑复杂化学物质的级联反应，以确定其是否与精神分裂症的异常有关[53]。更为直接，也更为实际的是，美国制药（和烟草）公司开始根据这项研究设计治疗方案。戒烟药物伐尼克兰就是一种作用于大脑烟碱受体的药物[54]。

吸烟对精神疾病患者产生的化学作用既是一个重要的研究领域，也使专业人士积极使用药物治疗精神疾病患者的吸烟问题，但是药物对精神疾病患者的副作用可能（比普通吸烟者）更大，尤其是戒烟药物的副作用。目前市场上的两种主要戒烟药物（烟碱替代品除外）安非他酮和伐尼克兰都有副作用问题，可导致严重的后果，如自杀倾向增加或加大攻击行为等[55]。此外，传统的临床经验认为，如果患者有双相情感障碍病史，则最好不给患者服用抗抑郁药（安非他酮就是其中一种）。然而，戒烟支持者认为，只要监护良好，可以给患者服用这些戒烟药（有抗抑郁作用）[56]。有很多的报告显示，非精神疾病患者使用伐尼克兰后出现了严重的精神疾病症状，美国食品与药物管理局要求在产品上放置黑匣子警告以突出此风险。但该药的推销商坚持认为，该药不仅对精神疾病患者是安全的，还可能有助于治疗抑郁症[57]。（和美国制药公司有关系的研究人员坚持认为，关于服用伐尼克兰之后患者增加攻击性、自杀倾向或产生其他精神症状的报告不足以证明该药物的危险性。相反，他们呼吁要进行更深入的研究，这不禁让人想起美国烟草企业曾经对烟草危害健康的百般抵赖[58]。）考虑在何时且以何种方式给这些饱受疾病折磨的精神疾病患者服用有潜在危害的药物着实困难重重。然而，那些受资助的研究人员（如果不是在经济上资助，也是在专业上资助）也在强调吸烟危害更大，并弱化吃药的风险[59]。

大约在20世纪90年代之前，随着人们对精神疾病患者吸烟率认识的不断提高，研究人员和从业人员都在不断努力以解决精神疾病患者的吸烟问题[60]。

但针对精神疾病吸烟患者戒烟是否应该采取不同的措施存在争议。正如第七章中所探讨的，美国公共卫生领域的一些人坚持认为，现有的戒烟方法对精神疾病患者具有可行性，只是需要更坚强的意志，付出更多的努力。那些精神卫生专业人士却注意到精神疾病患者吸烟行为的特殊性，并对大脑复杂的神经化学作用感兴趣，所以想从不同的角度来解决此问题[61]。因此，研究人员和治疗者已经制定了解决这个问题的方法，这些方法的干预措施和政策对受试者（精神疾病患者）既产生了积极影响，也产生了消极影响。

三、干预和后果

目前大多数美国医学文献都发出了严重警告：吸烟会严重损害身心健康。

但很少有人明白，这种理解烟草产品的方式是由我们所处的社会、经济和政治环境所造成的。事实上，吸烟是一种精神疾病且需要治疗的观点的产生具有偶然性。所以美国医学会（AMA）将它宣布为一种疾病，但不是精神疾病，而吸烟问题本来也可以像治疗肥胖症一样去治疗[62]。著名的精神病学家斯坦顿·皮尔（Stanton Peele）曾在 1981 年参与过《精神疾病诊断与统计手册》第三版（*DSM-III*）的一些讨论，他指出，围绕精神疾病和生物学（包括吸烟等行为）的简化论经历了几度兴衰，而它的潜在危害是可能导致人们对所有行为都使用药物治疗，而不管对不对症[63]。斯坦顿·皮尔的批评很好地预测了后来戒烟用药的问题。

20 世纪 80 年代至 90 年代，美国烟草领域的议题从吸烟行为转向烟碱对大脑的化学作用，药物治疗成了焦点。在已发表的有关精神疾病患者戒烟的研究成果中，依靠行为干预而戒烟的群体相对较少[64]。在讨论精神疾病患者戒烟的研究者中，许多人努力推动针对个别患者的干预措施（由制药公司设计）。研究人员根据理论使用药物帮助患者戒烟，该理论表明疾病可以从患者的生活或行为中表现出来，并可以用药物成功治疗。因此针对烟碱成瘾人们也将注意力集中在了使用药物治疗上。相比之下，以色列的一个研究小组在一家精神病院为吸烟者设立了一个干预小组，鼓励患者积极参与干预治疗，他们表示关于戒烟的非药物干预文献非常缺乏。许多吸烟者因为受到鼓励（医院仍允许吸烟）而能够减少吸烟量，且有满满的成就感[65]。

此时精神科医生设定的患者通过药物治疗戒烟的理念是：如果患者不能成功戒烟，就要减少他们的自责，即通过强调烟碱依赖，精神科医生和精神卫生研究人员在理论上给予患者更多的治疗，并尽量减少其（难以戒断吸烟时产生的）自责（耻辱感）[66]，且当时所提倡的医学治疗方法更多的是使用药物。美国制药业在烟碱替代品领域的崛起，强化了吸烟是一个需要治疗的疾病的观点，而不将其视为一种常见的行为矫正问题。伊恩·斯托勒曼（Ian Stolerman）和马丁·贾维斯（Martin Jarvis）在 1995 年辩称，烟碱替代品可以帮助戒烟的事实表明"烟碱与海洛因、可卡因、酒精一样，是一种强烈成瘾药物。"[67]将烟碱定义为成瘾药物，使这些研究人员免受社会、经济以及药物滥用等问题的困扰[68]。

但烟碱成瘾这一医学诊断并没有去掉药物滥用常见的负面效应。将吸烟列为精神疾病的后果之一是造成精神分裂症或其他严重精神疾病的吸烟者具有"双重诊断"［既是精神（或情绪）疾病患者，又是药物滥用者］[69]。这个定义表明这些患者比那些只患有一种疾病的患者面临着更多困难。此外，正如一位美国新泽西州的治疗专家所解释的那样，医务人员应该理解他们是"药物依赖患者"，对这样的患者应避免使用一些治疗方法（如使用可能成瘾的药物）[70]。因此，尽管吸烟不会使人出现像吸食可卡因或鸦片（甚至大麻）等毒品那样产生精神疾病症状，但吸烟的精神疾病患者却与其他药物滥用的吸烟者一样具有双重诊断了。

与此同时，就社会和法律处罚而言，烟碱和药物滥用的相似性到底有多大，这个问题一直充满争议。正如烟草使用障碍研究先驱杰罗姆·杰菲（Jerome Jaffe）在 1995 年所指出的那样："公共政策制定者认识到烟碱具有强大的依赖潜力是很重要的，但不能将所有药物滥用混为一谈，否则有朝一日，这个问题还会回来困扰我们。"[71]那么怎样处理精神疾病患者吸烟这个复杂问题呢？烟碱本身的性质就需要根据不同的情况使用不同的方法来处理吗？其他的精神疾病治疗方法对精神疾病吸烟患者的效果如何呢？

精神病学行业中有些人提出使用烟碱治疗的方法可以减少伤害，这种观点认为，少量的改变总比没有改变好，患者的需求可能与治疗者想达到的治疗目的不同。对它的倡导者来说，减少伤害的方法意味着他们接受患者现在的状况，理解他们吸烟的特殊原因，而不仅仅认为他们吸烟是因为成瘾[72]。对于精神病吸烟者来说，减少危害的观点认识到卷烟在帮助减轻精神疾病药物的副作用、促进认知或缓解压力、打发无聊方面有作用。因此，研究人员建议，在处理精神疾病患者吸烟的问题时，需要解决戒烟前后的认知问题，才能帮助患者戒烟[73]。

一些关于吸烟和精神疾病的研究者认为，用减少伤害的方法治疗精神疾病患者可能意味着长期使用烟碱替代品或无限期地使用诸如安非他酮和伐尼克兰等药物。正如杰克·亨宁菲尔德（Jack Henningfield）和斯蒂芬·海斯曼（Stephen Heisman）在 1995 年所指出的那样，如果烟碱确实对大脑产生了积极的影响，"那么就应该竭尽全力开发非烟草烟碱药物，使烟碱益处最大化，副作用最小化。"[74] 1996 年，美国康奈尔大学的三位精神病学家在《美国精神病学杂志》的一篇社论中指出把烟碱和卷烟一起"扔掉"是有风险的："从政策的角度来看，人们必须问：我们是否会受'一刀切治疗思想'的影响，让其他药物滥用治疗的失败，阻止了烟碱依赖的治疗?"[75]许多提倡使用药用烟碱的研究人员认为，危险物质不是烟碱，而是它的载体——卷烟。

美国佛蒙特州精神病学家约翰·休斯（John Hughes）在2001年写道，烟碱对大脑产生作用，既能使人成瘾，又可以被利用来治病。他指出，烟碱确实对某些吸烟者有一定的好处，并认为，烟草控制政策的制定也应考虑烟碱对人们的一些益处[76]。几个研究小组寻找了一种精神疾病吸烟者能够接受的烟碱配方，因为使用现在的烟碱贴片替代吸烟对他们来说确实有些勉强。包括美国加利福尼亚大学旧金山精神病学家尼尔·贝诺维茨（Neal Benowitz）在内的一些研究人员认为烟碱即便有成瘾风险，也比吸烟强[77]。

那么烟碱和其他滥用药物一样吗？不同方式的烟碱取代疗法（贴片、咀嚼胶、鼻喷剂、吸入剂、舌下含片等）对人体的作用是否相同？患有精神疾病的人群和普通人使用烟碱的效果有区别吗？虽然一些精神健康专家主张长期使用烟碱，但其他人的反映很消极，就像几十年前许多人反对海洛因患者使用美沙酮维持治疗那样[78]。

精神科医生对烟碱作为一种药物的看法（在某些形式上）与那些致力于解决普通人群吸烟问题的公共卫生倡导者们的看法产生了分歧。2005年，美国国家精神卫生研究所召集了一个关于精神疾病患者和吸烟问题的专家小组，该小组就彼时的控烟政策是否对精神疾病患者产生积极影响提出质疑："对于精神疾病患者这个群体，卷烟税可能不会像在普通人群中那样的阻碍他们吸烟，但也不会促使他们戒烟；控烟措施可能会对精神疾病患者产生负面影响。禁烟措施会阻止吸烟，保护不吸烟的人免受烟雾的侵害，但是否也会使那些已有自闭倾向的精神疾病吸烟者更加与世隔绝呢？"[79]质疑还包括对于处理精神疾病患者的吸烟问题，是不是应该区别于普通大众，要树立不同的目标，使用不同的方法？长期计划和自我节制是否应该成为精神疾病戒烟项目的关键？

此时精神卫生工作者在吸烟问题上的最新认识是精神疾病吸烟者的情况特殊，并应相应地使用药物对他们进行治疗。美国许多与制药公司有关系的研究人员已经在大力推广药物治疗方法了，包括烟碱替代疗法、安非他酮和饱受争议的伐尼克兰药物疗法[80]。基础科学研究人员日渐关注烟碱对乙酰胆碱受体的影响，而药物开发人员则努力将烟碱受体研究作为多种疾病的治疗方法进行研发。美国制药行业和其合作者一样，热情地接受了烟碱依赖的理念。控烟倡导者担心烟碱产品的供应会使人们不能完全戒烟，但一些精神卫生研究人员主张放宽对药物营销和检测的限制，以便这些公司能够有效地与烟草公司竞争[81]。

吸烟行为的医学治疗得益于制药企业。虽然分析人士仍在揭示美国烟草业新的干扰方式对当前有关吸烟和精神疾病的研究和政策的影响，然而控烟专家对制药业的作用却浑然不觉[82]。烟碱替代品给制药公司带来了福音。此外，2006 年《美国医学会杂志》（*JAMA*）的一位医学记者愉快地指出，美国制药公司正开发有潜力的治疗产品，旨在让精神疾病患者利用烟碱自我治疗[83]。即便是通过烟草公司研发的化合物，如神经元烟碱受体激动剂（RJR-2403），也可以缓解精神疾病的症状，因为它们是药物而不是烟草[84]。（在美国的禁烟措施实施后）精神疾病吸烟者在剩余吸烟者中日渐突出，这增加了患者和工作人员的压力，从而增强了戒烟效果。尽管鼓励精神疾病患者戒烟（鉴于吸烟危害健康）可以理解，但精神卫生的治疗环境和精神疾病的生物学特性却使这一问题变得错综复杂。

从精神疾病和精神治疗的角度解决吸烟问题的研究人员和分析人员主要采用药物治疗烟碱依赖，而那些控烟人士也开始着手解决精神疾病患者高吸烟率的问题，虽然他们和前者的工作重点不同。美国的公共卫生学者、志愿者、卫生组织领导人和禁烟积极分子注意到吸烟行为和精神疾病的特殊问题，但是他们要求精神疾病吸烟者采用制药公司的产品治疗烟碱依赖，用这种使用烟碱替代药物的方法表明他们要与美国的烟草行业划清界限。

注　释

1. Gregory W. Dalack and Alexander H. Glassman, "A Clinical Approach to Help Psychiatric Patients with Smoking Cessation," *Psychiatric Quarterly* 63 (1992): 27–39, quote from 34. Dalack subsequently moved to the University of Michigan, where he has been the chair of the psychiatry department since 2007.

2. Babalola Faseru et al., "Prevalence and Predictors of Tobacco Treatment in an Academic Medical Center," *Joint Commission Journal on Quality and Patient Safety* 35 (2009): 551–557.

3. This was true for proposed *DSM-III* diagnoses in general. Hannah Decker pointed out that an early draft version of what would become *DSM-III was* originally presented at a conference sponsored by the Squibb pharmaceutical company. Hannah S. Decker, *The Making of DSM-III: A Diagnostic Manual's Conquest of American Psychiatry* (New York: Oxford University

Press, 2013）, 144. As historians have pointed out, physicians in many fields had established relationships with pharmaceutical companies in the twentieth century. See John P. Swann, *Academic Scientists and the Pharmaceutical Industry: Cooperative Research in Twentieth-Century America* (Baltimore: Johns Hopkins University Press, 1988); Dominique A. Tobbell, *Pills, Power, and Policy: The Struggle for Drug Reform in Cold War America and Its Consequences* (Berkeley: University of California Press, 2012).

4. David Healy, *The Creation of Psychoph armacology* (Cambridge: Harvard University Press, 2002）, 109.

5. For an overview on the shifts in psychiatry from a psychoanalytic to a biological perspective, see Gerald N. Grob, *The Mad Among Us: A History of the Care of America's Mentally Ill* (Cambridge: Harvard University Press, 1994); Edward Shorter, *A History of Psychiatry: From the Era of the Asylum to the Age of Prozac* (New York: John Wiley & Sons, 1997).

6. The ACNP continues to promote relationships with the pharmaceutical industry. See http:// www. acnp. org/aboutus/default. aspx, accessed 26 July 2013. For the origins of psychopharmacology, including relationships to the pharmaceutical industry, see Lori A. Schmied, Hannah Steinberg, and Elizabeth A. B. Sykes, "Psychopharmacology's Debt to Experimental Psychology," *History of Psychology* 9 (2006): 144–157.

7. Jerome H. Jaffe and Murray E. Jarvik, "Tobacco Use and Tobacco Use Disorder," in *Psychopharmacology: A Generation of Progress*, ed. Morris A. Lipton, Alberto DiMascio, and Keith F. Killam (New York: Raven Press, 1978), 1665–1676.

8. See for example, Daniel Goleman, "Who's Mentally Ill?," *Psychology Today*, January 1978, 34–41; William T. McReynolds, "*DSM–III* and the Future of Applied Social Science," *Professional Psychology* 10 (1979): 123–132.

9. Nina G. Schneider et al., "The Use of Nicotine Gum during Cessation of Smoking," *American Journal of Psychiatry* 134 (1977): 439–440.

10. "Conversation with Murray Jarvik," *Addiction* 96 (2001): 1241–1252.

11. David Healy has cited the 1962 Kefauver–Harris amendments as the origin of the FDA requirement that pharmaceutical companies must have a diagnosis as an indication for a new drug application. David Healy, *The Antidepressant Era* (Cambridge: Harvard University Press, 1997), 26–28.

12. Advertisement printed in *JAMA*, 2 March 1984, LTDL (Bates 505016789), http:// legacy. library. ucsf. edu/tid/szk35d00. Merrell's caution in this advertisement might have been due in some part to its difficulty with the FDA when it attempted to bring Kevalon—

thalidomide—to market in the United States, in the early 1960s. Daniel Carpenter, *Reputation and Power: Organizational Image and Pharmaceutical Regulation at the FDA* (Princeton: Princeton University Press, 2010).

13. "Calls for an Active Antismoking Role for Psychiatrists," *Clinical Psychiatry News*, March 1986, LTDL (Bates 506635726), http://legacy.library.ucsf.edu/tid/snw44d00.

14. William A. Check, "New Knowledge about Nicotine Effects," *JAMA* 247 (1982): 2333–2338.

15. Murray E. Jarvik and Dorothy K. Hatsukami, "Tobacco Dependence," in *Smoking and Human Behavior*, ed. Tara Ney and Anthony Gale (New York: Wiley, 1989), 57–67.

16. American Psychiatric Association, *Diagnostic and Statistical Manual of Mental Disorders*, 3rd rev. ed. (Washington, DC: American Psychiatric Press, 1987).

17. *DSM* criteria were based on research criteria from investigators at Washington University in St. Louis and the New York State Psychiatric Institute. See John P. Feighner et al., "Diagnostic Criteria for Use in Psychiatric Research." *Archives of General Psychiatry* 26 (1972): 57–63; Robert L. Spitzer, Jean Endicott, and Janet B. W. Williams, "Research Diagnostic Criteria," *Archives of General Psychiatry* 36 (1979): 1381–1383.

18. For a comparison of different kinds of measures, see for example, John R. Hughes, Steven W. Gust, and Terry F. Pechacek, "Prevalence of Tobacco Dependence and Withdrawal," *American Journal of Psychiatry* 144 (1987): 205–208.

19. Karl-Olov Fagerstrdm, "Measuring Degree of Physical Dependence to Tobacco Smoking with Reference to Individualization of Treatment," *Addictive Behaviors* 3 (1978): 235–241.

20. Karl-Olov Fagerstrom and Nina G. Schneider, "Measuring Nicotine Dependence: A Review of the Fagerstrom Tolerance Questionnaire," *Journal of Behavioral Medicine* 12 (1989): 159–182.

21. Executive Profile: Karl - Olov Fagerstrom, http://investing. businessweek. com/research/ stocks/private/person.asp? personId = 26959017&privcapId = 25290342&previousCapId = 2231152&previousTitle=Sj%C3%A4tte%20AP-fonden, accessed 12 February 2013. See also Fagerstrom's 2009 review, funded by Pfizer. Karl Fagerstrom and Henri-Jean Aubin, "Management of Smoking Cessation in Patients with Psychiatric Disorders," *Current Medical Research & Opinion* 25 (2009): 511–518.

22. American Psychiatric Association, *Diagnostic and Statistical Manual of Mental Disorders*, 4th ed. (Washington, DC: American Psychiatric Association, 1994), 243.

23. For an example of the widespread acceptance of psychiatric diagnosis and medication, see Peter D. Kramer, *Listening to Prozac* (New York: Penguin Books, 1993).

24. American Psychiatric Association, *Practice Guidelines for Treatment of Patients with Substance Use Disorders: Alcohol, Cocaine, Opioids* (Washington, DC: American Psychiatric Association, 1995). The exclusion of nicotine was noted and criticized in Barbara S. McCrady and Douglas Ziedonis, "American Psychiatric Association Practice Guidelines for Substance Use Disorders," *Behavior Therapy* 32 (2001): 309–336.

25. American Psychiatric Association, "Position Statement on Nicotine Dependence," *American Journal of Psychiatry* 152 (1995): 481–482; "New APA Position Statement Urges Actions to Reduce High Rates of Nicotine Dependence," *Psychiatric Services* 46 (1995): 194–195.

26. American Psychiatric Association, *Practice Guideline for the Treatment of Patients with Nicotine Dependence* (Washington, DC: American Psychiatric Association, 1996).

27. American Psychiatric Association, *Practice Guidelines for Treatment of Patients with Substance Use Disorders: Alcohol, Cocaine, Opioids*.

28. John R. Hughes, "Treating Nicotine Dependence in Mental Health Settings," *Journal of Practical Psychiatry and Behavioral Health*, July 1997, LTDL (Bates 2081911947/1951), http://legacy.library.ucsf.edu/tid/goy81c00.

29. See John Hughes CV, http://www.uvm.edu/~psych/faculty/cv/Hughes_cv.pdf, accessed 12 February 2013.

30. Stephen J. Heishman, Lynn T. Koslowski, and Jack E. Henningfield, "Nicotine Addiction: Implications for Public Health Policy," *Journal of Social Issues* 53 (1997): 13–33.

31. Theodore E. Keeler et al., "The Benefits of Switching Smoking Cessation Drugs to Over-the-Counter Status," in *Tobacco Control Policy*, ed. Kenneth E. Warner (San Francisco: Jossey-Bass, 2006), 417–438.

32. See for example, J. Taylor Hays, Jon O. Ebbert, and Amit Sood, "Efficacy and Safety of Varenicline for Smoking Cessation," *American Journal of Medicine* 121 (2008): S32–S42. Pfizer, the maker of varenicline, had a relationship with the lead author of this study and also paid for an editorial consultant to produce the article.

33. On the history of the changing views of schizophrenia, see Sander L. Gilman, "Constructing Schizophrenia as a Category of Mental Illness," in *History of Psychiatry and Medical Psychology*, ed. Edwin R. Wallace IV and John Gach (New York: Springer, 2008),

461-483.

34. Arvid Carlsson, "Mechanism of Action of Neuroleptic Drugs," in *Psychopharmacology: A Generation of Progress*, ed. Morris A. Lipton, Alberto DiMascio, and Keith F. Killam (New York: Raven Press, 1978), 1057-1070.

35. International teams had also looked at similar tests in Alzheimer's disease. See for example, E. Gordon et al., "The Differential Diagnosis of Dementia Using P300 Latency," *Biological Psychiatry* 21 (1986): 1123-1132.

36. Robert Freedman et al., "Neurobiological Studies of Sensory Gating in Schizophrenia," *Schizophrenia Bulletin* 13 (1987): 669-678; Lawrence E. Adler et al., "Normalization by Nicotine of Deficient Auditory Sensory Gating in the Relatives of Schizophrenics," *Biological Psychiatry* 32 (1992): 607-616. Tobacco-company researchers were closely following this research and had copies of the Freedman group's work. See for example, copy located in LTDL (Bates 2050236458/6467), http://legacy. library. ucsf. edu/tid/tun86e00.

37. Not surprisingly, the tobacco industry tracked this research, though they do not seem to have funded most of it. See for example, Sherry Leonard et al., "Nicotinic Receptor Function in Schizophrenia," *Schizophrenia Bulletin* 22 (1996): 431-445; Lee Bowman, "Nicotine May Give Short - Lived Relief of Symptoms. Gene Defect Linked to Schizophrenics' Heavy Smoking," *Scripps Howard News Service*, 21 January 1997, LTDL (Bates 2073480711/0713), http://legacy. library. ucsf. edu/tid/zpq80b00; and Thomas Maugh, "New Study Links Defect in Brain Gene to Schizophrenia," *Seattle Times*, 21 January 1997, LTDL (Bates 770006515), http://legacy, library.ucsf.edu/tid/ooi45a99.

38. See for example, E. D. Levin et al., "Nicotine Effects on Adults with Attention-DeRcit/Hyperactivity Disorder," *Psychopharmacology* 123 (1996): 55-63. Copy in LTDL (Bates 2063120782/0790), http://legacy.library.ucsf.edu/tid/kug33e00.

39. See for example, Joseph McEvoy et al., "Clozapine Decreased Smoking in Patients with Chronic Schizophrenia," *Biological Psychiatry* 37 (1995): 550 - 552. Copy in LTDL (Bates 2065399878/9881), http://legacy.library.ucsf.edu/tid/tiw43a00.

40. See for example, Jose De Leon, "Smoking and Vulnerability for Schizophrenia." *Schizophrenia Bulletin* 22 (1996): 405-409.

41. See for example, email from Don deBethizy, 25 February 1997, RJR, LTDL (Bates 528807501/7503),http://legacy.library.ucsf.edu/tid/zzf96a00.

42. Edward D. Levin, William Wilson, Jed E. Rose, Joseph McEvoy, "Nicotine-Haloperidol

Interactions and Cognitive Performance in Schizophrenics," *Neuropsychopharmacology* 15 (1996): 429–436. No tobacco funding was mentioned for this study. Copy of article in LTDL (Bates 2063120815/0822), http://legacy.library.ucsf.edu/tid/mig33e00.

43. See for example, Shawn R. Currie et al., "Outcome from a Community–Based Smoking Cessation Program for Persons with Serious Mental Illness," *Community Mental Health Journal* 44 (2008): 187–194.

44. On psychiatric diagnosis and pharmaceuticals, see Healy, *The Creation of Psychopharmacology*; Laura D. Hirshbein, *American Melancholy: Constructions of Depression in the Twentieth Century* (New Brunswick, NJ: Rutgers University Press, 2009).

45. See for example, Douglas M. Ziedonis and Tony P. George, "Schizophrenia and Nicotine Use: Report of a Pilot Smoking Cessation Program and Review of Neurobiological and Clinical Issues," *Schizophrenia Bulletin* 23 (1997): 247–254.

46. Roman Kotov et al., "Smoking in Schizophrenia: Diagnostic SpeciBcity, Symptom Correlates, and Illness Severity," *Schizophrenia Bulletin* 36 (2010): 173–181.

47. Amy L. Copeland, Magdalena Kulesza, and Gerald S. Hecht, "Pre–Quit Depression Level and Smoking Expectancies for Mood Management Predict the Nature of Smoking Withdrawal Symptoms in College Women Smokers," *Addictive Behaviors* 34 (2009): 481–483. This was also true for older adults with drinking problems. See Brent A. Kenney et al., "Depressive Symptoms, Drinking Problems, and Smoking Cessation in Older Adults," *Addictive Behaviors* 34 (2009): 548–553.

48. Annette K. McClave et al., "Associations between Smoking Cessation and Anxiety and Depression," *Addictive Behaviors* 34 (2009): 491–497.

49. See for example, Richard A. Brown et al., "Effects on Substance Use Outcomes in Adolescents Receiving Motivational Interviewing for Smoking Cessation during Psychiatric Hospitalization," *Addictive Behaviors* 34 (2009): 887–891; Andrea H. Weinberger et al., "Gender Differences in Associations between Lifetime Alcohol, Depression, Panic Disorder, and Posttraumatic Stress Disorder and Tobacco Withdrawal," *American Journal on Addictions* 18 (2009): 140–147; and Erin C. Marshall et al., "Reasons for Quitting Smoking Prior to a Self-Quit Attempt among Smokers with and without Posttraumatic Stress Disorder or Other Anxiety/Mood Psychopathology," *American Journal on Addictions* 18 (2009): 309–315.

50. Francisco J. Diaz et al., "Tobacco Smoking Behaviors in Bipolar Disorder: A Comparison of the General Population, Schizophrenia, and Major Depression," *Bipolar Disorders* 11

（2009）：154-165.

51. On the lack of clarity in psychiatric diagnoses, see Allan V. Horwitz, *Creating Mental Illness* （Chicago：University of Chicago Press, 2002）; Allen Frances, *Saving Normal: An Insider's Revolt against Out-of-Control Psychiatric Diagnosis, DSM-5, Big Pharma, and the Medicalization of Ordinary Life* （New York：HarperCollins, 2013）.

52. Sandra Baker Morissette et al., "Anxiety, Anxiety Disorders, Tobacco Use, and Nicotine: A Critical Review of Interrelationships," *Psychological Bulletin* 133 （2007）：245-272.

53. See for example, Stephen L. Dewey et al., "A Pharmacologic Strategy for the Treatment of Nicotine Addiction," *Synapse* 31 （1999）：76-86.

54. Stephen P. Arneric, Mark Halladay, and Michael Williams, "Neuronal Nicotinic Receptors: A Perspective on Two Decades of Drug Discovery Research," *Biochemical Pharmacology* 74 （2007）：1092-1101.

55. Bridget M. Kuehn, "Studies Linking Smoking-Cessation Drug with Suicide Risk Spark Concerns," *JAMA* 301 （2009）：1007-1008.

56. Alain Dervaux and Xavier Laqueille, "Letter to the Editor: Antidepressant Treatment and Smoking Cessation in Bipolar Disorder," *JAMA* 301 （2009）：2093.

57. On the black-box warning （and marketing despite the warning）, see Laura Eggertson, "Pfizer Advertises Smoking Cessation Drug despite Health Warnings," *Canadian Medical Association Journal* 184 （2012）：E127-E128. On the alleged benefits of the drug for depression, see Noah S. Philip et al., "Varenicline Augmentation in Depressed Smokers: An 8-Week, Open-Label Study," *Journal of Clinical Psychiatry* 70 （2009）：1026-1031.

58. See for example, Jennifer B. McClure et al., "Mood, Side-Effects and Smoking Outcomes among Persons with and without Probable Lifetime Depression Taking Varenicline," *Journal of General Internal Medicine* 24 （2009）：563-569; Joan Arehart-Treichel, "Several Medications Linked to Violent Acts," *Psychiatric News*, 4 February 2011,16, 24.

59. See for example, Neal L. Benowitz, "Pharmacology of Nicotine: Addiction, Smoking-Induced Disease, and Therapeutics," *Annual Review of Pharmacology and Toxicology* 49 （2009）：57-71. For this article, Benowitz disclosed that he acted as a paid consultant to several pharmaceutical companies about smoking-cessation medications.

60. Karen Lasser et al., "Smoking and Mental Illness: A Population-Based Prevalence Study," *JAMA* 284 （2000）：2606-2610.

61. For a nice review of the complicated neurobiology of schizophrenia, see Edward F. Domino, Diana Mirzoyan, and Hideo Tsukada, "N-methyl-D-aspartate Antagonists as Drug Models

of Schizophrenia: A Surprising Link to Tobacco Smoking," *Progress in Neuro - Psychopharmacology & Biological Psychiatry* 28 (2004): 801 - 811. On some of the different patterns of smoking behaviors among mentally ill individuals, see for example, Jennifer W. Tidey et al., "Cigarette Smoking Topography in Smokers with Schizophrenia and Matched Non-Psychiatric Controls," *Drug and Alcohol Dependence* 80 (2005): 259-265; Jill M. Williams et al., "Increased Nicotine and Cotinine Levels in Smokers with Schizophrenia and Schizoaffective Disorder Is Not a Metabolic Effect," *Schizophrenia Research* 79 (2005): 323-335.

62. The American Medical Association recently made the newsworthy assertion that obesity was actually a disease. See Andrew Pollock, "A.M.A. Recognizes Obesity as a Disease," *New York Times*, 18 June 2013. It is still not considered a psychiatric disorder, however.

63. Stanton Peele, "Reductionism in the Psychology of the Eighties: Can Biochemistry Eliminate Addiction, Mental Illness, and Pain?," *American Psychologist* 36 (1981): 807-818.

64. See for example, Jean Addington, "Group Treatment for Smoking Cessation among Persons with Schizophrenia," *Psychiatric Services* 49 (1998): 925-928.

65. Marc Gelkopf et al., "Nonmedication Smoking Reduction Program for Inpatients with Chronic Schizophrenia: A Randomized Control Design Study," *Journal of Nervous and Mental Disease* 200 (2012): 142-146.

66. Nora D. Volkow, "Celebrating the History of NIDA (2003-present)," *Drug and Alcohol Dependence* 107 (2010): 106-107.

67. Ian P. Stolerman and Martin J. Jarvis, "The Scientific Case That Nicotine Is Addictive," *Psychopharmacology* 117 (1995): 2-10, quote from 2.

68. As Musto and Korsmeyer have pointed out, most substance-abuse policy over the last four decades has hinged on both law enforcement and medical treatment. David F. Musto and Pamela Korsmeyer, *The Quest for Drug Control: Politics and Federal Policy in a Period of Increasing Substance Abuse*, 1963-1981 (New Haven: Yale University Press, 2002).

69. For a recent statement of this, see Nora D. Volkow, "Substance Use Disorders in Schizophrenia—Clinical Implications of Comorbidity," *Schizophrenia Bulletin* 35 (2009): 469-472.

70. James Cocores, "Nicotine Dependence: Diagnosis and Treatment," *Psychiatric Clinics of North America* 16 (1993): 49-60.

71. Jerome H. Jaffe, "Commentary on the Nicotine IS/IS Not Addictive Debate."

Psychopharmacology 117（1995）：21-22, quote from 22.

72. Patt Denning, *Practicing Harm Reduction Psychotherapy: An Alternative Approach to Addictions* (New York: Guilford, 2000).

73. See for example, Taryn G. Moss et al., "Prefrontal Cognitive Dysfunction Is Associated with Tobacco Dependence Treatment Failure in Smokers with Schizophrenia," *Drug and Alcohol Dependence* 104（2009）：94-99.

74. Jack E. Henningfield and Stephen J. Heisman, "The Addictive Role of Nicotine in Tobacco Use," *Psychopharmacology* 117（1995）：11-13, quote from 12.

75. John P. Docherty, Peter M. Marzuk, and Jack D. Barchas, "Editorial: Nicotine Dependence: Perspectives on a New Guideline from APA," *American Journal of Psychiatry* 153（1996）：1247-1248.

76. John R. Hughes, "Why Does Smoking So Often Produce Dependence? A Somewhat Different View," *Tobacco Control* 10（2001）：62-64.

77. Benowitz, "Pharmacology of Nicotine." See also, Jill M. Williams, Douglas M. Ziedo-nis, and Jonathan Foulds, "A Case Series of Nicotine Nasal Spray in the Treatment of Tobacco Dependence among Patients with Schizophrenia," *Psychiatric Services* 55（2004）：1064-1066.

78. For a description of hostility to opiate maintenance in the early twentieth century, see Caroline Jean Acker, *Creating the American Junkie: Addition Research in the Classic Era of Narcotic Control* (Baltimore: Johns Hopkins University Press, 2002).

79. Douglas Ziedonis et al., "Tobacco Use and Cessation in Psychiatric Disorders: National Institute of Mental Health Report," *Nicotine & Tobacco Research* 10（2008）：1691-1715, quote from 1708.

80. See for example, Katrina Lising-Enriquez and Tony P. George, "Treatment of Comorbid Tobacco Use in People with Serious Mental Illness," *Journal of Psychiatry and Neuroscience* 34（2009）：E1-E2; E. L. M. Ochoa, "Varenicline Reduced Smoking Behaviour in a Mentally Ill Person," *Journal of Psychopharmacology* 23（2009）：340-341; and Jon O. Ebbert et al., "Combination Treatment with Varenicline and Nicotine Replacement Therapy," *Nicotine & Tobacco Research* 11（2009）：572-576.

81. Mitchell Zeller, Dorothy K. Hatsukami, and Strategic Dialogue on Tobacco Harm Reduction Group, "The Strategic Dialogue on Tobacco Harm Reduction: A Vision and Blueprint for Action in the US," *Tobacco Control* 18（2009）：324-332.

82. This is despite a growing literature on the problems with the pharmaceutical industry

regarding mental – illness treatments. See for example, Robert Whitaker, *Anatomy of an Epidemic*: *Magic Bullets*, *Psychiatric Drugs*, *and the Astonishing Rise of Mental Illness in America* (New York: Crown, 2010).

83. Bridget M. Kuehn, "Link Between Smoking and Mental Illness May Lead to Treat–ments," *JAMA 295* (2006): 483–484.

84. See for example, J. T. Andreasen et al., " Antidepressant – Like Effects of Nicotinic Acetylcholine Receptor Antagonists, But Not Agonists, in the Mouse Forced Swim and Mouse Tail Suspension Tests," *Journal of Pharmacology* 23 (2009): 797–804.

第七章

烟草控制和精神疾病患者

2000 年美国哈佛大学研究人员卡伦·拉瑟（Karen Lasser）和她的同事在美国医学会杂志（*JAMA*）上发表了一篇文章，针对全美共病调查研究（National Comorbidity Survey，NSC）进行了分析（在 20 世纪 90 年代初将一系列调查问卷分发给样本人群），结果显示美国近 50%的人口曾有过精神疾病，其中包括烟碱依赖。之后这篇文章为人们广泛引用。卡伦·拉瑟的研究小组发现，美国大多数吸烟群体由精神疾病患者（如精神分裂症、抑郁症、双相情感障碍）和烟碱依赖患者构成。而且，关于吸烟与精神疾病的一个有趣转变是，该研究小组不但认为吸烟对所有人有害，而且认为吸烟可能是导致出现精神疾病的一个危险因素[1]。与其说吸烟是精神疾病患者生活的组成部分，不如说吸烟是精神疾病的诱因。

其他研究人员惊悉此信息后，在美国医学界和普通大众中广为宣传。2000 年，美国达拉斯晨报报道，尽管已经抑郁的青少年开始吸烟的可能性极低，但吸烟的青少年更易患抑郁症。因此，记者得出结论，应该对青少年进行吸烟危害教育，包括告知吸烟可能导致"患精神疾病"[2]。另外，美国梅奥诊所的研究人员认为，自杀似乎与吸烟相关，这样看来，吸烟也许是造成自杀的危险因素[3]。但是从历史的角度来看，如果没有别的原因，而只是"吸烟导致严重精神疾病或自杀"，那么现在普通大众吸烟率已经下降，而精神疾病和自杀率却仍然保持不变，就前后矛盾了。

但是此时美国的控烟文献表明，吸烟与精神疾病之间不但密切相关，而且吸烟还可能是导致人们患精神疾病的罪魁祸首[4]。尽管没有历史证据证明这一结论，但针对精神疾病吸烟者问题的研究和政策确实缺乏长期视角，因为控烟研究人员也是此时才对此有所认识的。随着美国总体吸烟率的下降，剩下的吸烟群体（公共政策分析师肯尼斯·华纳称他们为"铁杆烟民"）就包括精神疾病患者，在这之前，美国控烟人士并没有特别注意到这个群体[5]。美国卫生局局长报告中有关吸烟部分的内容中并没有特别提到精神疾病患者，也没有提到他们的吸烟问题[6]。但是大约 20 世纪下半叶开始，在美国和其他国家，越来越多的控烟者和团体逐渐意识到吸烟与精神疾病之间存在关联。

到 21 世纪初，一场美国的全民控烟运动，在普通民众中可谓大获全胜，然而这些对普通人行之有效的控烟措施，对精神疾病患者并不奏效。积极控烟人士，包括广泛政策分析师、公共卫生专业人员、医疗卫生从业者和健康协会的成员，将禁烟问题视为重要公共卫生问题。但使控烟人士感到有压力的不仅仅是精神疾病吸烟者的数量问题。20 世纪 90 年代，许多美国的研究人员和政策分析师的控烟立场与许多研究烟碱对大脑影响的人不同，他们强调戒烟，却忽略了吸烟可能在精神疾病患者生活中所起的作用[7]。许多控烟积极分子难以接受精神疾病患者和卷烟的特殊关系，他们目标明确，就是清除所有的烟草和烟碱。这对精神疾病患者影响尤甚。精神疾病患者的吸烟问题既暴露了美国政策上对弱势群体的疏漏，也反映了政策制定者存在的问题，即按自己的假设制定公共卫生政策，却没有经过实践验证，会对某些群体造成意外的后果。

一、对吸烟的容忍性日渐降低

在精神卫生机构中，患者和工作人员吸烟曾经是理所当然的常态，但现在美国民众对吸烟危害身体健康的担忧不但渗透到了精神病院，而且波及了整个精神卫生治疗领域。尽管推动戒烟的原因表面上是为身体健康着想，而且戒烟（治疗）很快取代了禁烟，但是精神卫生领域内外的许多个人和组织支持烟草控制是因为他们对卷烟及美国烟草行业深恶痛绝。以前精神卫生专业人员利用吸烟和患者交流互动，现在越来越多的戒烟人员认为精神疾病吸烟患者和自己有了距离。随着美国控烟措施在精神卫生领域的持续实行，人们对吸烟行为越来越难以容忍，甚至精神疾病患者的吸烟行为也不例外。

正如第四章中所讨论的，在 20 世纪 90 年代初期，精神病院限制（或禁止）吸烟的决定落实得非常艰难，原因是人们对自由和吸烟权存在矛盾态度。医院和门诊的工作人员中的一些成员担忧自己的工作场所存在因吸烟引起的危害，开始支持减少或禁止吸烟，并对精神病院的吸烟传统予以批评。在精神卫生领域，戒烟对患者和工作人员都很重要，而精神科护士在戒烟中起引导作用，这点在美国和英国精神病院的情况大同小异。尽管精神病院工作人员的吸烟率高于其他医疗机构，但许多人开始对精神疾病患者的吸烟习惯表示出了既矛盾又担忧的态度。精神卫生领域专业人员（尤其是护士）逐渐认识到应该解决患者的吸烟问题，而不是将吸烟作为与患者沟通的桥梁。

医院的工作人员担心自己的吸烟行为会给患者带来负面影响。正如 1989 年一位英国护士指出的那样，护士可能会不经意地用自己对卷烟的需求影响患者，而不是帮助他们限制吸烟，以保护其身体健康[8]。其他英国护士团队解释说，精神卫生从业人员是患者的榜样，他们应向患者承诺戒烟[9]。如果护士戒烟，他们可以与患者进行更专业的交流，帮助患者克服戒烟的痛苦[10]。

美国波士顿麦克莱恩医院的一名护士在 1994 年声称，当戒烟后，护患关系有了实质性的改善："患者把护理人员当作有耐心的倡导者，而不是像之前那样把他们看成狱卒一样，在讨要卷烟时和他们讨价还价。"[11]在禁烟之后，护士们表示在与患者的治疗互动中，他们能够更多地关注患者的情感需求。之前因为吸烟而形成的权力关系已不复存在，取而代之的是更好的治疗联盟，不过那些仍视护士为权威的患者在吸烟权方面，并没有发生转变[12]。

与从前精神病院的权力关系一样，管理者和其他工作人员继续通过戒烟政策对患者施加压力。但到了 20 世纪 90 年代至 21 世纪初，美国戒烟措施开始加大。医院领导指出吸烟在精神卫生机构中的危害性。20 世纪 90 年代初，医院管理人员担心，如果不让精神疾病患者吸烟，他们可能会发生暴力行为。但后来，医院管理人员得出结论，卷烟本身才是引发暴力的原因。美国帕洛阿尔托退伍军人管理医院的工作人员发现，一个老年精神疾病病房的吸烟区似乎存在隐患，但当所有病房都禁止吸烟时，他们报告说，那个病房的危险行为和安全问题不复存在了[13]。此外，与吸烟相关的行为似乎随着吸烟区的消失而有所改善。正如美国精神卫生机构领导人在美国精神病协会研究所精神病服务会议上抱怨的那样："卷烟形成了黑市经济的基础，是患者之间互相威胁的前兆。许多处于戒断状态的患者，在等待外出吸烟的特殊休息时间中，焦虑感会上升。这反过来又导致他们在情绪激动时要忍受更多的隔离和约束。"[14]

美国的精神病院比其他国家的精神病院戒烟活动进行得更迅速[15]。到 20

世纪 90 年代中期，对美国卫生行政人员和许多研究人员来说，吸烟者皆为程度不同的精神疾病患者。对于医护人员来说，精神病院住院患者的吸烟行为与他们其他的疾病行为一样，都需要进行治疗管理[16]。一些精神科医生认识到精神疾病患者对卷烟的特殊依赖关系，所以坚持认为，（在戒烟问题上）这些患者应该和其他人有着相同的视角和权利[17]。美国纽约的一位医生表示，他们的医院在美国联合委员会标准出台之前两年就禁烟了，他接受采访时表示："我认为我们的患者不会疯狂到不想过上更健康的生活。"[18]

美国公共卫生专家日渐意识到精神疾病患者的吸烟问题，他们接受这样一种假设：尽管精神疾病吸烟者有精神或情感障碍，但他们能够理解并选择戒烟活动，因为这样对他们更好。研究精神疾病吸烟者问题的研究人员和政策分析师表示，这些人有能力为自己做决定，但前提是他们要做出正确的决定，如果他们选择戒烟（或者表示有戒烟的愿望），那就证明他们和普通人一样；如果精神疾病患者没有戒烟，那就证明他们有精神疾病或受到了某种外部限制。此时一直关注精神疾病患者的公共卫生人士认为，任何一个精神完全正常的人都不可能想吸烟。

当分析人士研究精神疾病患者吸烟问题时，他们声称吸烟的传统误导了精神卫生从业者，使他们认为精神疾病吸烟患者不想戒烟。控烟人士则坚持认为，即使顽固的精神疾病吸烟者也想戒烟。通过不同的方法进行测试，包括让患者参加研究项目及研究没有接受治疗的患者，研究人员反复指出，精神疾病吸烟者和普通人群之间的唯一区别是前者戒烟更困难。尽管控烟研究人员报告说，精神疾病患者说他们想戒烟，但还不清楚医务人员是怎么询问患者的，也不清楚每个人对"戒烟"的含义理解得是否相同。研究人员倾向于向患者解释关于戒烟的想法，比如未来戒烟的路有多远，或戒烟与住房或经济等其他问题有多大关联等，以证明应该在精神疾病患者中更积极地推动戒烟运动[19]。

虽然一些精神疾病研究者强调吸烟对精神疾病患者脑部的特殊生化作用和戒烟的后果，但从控烟角度出发的研究者认为，精神疾病患者和其他人一样需要戒烟干预（尽管干预强度可能更大）[20]。1999 年，美国佛蒙特大学的一个研究小组对一组精神分裂症患者的行为进行了研究，要求这些人根据给出的信息决定自己的行为，相同的信息也给了那些没有精神疾病的人。他们得出的结论是，戒烟干预措施对精神疾病患者同样有效。不过他们本想招募 12

名患者做此研究实验，却只成功地招募了 6 名患者，他们在解释研究结果时应该提到这点，但他们对此却没有做出任何评论[21]。（多年后，他们发现精神分裂症患者对戒烟的金钱奖励反映比烟碱贴片要好[22]。）

关于精神疾病患者是否对戒烟有不同的看法这个问题，美国加利福尼亚州旧金山大学的研究员朱迪思·普罗查斯卡（Judith Prochaska）研究了抑郁症患者在改变模式阶段（鼓励他们从意向前期到采取行动）的能力，她坚持认为这种改变模式对精神疾病患者和普通人同样有效[23]。

研究人员推断，如果精神疾病患者和其他人一样，那么无论他们何时与医疗或精神卫生治疗者接触，都应该成为戒烟干预的目标。到 20 世纪 90 年代末，这些干预治疗也包括了住院患者，而在过去，由于患者具有严重精神问题，人们认为其在住院治疗期间不宜进行戒烟干预。早期的一些描述是为了让患者解决他们的吸烟问题，医院精神科住院部只侧重吸烟危害的健康教育。1999 年，美国伊利诺伊大学的一个研究小组发现，尽管大多数患者并没有因此戒烟，但他们对这个教育项目心怀感激[24]。另一些人认为，医院住院部很重要，因为精神疾病吸烟者在医院外戒烟的可能性微乎其微（尽量让他们在住院期间戒烟），所以只要医务人员与患者有接触，就应该利用这个机会让他们戒烟[25]。

当一些控烟研究人员发现精神疾病吸烟者和普通吸烟者之间的差异时，他们将戒烟的问题归咎于精神卫生从业人员缺乏戒烟意愿，例如，《精神分裂症公报》上的一篇文章指出，当一个瑞士研究小组将精神分裂症吸烟者与普通吸烟者进行比较时（他们得出的结论是），精神分裂症患者同样希望戒烟，但对戒烟是否能成功缺乏信心，然而，产生这种差异是由于精神科医生未经证实的假设，他们错误地认为患者不能或不想戒烟[26]。公共卫生分析人士因此严厉批评了精神卫生专业人员，尤其是精神科医生，因为他们在精神疾病患者长期住院期间，没有积极推动戒烟措施[27]。

当公共卫生人员研究精神疾病患者的吸烟问题时，似乎不相信精神疾病吸烟者能够做出理性决定（尽管他们对自己的健康状况有着不同的认识）。相反，研究人员认为这些精神疾病患者要么是被美国烟草业欺骗而想吸烟，要么是因为他们烟碱成瘾而无法戒烟[28]。

美国来自医学院或公共卫生学院专注于烟草的研究人员，日渐认为吸烟是对烟碱依赖的一种疾病，这就将吸烟行为与社会、经济或个人背景分离开来了，将吸烟作为一种疾病，可以通过医护人员和医疗系统对患者施加压力进行管理和治疗。从这个角度看，戒烟不成功代表着精神卫生系统戒烟措施的失败。

因此，此时美国精神疾病患者戒烟的重点主要集中在医疗卫生系统和医务人员的作用上。美国精神病院全面禁烟的倡导者指责美国精神病院创造了一种吸烟的文化，这种文化实际上助长了患者的吸烟行为，因此，精神病院内广泛吸烟主要是因为专业人员的误导造成的，而不是患者的选择或者患者的需求[29]。一些研究人员认为，必须为住院的精神疾病患者提供戒烟的方法，他们才不会认为禁烟是一种惩罚："他们本身不值得给予戒烟干预，只能遭受吸烟危害。"[30]因为患者有精神疾病，似乎没有能力选择是否戒烟，研究人员坚持认为，避免给患者不必费心戒烟的暗示十分重要："这样的信息加强了患者的被动和无助，而不是鼓励他们照顾自己、健身、过上健康的生活，而且他们没有解决'为什么一个人有那么多麻烦，却没有那么多快乐'这个大问题。"[31]美国的控烟的政策始终如一，精神卫生从业人员需要特别关注戒烟以解决患者的整体健康状况。

在美国有越来越多的人批评精神病院既没有充分解决戒烟问题，也没有在患者住院期间推动戒烟措施。美国精神病学协会（APA）在2006年公布了指导方针，指出住院治疗期间是解决患者戒烟问题的好时机，而美国国家卫生研究所在同年的一份声明中则讨论了推动精神疾病患者戒烟的重要性。不过，控烟倡导者抱怨说，精神卫生从业人员没有尽其所能地推行戒烟计划，并呼吁改变精神病院的吸烟文化，使精神病院的吸烟行为"非正常化"[32]。精神卫生系统的领导们治理吸烟问题是如此不合规范，以至于2009年有英国研究人员担心，医院可能会因为没有充分警告患者吸烟的危险或向他们提供戒烟方式而遭起诉[33]。

公共卫生倡导者不但坚持认为精神疾病患者想戒烟，而且强调，由于吸烟率很高，这一人群的健康受损特别严重。

有观察者注意到，20世纪以来（甚至在美国吸烟普及之前），美国精神疾病患者的死亡率比普通人群要高，大多数人尚不清楚其中原因[34]。20世纪中叶，一些流行病学家报告称，精神分裂症患者的肺癌发病率较低（尽管他们吸烟率较高）[35]。然而，在20世纪90年代至21世纪初，美国研究人员和公共卫生活动家开始断言吸烟是引发精神疾病患者死亡率升高的主要因素。

　　一些激进分子甚至认为吸烟是精神疾病的罪魁祸首。由于在某些人群中吸烟率很高，研究人员推测吸烟会引发精神或情绪问题，例如，母亲在怀孕期间吸烟，生下多动症儿童的比例较高[36]。控烟的倡导者们已经清楚地意识到，美国公共卫生措施需要加强促进精神疾病患者戒烟。

二、烟草控制的意外结果

　　学术界和游说及倡导控烟团体中的积极分子为降低美国的吸烟率做出了重要工作。美国公共场所和工作场所的禁烟令有效地减少了吸烟行为，而教育活动有助于提高人们对吸烟危害身体健康的认识。另外，增加对卷烟的税收也强有力地抑制了卷烟的消费[37]。此外，在过去一段时间里，美国社会对吸烟的接受度急剧下降，吸烟者面临着社会的非议，且就业机会减少，有些工作场所干脆不雇用吸烟者。尽管这些变化值得称赞，但它们却给精神疾病患者带来了意想不到的后果。有效的控烟政策将许多精神疾病吸烟者推到了社会的边缘。肯尼思·华纳指出："今天，（美国）许多社交圈都不欢迎吸烟者，除非社会处于完全病态的状态，否则吸烟会被视为个人软弱的表现。"[38]患有精神疾病的人是社会病态的一部分体现，且他们有限的收入更多地用于购买日益昂贵的卷烟，这加大了他们的经济压力。尽管控烟倡导者打算让戒烟的好处惠及每个人，但有些禁烟措施的效果却使精神疾病患者更加边缘化。

　　当时，美国各地的精神病院和精神卫生领域继续讨论是否有可能扭转数十年来的固有局面，建立无烟、无暴力的良好精神病院环境[39]。

　　在这一问题的医学文献中，大多数作者都强调了精神卫生工作人员在禁烟措施实施之前的担忧，这与禁烟措施的平稳推进形成了鲜明对比，例如，美国达特茅斯学院的研究人员评论说，医院住院部管理者害怕实施禁烟措施，因为他们担心患者出现暴力行为，认为应该给予患者某种奖励以安抚患者。然而，当美国新罕布什尔州的医院禁烟时，唯一不好的结果是很多患者产生抱怨，还有一些工作人员偷偷摸摸地允许患者吸烟[40]。其他医院报告说攻击或过激行为的发生率较之前没有变化，只是还不清楚禁烟是否会给患者带来特别的益处[41]。也有人怀疑，美国整个禁烟的大环境使一些禁烟不良事件没有被曝光[42]。

　　然而，预计的精神疾病患者袭击事件和其他行为异常的情况并没有发生，实际发生的是患者和其他人之间的鸿沟在渐渐加大，正如一位来自美国中央密歇根大学（Central Michigan University，CMU）的心理学家在 1997 年指出的那样，非吸烟者和吸烟者之间的冲突在不断加剧。随着对美国烟草业和吸烟者的谴责不断增加，非吸烟者从各个角度都更加消极地看待吸烟者了。吸烟者因此遭到排挤，成为一个"外群体"，仿佛吸烟者一无是处似的[43]。因此，在患者自己行为没有太大改变的情况下，精神疾病吸烟者遭到美国社会的双重排斥。吸烟不再是一种加强社会交往的共同习惯，而是社会边缘人群的一个特征。

　　总的来说，由于精神疾病患者的吸烟行为和他们的精神疾病，人们越来越视他们为异常群体了。此外，美国民众日渐将烟草业看作是邪恶的化身，控烟积极分子无意中把精神疾病患者及其支持者与烟草公司联系起来，从而加剧了精神疾病患者的边缘化程度。公共卫生倡导者长期以来一直在批评美国烟草企业的文化，他们认为在某种程度上，精神疾病患者长期吸烟和美国烟草业的营销有关[44]。

　　此外，美国烟草行业的文件被披露，也使得一些研究人员认为：烟草档案中提到的人员都参加了美国烟草行业的计划，例如，一个控烟倡导组织指责社会工作者迈克尔·格里曼（Michael Greeman）、托马斯·麦克莱伦（Thomas McClellan）（他们认为精神病院的禁烟并不像大多数医院那样容易）和海伦·科诺普卡［Helen Konopka，精神疾病患者之友及支持者联盟（FAMI）的倡导者，在美国纽约医院组织了一场允许患者吸烟的运动］是美国烟草行业的盟友，仅因为人们在美国烟草行业的档案中找到了有关他们的复印资料。虽然没有证据（甚至在档案中也没有）表明这些人与美国烟草业有任何联系，但控烟倡导组织显然认为，他们的工作与美国烟草公司有利益关系，所以遭到人们的质疑[45]。一位医生在评论海伦·科诺普卡和精神疾病患者之友及支持者联盟的工作时说，虽然精神疾病患者的支持者可能是真诚的，但"之前有精神病院医生鼓励患者吸烟，这对患者来说是不人道的、令人绝望的行为。（有人怀疑这些医生和美国烟草业有关，但没有证据）那些鼓励吸烟的理由听起来好像是美国烟草公司自己编造的！"[46]在一个对烟草公司空前仇恨的时代中，美国社会对那些主张精神疾病患者有吸烟权利的人也充满了敌意。

　　精神疾病吸烟者不只因为吸烟而被贬低，还遭受了美国医疗卫生系统的边缘化。许多精神疾病患者由于疾病和较低的社会经济地位只能使用有限的或低劣的医疗卫生资源[47]。但是据一些控烟人士表示，因为精神疾病患者主要和精神科医生接触，而精神科医生无视他们的身体健康，容忍他们的吸烟行为，使他们的健康问题更加严重了。一个控烟小组发现美国俄亥俄州的精神科医生在回答关于戒烟的问卷时说，他们对患者的治疗有其他的优先考虑，包括治疗他们的精神疾病或处理其他更严重的药物滥用等问题。研究小组抱怨说："对于那些因酗酒和其他药物滥用而接受治疗，但不幸死亡的患者，和吸烟相关的疾病是引起他们死亡的主要原因，而精神科医生给出的说辞似乎表明他们对此缺乏了解。"[48]人们认为精神科医生对吸烟患者的身体健康并不敏感，研究人员一直担心精神科医生似乎对吸烟会改变某些药物的血液水平视而不见。因此，根据控烟研究人员的说法，精神疾病患者是在和那些医学能力极其有限的医生打交道[49]。

控烟倡导者为加快戒烟治疗速度，甚至设计了一个烟草课程，让精神科住院部医生参加培训，这意味着选择进入精神科的医生需要在医学院所学知识的基础上，继续接受有关吸烟治疗的教育[50]。

精神科医生和其他精神卫生工作者会因未能充分治疗吸烟问题而受到批评，同时，精神疾病患者也因不能（或不会）戒烟导致治疗失败而受到指责。有些研究人士表示，精神疾病吸烟者仍然不知道吸烟危害身体健康，这意味着他们与美国主流社会和主流文化存在严重脱节（或者因严重的智力不足而不能理解这一点）[51]。此外，他们的基本精神状况被归咎于戒烟药的不利影响。在《临床精神病学杂志》（*Journal of Clinical Psychiatry*）的一篇文章中，一位备受尊敬的戒烟研究人员与辉瑞公司（Pfizer）的员工合作报告了该药物对精神分裂症患者的疗效。辉瑞公司（Pfizer）是著名的戒烟药物伐尼克兰（Varenicline）的制造商，他们将药物的副作用归因于精神疾病吸烟患者的烟碱戒断症或"神经精神疾病副作用"的基线率偏高[52]。

在美国精神疾病吸烟者和其他社会经济地位低下的人一样，因为对吸烟成瘾，所以日渐遭受社会的边缘化。一些研究人员（和临床医生）指出，精神疾病吸烟者需要接受公共援助是因为他们每月收入有相当一部分（有时高达30%）花费在了卷烟上[53]。此外，根据美国巴尔的摩一个研究小组的研究，吸烟的严重程度与普遍主观评价较低的生活质量，以及严重精神疾病患者对休闲活动、社会关系、财务和健康较低的满意度之间存在着明显的联系。该研究小组不确定生活质量低下是否是吸烟直接导致的，但他们似乎很清楚吸烟对休闲活动或人际关系并无益处[54]。精神卫生从业人士曾经注意到患者曾经可以通过吸烟与他人建立联系。现在他们的吸烟行为却说明了他们正在遭受社会的边缘化。在精神疾病患者中，一些研究者声称吸烟会使精神疾病患者的病情更糟，药物治疗的副作用更多，住院次数更频繁。在这些情况下，对这些处于社会边缘的人，吸烟会使他们的情况雪上加霜[55]。

在关于烟草控制的文献中，研究者注意到了吸烟与不良的社会、经济和文化环境之间的关系。但有研究小组断言吸烟是导致这一现象的原因。行为健康流行病学家分析了精神疾病、社会经济地位低下人群和吸烟之间的关系，他们认为吸烟是首要问题。虽然这可能和精神疾病的诊断相关，但这些研究人员声称，社会经济状况与精神疾病之间关系不大。这类研究表明，精神疾病吸烟者的社会地位低下不一定和他们的疾病相关，而与他们的吸烟行为有关[56]。戒烟将有助于处于较低社会经济环境中的个人更有效地应对精神痛苦[57]。对这些研究人员来说，关注改变吸烟行为比解决社会经济不平等问题更为重要[58]。

虽然很难相信吸烟是个人处于较低社会经济水平的主要原因，但患者的吸烟行为无疑影响了他们在美国社会和治疗关系中的地位。此时吸烟权力关系的特点是医务人员鼓励（或不厌其烦地督促）精神疾病吸烟者戒烟。吸烟进一步拉大了精神疾病患者和戒烟治疗小组间的距离。许多专家坚持认为，无论后果如何，医务人员都有义务推动戒烟措施实行，例如，加拿大安大略省一个法医住院部的研究小组报告了 2007 年禁烟的结果，并着重讲述了患者心血管系统的状态会有所改善。但对于一些患者攻击性增强、情绪低落和体重显著增加的结果，他们则一笔带过，并将这些结果归咎于患者偶尔的吸烟行为[59]。

控烟研究人员坚持认为吸烟会给精神疾病患者带来严重的身心问题，但他们将治疗定义为戒烟和烟碱戒断（而不是长期烟碱维持治疗）。许多控烟人士反对"烟碱对精神疾病患者大脑有作用"的理论，认为这是美国烟草业为保持人们对烟草依恋的一种策略。美国加利福尼亚大学旧金山分校的分析师朱迪思·普罗恰斯卡（Judith Prochaska）讽刺地说，美国烟草业所谓的"减少伤害"就是让患者吸烟，并对同意烟草业的观点的治疗人员进行了严厉的指责[60]。同时，对于"减少伤害"，精神科医生表示可以使用烟碱替代药物，对此大多数控烟人士给予批评或拒绝回答[61]。

烟碱能使人成瘾这个事实，导致美国大众从社会和文化方面鄙视吸烟者。在崇尚个人自律的美国社会中，瘾君子通常被视为罪犯或意志薄弱的人[62]。控烟人员担心烟碱替代品（如烟碱鼻腔喷雾剂）太容易获得可能会导致使用者成瘾[63]。烟碱本身似乎不会引起严重的健康问题（但它的载体是卷烟，卷烟是危险因素），也不会在使用过程中（如海洛因等毒品那样）立即给患者带来死亡的危险。尽管人们支持和鼓励咖啡及其他含咖啡因产品的消费，却鉴定烟碱成瘾的人为精神疾病患者[64]。

争论是否允许精神疾病患者因疾病而随意吸烟并无意义。同时，也不必专门为这一群体量身定做控烟方法（除了加大控烟力度之外），在呼吁戒烟以降低精神疾病患者身体疾病的风险时，蕴含着一种道德判断，正如查尔斯·罗森博格（Charles Charles）所指出的那样，降低患病风险的概念听起来是客观、有益的，但对于未能达到自我控制标准的人来说，可能会产生负罪感。反过来，那些无法控制自己的人只能责怪自己[65]。这些措施的初衷良好，有助于减少一般人群的吸烟率，却增加了一些精神疾病吸烟者与主流社会间的距离，使他们的经济状况更加恶化，处境更加困难。此外，如果精神疾病患者戒烟，他们的寿命会延长，生活质量会更好，这一断言是基于控烟人士等的信念和假设，他们并没有真正接触过精神疾病吸烟患者，所以无法明白精神疾病患者要苦苦挣扎着应对许多常人无法理解的复杂问题。

1964 年的美国卫生局局长报告发表以来，美国社会发生了翻天覆地的变化，取得了现代公共卫生领域的重大胜利。积极的卫生团体，如戒烟与卫生行动组织，更大范围的卫生组织，如美国癌症协会，美国政府机构，如疾病控制中心，以及美国各地的公共卫生学校，帮助推动了美国各地方、各州和国家级的限烟政策，并增加了限烟的措施（如增加吸烟税收）。但是，与之前有关传染病等问题的公共卫生运动一样，旨在帮助普通民众的干预措施，可能会对社会的某些群体产生意想不到的后果[66]。在美国推行限烟政策的几十年的时间里，精神疾病患者的吸烟行为从普通大众行为变成了贴有标签、遭人评判、需要严加管制的行为。虽然改善所有人的健康水平是一个重要的目标，但患有严重长期精神疾病的吸烟者受到了广泛推动的限烟或禁烟措施的影响，使得他们的精神问题可能面临越来越多的挑战。

那么，如果设身处地地从精神疾病患者的角度出发，我们会怎样看待这个问题呢？精神疾病患者对日益增长的戒烟运动有什么看法，并采取了怎样的行动？他们知道吸烟的危害及美国烟草业的恶行之后，为什么继续吸烟？在大众的想象中，精神疾病患者对吸烟的依赖程度到底有多大？到底怎样做才会对精神疾病患者有所帮助呢？

注　释

1. Karen Lasser et al., "Smoking and Mental Illness: A Population-Based Prevalence Study," *JAMA* 284 (2000): 2606-2610.

2. Steve Blow, "Data Show Smoking's Mental Toll," *Dallas Morning News*, 26 November 2000, LTDL (Bates 531638437/8444), http://legacy.library.ucsf.edu/tid/vjp55a00.

3. Timothy W. Lineberry et al., "Population-Based Prevalence of Smoking in Psychiatric Inpatients: A Focus on Acute Suicide Risk and Major Diagnostic Groups," *Comprehensive Psychiatry* 50 (2009): 526-532. See also, Ineke Keizer et al., "Smoking in Psychiatric Inpatients: Association with Working Status, Diagnosis, Comorbid Substance Abuse and History of Suicide Attempts," *Addictive Behaviors* 34 (2009): 815-820; and Joan Arehart-Ireichel, "Smoking High on List of Suicide-Risk Factors," *Psychiatric News*, 4 February 2011, 16-17.

4. For a study that pointed out that it was unlikely that smoking caused schizophrenia, see for example, Mark Weiser et al., "Higher Rates of Cigarette Smoking in Male Adolescents before the Onset of Schizophrenia: A Historical-Prospective Cohort Study," *American Journal of Psychiatry* 161 (2004): 1219-1223.

5. Kenneth E. Warner and David M. Burns, "Hardening and the Hard-Core Smoker: Concepts, Evidence, and Implications," *Nicotine & Tobacco Research* 5 (2003): 37-48.

6. For the report on mental illness, see U.S. Department of Health and Human Services, *Mental Health: A Report of the Surgeon General* (Rockville, MD: U.S. Department of Health and Human Services, Substance Abuse and Mental Health Services Administration, Center for Mental Health Services, National Institutes of Health, National Institute of Mental Health, 1999).

7. For a powerful statement about the need to attend to social context in smoking (including power relationships), see B. Poland et al., "The Social Context of Smoking: The Next Frontier in Tobacco Control?," *Tobacco Control* 15 (2006): 59-63.

8. Breda Kingston, *Psychological Approaches in Psychiatric Nursing* (London: Croom Helm, 1989), 99-100.

9. See for example, Enric Batlie et al., "Tobacco Prevention in Hospitals: Long-Term Follow-Up of a Smoking Control Programme," *British Journal of Addiction* 86 (1991): 709–717.

10. See for example, Scott Erwin and Diana Biordi, "A Smoke-Free Environment: Psychiatric Hospitals Respond," *Journal of Psychosocial Nursing* 29 (1991): 12–18.

11. Melanie Richardson, "Nursing Implementation of Smoking Bans on Psychiatric Wards." *Journal of Psychosocial Nursing and Mental Health Services* 32 (1994): 17–19, quote from 17.

12. See Paulette M. Gillig et al., "A Comparison of Staff and Patient Perceptions of the Causes and Cures of Physical Aggression on a Psychiatric Unit," *Psychiatric Quarterly* 69 (1998): 45–60.

13. Gary Hartz and Gloria Kuhlman, "Smoking Cessation for Geropsychiatric Patients in Long-Term Care," *Psychiatric Services* 55 (2004): 454.

14. Aaron Levin, "State Hospitals Struggle to Give Up Smoking," *Psychiatric News*, 16 November 2007, 4.

15. Psychiatric administrators in Israel at the same time period noted that the culture of smoking was still quite entrenched and that staff felt that there were benefits to smoking for the mentally ill on the unit. Roberto Mester et al., "Survey of Smoking Habits and Attitudes of Patients and Staff in Psychiatric Hospitals," *Psychopathology* 26 (1993): 69–75. A similar situation existed in Australia. See Sharon Lawn and Judith Condon, "Psychiatric Nurses' Ethical Stance on Cigarette Smoking by Patients: Determinants and Dilemmas in Their Role in Supporting Cessation," *International Journal of Mental Health Nursing* 15 (2006): 111–118. For smoking among all kinds of hospitalized patients in Finland, see Antti Tanskanen et al., "Smoking among Psychiatric Patients," *European journal of Psychiatry* 11 (1997): 179–188.

16. See for example, Normal L. Keltner, "Developing the Therapeutic Environment," in *Psychiatric Nursing*, ed. Norman L. Keltner, Lee Hilyard Schwecke, and Carol E. Bostrom, 2nd ed. (St. Louis: Mosby, 1995), 313–328.

17. Letter to the editor, *Hospital and Community Psychiatry* 41 (1990): 454–455.

18. Tim Golden, "One More Anxiety for a Psychiatric Ward: No Smoking," *New York Times*, 3 March 1990.

19. See for example, Douglas M. Ziedonis and Kimberlee Trudeau, "Motivation to Quit Using Substances among Individuals with Schizophrenia: Implications for a Motivation-Based Treatment Model," *Schizophrenia Bulletin* 23 (1997): 229–238.

20. See for example, Stephen Kisely and Leslie Anne Campbell, "Use of Smoking Cessation Therapies in Individuals with Psychiatric Illness: An Update for Prescribers," *CNS Drugs* 22 (2008): 263–273.

21. Jennifer W. Tidey, Suzanne C. O'Neill, and Stephen T. Higgins, "Effects of Abstinence on Cigarette Smoking among Outpatients with Schizophrenia," *Experimental and Clinical Psychopharmacology* 7 (1999): 347–353.

22. Jennifer W. Tidey, Suzanne C. O'Neill, and Stephen T. Higgins, "Contingent Monetary Reinforcement of Smoking Reductions, with and without Transdermal Nicotine, in Outpatients with Schizophrenia," *Experimental and Clinical Psychopharmacology* 10 (2002): 241–247.

23. Judith J. Prochaska et al., "Depressed Smokers and Stages of Change: Implications for Treatment Interventions," *Drug and Alcohol Dependence* 76 (2004): 143–151. In 2011, James Prochaska, one of the principal architects of the stages of change model, accepted a public-health award for his work. He noted that he was pleased to see that an investigator—who happened to be his daughter—was able to use the stages of change model with psychiatric patients. See "URI's James Prochaska and First Lady Michelle Obama to Be Honored for Contributions to Improve Public Health," press release from the University of Rhode Island, 27 October 2011, http://www.uri.edu/news/releases/?id=6020, accessed 5 March 2013. Boston University researchers, while sympathetic to the stages of change model, did not find it predictive for their sample of mentally ill individuals. E. Sally Rogers et al., "Assessing Readiness for Change among Persons with Severe Mental Illness," *Community Mental Health Journal* 37 (2001): 97–112.

24. Cherise Rosen-Chase and Vida Dyson, "Treatment of Nicotine Dependence in the Chronic Mentally Ill," *Journal of Substance Abuse Treatment* 16 (1999): 315–320.

25. Brian Hitsman et al., "Treatment of Tobacco Dependence in Mental Health and Addictive Disorders," *Canadian Journal of Psychiatry* 54 (2009): 368–377; Ranita Siru, Gary K. Hulse, and Robert J. Tait, "Assessing Motivation to Quit Smoking in People with Mental Illness: A Review," *Addiction* 104 (2009): 719–733. This had been an argument used on medical units decades before. See for example, Victor J. Stevens et al., "A Smoking-Cessation Intervention for Hospital Patients," *Medical Care* 31 (1993): 65–72.

26. Manuela Etter et al, "Stages of Change in Smokers with Schizophrenia or Schizoaffective Disorder and in the General Population," *Schizophrenia Bulletin* 30 (2004): 459–468.

27. See for example, Judith J. Prochaska, Patricia Gill, and Sharon M. Hall, "Treatment of

Tobacco Use in an Inpatient Psychiatric Setting," *Psychiatric Services* 55 (2004): 1265–1270.

28. See for example, letter to the editor, *New York Times*, 22 August 1996; "Mentally Ill Make Up Nearly Half of U.S. Tobacco Market, Are Twice as Likely to Smoke, Study Says," Press Release from Harvard University, 21 November 2000, LTDL (Bates 431113759/ 3760), http://legacy. library. ucsf. edu/tid/xyj21c00; and Norman Hymowitz et al., "Cigarette Smoking among Patients with Mental Retardation and Mental Illness," *Psychiatric Services* 48 (1997): 100–102.

29. Taryn G. Moss et al., " A Tobacco Reconceptualization in Psychiatry: Toward the Development of Tobacco–Free Psychiatric Facilities," *American Journal on Addictions* 19 (2010): 293–311.

30. Judith J. Prochaska, Stephen E. Hall, and Sharon M. Hall, " Stage – Tailored Tobacco Cessation Treatment in Inpatient Psychiatry," *Psychiatric Services* 60 (2009): 848.

31. Alicia Lucksted, Lisa B. Dixon, and Joseph B. Sembly, " A Focus Group Pilot Study of Tobacco Smoking among Psychosocial Rehabilitation Clients," *Psychiatric Services* 51 (2000): 1544–1548, quote from 1548.

32. Sharon M. Hall and Judith J. Prochaska, " Treatment of Smokers with Co – Occurring Disorders: Emphasis on Integration in Mental Health and Addiction Treatment Settings," *Annual Review of Clinical Psychology* 5 (2009): 409–431.

33. Paula M. Wye et al., " Smoking Restrictions and Treatment for Smoking: Policies and Procedures in Psychiatric Inpatient Units in Australia," *Psychiatric Services* 60 (2009): 100–107.

34. Emil Kraepelin noted the higher mortality of mentally ill individuals. Emil Kraepelin, *Clinical Psychiatry*, trans. A. Ross Diefendorf (New York: Macmillan, 1907). For American studies over the century, see for example, Benjamin Malzberg, "Mortality among Patients with Involutional Melancholia," *American Journal of Psychiatry* 93 (1937): 1231–1238; Ming T. Tsuang, Robert F. Woolson, and Jerome A. Fleming, " Premature Deaths in Schizophrenia and Affective Disorders: An Analysis of Survival Curves and Variables Affecting the Shortened Survival," *Archives of General Psychiatry* 37 (1980): 979–983.

35. See for example, Dilip V. Jeste et al., " Medical Comorbidity in Schizophrenia," *Schizophrenia Bulletin* 22 (1996): 413–430.

36. See Carolyn Chambers Clark and Wailua Brandman, " Complementary Therapies and

Practices," in *Advanced Practice Nursing in Psychiatric and Mental Health Care*, ed. Carol A. Shea et al. (St. Louis: Mosby, 1999), 243–270.

37. Tobacco interventions have been so successful that they can provide a model for other health behaviors. See Kenneth E. Warner, "Tobacco Policy in the United States: Lessons for the Obesity Epidemic," in *Policy Challenges in Modern Health Care*, ed. David Mechanic et al. (New Brunswick, NJ: Rutgers University Press, 2005), 99–114. For Warner's important work in taxation for cigarettes, see Kenneth E. Warner, "Death and Taxes: Using the Latter to Reduce the Former," *Tobacco Control* (2013), epub 22 May 2013, 10. 1136/tobaccocontrol-2013-051079.

38. Kenneth E. Warner, "Tobacco Policy Research: Insights and Contributions to Public Health Policy," in *Tobacco Control Policy*, ed. Kenneth E. Warner (San Francisco: Jossey-Bass, 2006), 9.

39. See for example, Joel Velasco et al., "A Two-Year Follow-up on the Effects of a Smoking Ban in an Inpatient Psychiatric Service," *Psychiatric Services* 47 (1996): 869–871.

40. Udo K. Ranter, Alexander de Nesnera, and Sylvia Grandfield, "Up in Smoke? Linking Patient Assaults to a Psychiatric Hospital's Smoking Ban," *Journal of Psychosocial Nursing* 35 (1997): 35–40.

41. Cedric M. Smith, Cynthia A. Pristach, and Maria Cartagena, "Obligatory Cessation of Smoking by Psychiatric Inpatients," *Psychiatric Services* 50 (1999): 91–94.

42. See for example, Nady el-Guebaly et al., "Public Health and Therapeutic Aspects of Smoking Bans in Mental Health and Addiction Settings," *Psychiatric Services* 53 (2002): 1617–1622.

43. Bryan Gibson, "Smoker-Nonsmoker Conflict: Using a Social Psychological Framework to Understand a Current Social Controversy," *Journal of Social Issues* 53 (1997): 97–112.

44. Nancy Tomes, "Speaking for the Public: The Ambivalent Quest of Twentieth-Century Public Health," in *The Contested Boundaries of American Public Health*, ed. James Colgrove, Gerald Markowitz, and David Rosner (New Brunswick, NJ: Rutgers University Press, 2008), 57–81.

45. Advocacy Institute, "Directory of Tobacco Industry Spokespersons, Front Groups and Their Allies," LTDL (Bates 513874590/4701), http://legacy.library.ucsf.edu/tid/oaa71d00. I could not find any evidence within the tobacco-industry documents that there was any relationship between the industry and these individuals.

46. Letter to the editor, *Psychiatric News*, 4 November 1994, LTDL (Bates 2073810915),

http://legacy.library.ucsf.edu/tid/fyt85c00.

47. David Mechanic, "Mental Health Services Then and Now," *Health Affairs* 26 (2007): 1548-1550.

48. James H. Price et al., "Psychiatrists' Smoking Cessation Activities with Ohio Community Mental Health Center Patients," *Community Mental Health Journal* 43 (2007): 251-266, quote from 262.

49. Douglas Ziedonis, Jill M. Williams, and David Smelson, "Serious Mental Illness and Tobacco Addiction: A Model Program to Address This Common but Neglected Issue," *American Journal of the Medical Sciences* 326 (2003): 223-230.

50. Judith J. Prochaska et al., "Evaluation of an Evidence-Based Tobacco Treatment Curriculum for Psychiatry Residency Training Programs," *Academic Psychiatry* 32 (2008): 484-492.

51. Deanna L. Kelly et al., "Perception of Smoking Risks and Motivation to Quit among Nontreatment-Seeking Smokers with and without Schizophrenia," *Schizophrenia Bulletin* 38 (2012): 543-551.

52. Jill M. Williams et al., "A Randomized, Double-Blind, Placebo-Controlled Study Evaluating the Safety and Efficacy of Varenicline for Smoking Cessation in Patients with Schizophrenia or Schizoaffective Disorder," *Journal of Clinical Psychiatry* 73 (2012): 654-660.

53. M. L. Steinberg, J. M. Williams, and D. M. Ziedonis, "Letter to the Editor: Financial Implications of Cigarette Smoking among Individuals with Schizophrenia," *Tobacco Control* 13 (2004): 206.

54. Lisa B. Dixon et al., "Correlates of Severity among Persons with Severe Mental Illness," *American Journal on Addictions* 16 (2007): 101-110.

55. See for example, Chad D. Morris et al., "Smoking Reduction for Persons with Mental Illnesses: 6-Month Results from Community-Based Interventions," *Community Mental Health Journal* 47 (2011): 694-702.

56. Eric O. Johnson and Scott P. Novak, "Onset and Persistence of Daily Smoking: The Interplay of Socioeconomic Status, Gender, and Psychiatric Disorders," *Drug and Alcohol Dependence* 104S (2009): S50-S57.

57. Shanta R. Dube et al., "The Relationship between Smoking Status and Serious Psychological Distress: Findings from the 2007 Behavioral Risk Factor Surveillance System," *International Journal of Public Health* 54 (2009): S68-S74.

58. For some of the policy perils in focusing on individual risk factors instead of broader socioeconomic inequalities, see David R. Williams, "Patterns and Causes of Disparities in Health," in *Policy Challenges in Modern Health Care*, 115–134.

59. Grant T. Harris, Daniel Parle, and Joseph Gagne, "Effects of a Tobacco Ban on LongTerm Psychiatric Patients," *Journal of Behavioral Services & Research* 34 (2007): 43–55.

60. Judith J. Prochaska, "Failure to Treat Tobacco Use in Mental Health and Addiction Treatment Settings: A Form of Harm Reduction?," *Drug and Alcohol Dependence* 110 (2010): 177–182.

61. For conflict between the different perspectives on harm reduction and nicotine maintenance, see for example, Mitchell Zeller, Dorothy K. Hatsukami, and Strategic Dialogue on Tobacco Harm Reduction Group, "The Strategic Dialogue on Tobacco Harm Reduction: A Vision and Blueprint for Action in the US," *Tobacco Control* 18 (2009): 324–332.

62. On cultural views of addicts, see Caroline Jean Acker, *Creating the American Junkie: Addiction Research in the Classic Era of Narcotic Control* (Baltimore: Johns Hopkins University Press, 2002). See also, David T. Courtwright, *Forces of Habit: Drugs and the Making of the Modern World* (Cambridge, MA: Harvard University Press, 2002).

63. David Kessler, *A Question of Intent: A Great American Battle with a Deadly Industry* (New York: PublicAffairs, 2001).

64. Now the APA wants to include caffeine addicts, too. The *DSM-5* includes a "Caffeine Use Disorder" in a section "Conditions for Further Study." The *DSM* editors noted that it will be important to have an appropriately high cutoff "to prevent overdiagnosis of caffeine use disorder due to the high rate of habitual nonproblematic daily caffeine use in the general population." American Psychiatric Association, *Diagnostic and Statistical Manual of Mental Disorders*, 5th ed, (Arlington, VA: American Psychiatric Publishing, 2013), 792–795.

65. Charles Rosenberg, "Banishing Risk: Continuity and Change in the Moral Management of Disease," in *Morality and Health*, ed. Allan M. Brandt and Paul Rozin (New York: Routledge, 1997), 35–51.

66. See for example, Judith Walzer Leavitt, *Typhoid Mary: Captive to the Public's Health* (Boston: Beacon Press, 1996).

第八章

双重边缘化

2004 年，健康分析师罗纳德·拜尔（Ronald Bayer）和詹姆斯·科尔格罗夫（James Colgrove）指出，美国过去几十年的控烟政策取得了圆满成功，尤其是保护了儿童和非烟民的身体健康。尽管美国人通常不喜欢家长式的公共卫生措施，但是为了保护弱势群体，这些措施也无可非议。不过，罗纳德·拜耳和詹姆斯·科尔格罗夫认为，由于美国社会对吸烟的看法有了重大转变，美国人对烟草的监管和限制的忍耐性增强了[1]。但许多人愿意接受更多的吸烟限制不仅是因为美国社会降低了对吸烟的容忍度，还因为精神疾病患者吸烟问题日渐彰显，使他们的社会边缘化程度也逐渐加重。

美国公共卫生活动家和学者如今将精神疾病患者描述为具有吸烟问题的弱势群体，并表示他们需要特别的保护[2]。但精神疾病患者是吸烟弱势群体的概念与一种独特的文化有关，与其他群体（如儿童）的情况完全不同。美国民众一般不会同情精神疾病患者，通常视他们为潜在的暴力实施者[3]。此外，精神疾病如何影响患者的决策能力还不清楚，关于弱势群体的公共政策表明，精神疾病患者的决策能力受到了损害，然而，精神疾病患者的支持群体却强烈反对这个结论。

不但精神疾病吸烟者的控烟评估令人们认为他们不能很好地照料自己，而且现在仍未戒烟的吸烟者中有大量的精神疾病患者，这使人们对整个吸烟群体是否能够管理自己的健康产生了质疑。

近年来，美国的政策制定者们甚至不用区分患有精神疾病和未患有精神疾病的吸烟者，特别是因为烟碱依赖（或烟草使用障碍的新诊断）本身就是一种诊断。美国医疗卫生机构开始将吸烟者也诊断为精神疾病患者，因为他们认为除了有精神问题的人，谁也不会站在冰冷的室外去吸那些危害身体健康的卷烟[4]。如果报纸上报道有人在床上吸烟引发火灾，人们第一感觉就是因为此人作为精神疾病患者判断力差，才无法避免这样的危险发生[5]。

尽管美国的控烟人士、医疗机构和政策制定者努力强调烟碱的成瘾性，吸烟对身体健康有危害，以及全员戒烟干预的重要性来改善美国整体国民健康，但这些措施并没有对所有美国国民产生同样的影响。戒烟干预措施也没有咨询假定的目标，特别是精神疾病吸烟者，因为他们作为一个群体已经被污名化，还要面对社会给予的和经济上的困难。正如本章中所描述的，控烟工作对精神疾病患者群体产生了意想不到的影响。人们认为吸烟是一种成瘾状态、一种精神疾病或一种"非正常化"的行为，这导致了精神疾病患者的双重边缘化。但精神疾病患者群体并不是孤立无援、没有人从不同的角度来支持他们的。

一、精神卫生消费者运动

正如南希·汤姆斯（Nancy Tomes）等所描述的那样，20 世纪 70 年代美国患有精神疾病的人建立组织抗议美国精神卫生机构的权力，要求在生活中拥有更多的自主权。最初，这些群体中的大多数人反对任何形式的精神干预，并自称他们是精神卫生领域的"幸存者"[6]。一些人后来开始称自己为"消费者"（精神卫生消费者），反映了他们对选择权的渴望，并希望得到更多的治疗。精神卫生消费者组织一直愿意与精神卫生提供者进行交流，以确保医疗机构能听到他们的心声[7]。这些群体中的大多数人愿将自己称为有疾病的人，而不是经过诊断的精神疾病患者。

精神卫生消费者组织是美国广泛残疾人团体的一部分，旨在为其组织成员争取权利，而不只是针对接受治疗的患者。他们的口号是"若无权利，谈何其他"，他们团结起来以便解决长期遭受社会边缘化的问题[8]。

但正如南希·汤姆斯和比阿特丽克斯·霍夫曼（Beatrix Hoffman）在医疗卫生领域指出的那样，美国残疾人团体和其他努力影响美国政策制定的人的现实的权利情况离真正的"消费者"还有一段差距[9]。此外，精神卫生消费者群体对治疗中的两种权力关系问题表示担忧：一是精神科医生和美国法院对精神疾病患者强制住院的权力，二是强制使用药物治疗患者的权力。精神卫生消费者谴责使用强迫治疗方法，并坚持患者应在治疗决策中拥有自主权

（即使他们与精神卫生工作者合作）。

吸烟问题涉及精神疾病吸烟者和医院专业人员之间复杂的权力关系。这些专业人员包括精神科医生、治疗师、护士、病例管理员和精神卫生团队中的其他成员，他们提供治疗服务并对治疗进行掌控。精神卫生消费者认为"消费者"需要参与治疗过程，需要有人倾听他们的忧虑，特别是在选择药物治疗和非药物治疗的方面。控烟人士鼓励精神科医生利用他们的权力，使精神疾病患者的吸烟"非正常化"，并大力推动戒烟运动。但正如在 20 世纪初期有关"吸烟权"的问题一样，戒烟问题现在突显了治疗关系中权力的不平等。

那些有权制定政策的人（通常是医生）和患者之间的距离越来越大，使得其他医疗服务人员不得不周旋于医生和管理者及患者之间，给患者讲清利害关系，或者有时支持患者需求。并不是每个人都赞成自上而下的政策，特别是那些传统上与患者关系密切，深知患者心愿的人，例如，许多护士早期就不赞成针对精神疾病患者的控烟措施，而其他人则更担心禁烟和戒烟的施行状况[10]。在最近一项以英国一家医院的护士为对象的研究中，一些参与者谈到他们担心戒烟会导致患者对压力无所适从，而且他们强调戒烟就像在欺负患者。尽管这些观点发表在医院的报告上，但是文章的作者并有没建议更多地关注患者的需求，反而主张教育工作人员要按政策行事[11]。

精神卫生从业人员一直担忧患者的利益，并希望为他们提供帮助。但在戒烟方面，精神科医生不得不保持微妙的平衡，以避免对患者造成伤害。精神卫生消费者运动的兴起表明精神卫生服务人员与精神疾病患者之间存在长期不同步的问题。在患者看来，一些精神科医生似乎有权力改变患者的吸烟行为，以此来提高他们的职业地位[12]。精神科医生认为戒烟最常见的方法是药物治疗，而这恰恰是精神卫生消费者中许多患者厌恶之处，患者希望有其他治疗选择，而不仅仅靠服用药物进行治疗。

控烟运动的倡导者们继续谴责精神科医生没有采取足够的措施促进患者戒烟。但批评精神卫生领域做得不够的人士认为，精神卫生专业人士是该领域唯一的权力主体。这个假设（即医疗人员是精神卫生行业唯一有自主权的人）贯穿烟碱成瘾性的整个争论中。在 20 世纪 80 年代末至 90 年代，美国研究人员和控烟人士与对手（尤其是美国烟草业）就吸烟或烟碱成瘾问题展开了辩论。反对"吸烟成瘾"的人强调，成瘾意味着使用的毒品会对大脑产生重大影响，造成严重的社会后果，通过这个标准来衡量，吸烟称不上成瘾。雷诺烟草公司的心理学家约翰·罗宾逊（John Robinson）强调，断定"吸烟成瘾"的问题在于淡化了"成瘾"的含义，会导致人们"无法区分可卡因和烟碱的药理作用和行为作用"[13]。但支持成瘾广泛含义的人，如1994年美国食品与药物管理局局长大卫·凯斯勒（David Kessler）所用的定义认为，成瘾的真正含义是指个人在使用药物时不能独立选择（因为成瘾了，所以无可选择）。正如大卫·凯斯勒所解释的，当他研究美国烟草公司关于烟碱的行为问题时，他得出的结论是瘾君子没有选择的余地[14]。大卫·凯斯勒对这一定义感到满意（尽管"选择"的问题并没有明确列入成瘾性精神疾病诊断中），但他认为这驳斥了"吸烟是一种自由消费行为"的说法。

医疗卫生活动家和精神卫生工作人员坚持认为精神疾病患者不能对吸烟做出明智或理性的选择。但是无论这些观点本意如何，它们都与精神卫生消费者运动的主张相冲突，即人们有为自己做决定的权利，正如政策分析人士大卫·梅奇克（David Mechanic）所指出的，医疗决策中的自主性概念取决于个人境况和社会环境[15]。在防预保健领域，大多数控烟人士认为精神疾病患者没有自主权。

但精神疾病患者可能关注对他们自己来说不同的优先事项。公共卫生活动家们最常使用的观点是，吸烟危害身体健康，会缩短寿命，但是和精神疾病药物的副作用（主要造成体重增加和代谢系统问题，导致糖尿病和肥胖症，从而缩短寿命）、许多精神疾病患者力图依靠有限的收入过活的实际情况，以及精神疾病患者所经历的社会和经济状况相比，吸烟问题就不那么令他们担忧了。[16]

有些人对此就像以前一样，不再去争辩，只是消极地违反行业内的戒烟要求。大多数戒烟文献都表示，精神疾病患者中实际的戒烟人数相当少。研究人员将报告有戒烟愿望的人数与精神疾病患者实际戒烟人数之间存在的差别归咎于吸烟成瘾，但有些人可能将消极抵抗戒烟作为行使（有限）权力的一种方式，例如，美国科罗拉多大学的一位研究人员想在他们医院精神科做一项烟碱替代治疗躁动症的研究，但是病患者们不同意经受24h禁烟来参与这项研究（结果，这项研究是在瑞士日内瓦完成的）[17]。

吸烟危害身体健康，然而，卷烟似乎并没有对精神疾病患者的身体健康产生过于强大的影响。20世纪90年代，在美国卫生局局长报告指出吸烟成瘾和吸烟危害健康之后，一个精神卫生消费者组织动用组织经费为经济困难的成员购买卷烟[18]。一些自称是精神疾病患者的人写信给美国烟草公司，表示支持美国烟草业，并请求公司帮助他们与禁烟运动做斗争，以确保卷烟的供应[19]。虽然这些并不代表所有精神疾病患者的态度，但精神卫生消费者对药物和美国制药行业的强烈担忧与他们对美国烟草业的态度形成反差，这表明作为一个群体，他们可能有与大众不同的优先事项，以及对企业的不当行为，有选择地表达愤怒（精神疾病患者选择谴责制药公司而非烟草公司）。

虽然在美国精神疾病患者的戒烟问题对控烟人士和精神卫生服务人员来说是迫在眉睫，但是精神卫生消费者群体却并不关注戒烟问题。1995年，精神卫生消费者及美国全国精神病联盟（NAMI），发表了一项不应强迫精神疾病患者戒烟（并在强行住院期间提供吸烟机会）的立场声明[20]。如今，美国全国精神病联盟（NAMI）放弃了这一声明，转而支持精神疾病患者戒烟的观点[21]。然而，在他们的网站上很难找到关于吸烟行为的讨论。而对于其他团体，如美国全国精神卫生康复联盟，则根本没有提及吸烟问题。相反，该联盟把重点放在了机体的整体恢复上，旨在使个人生活充实，且关心集体[22]。

卡罗琳·阿克（Caroline Acker）在谈到麻醉品历史时指出，那些药物滥用成瘾的人，在其生活中的某些方面中可能存在其诱因（无论那个诱因看起来是多么荒唐）[23]。从精神疾病患者治疗人员的叙述来看，患有精神疾病的吸烟者似乎在特定的时间和地点，出于特定的原因而吸烟。即使所有人都清楚吸烟严重危害身体健康，但精神疾病患者还是对卷烟难以割舍。

二、从不同角度谈吸烟

控烟积极分子经常机械地谈论吸烟问题，谈论应对患者普及戒烟教育，让患者认识到吸烟的危害。但很难相信精神疾病患者还没有意识到吸烟的危害，正如美国伊利诺伊大学心理学家指出的那样："目前（美国）俯拾皆是的禁烟环境和媒体铺天盖地的禁烟信息，加之有非处方戒烟药物的辅助治疗，很难相信精神疾病患者因为不知道吸烟风险或缺乏戒烟资源而继续吸烟。事实上，……精神疾病吸烟者和非精神疾病吸烟者同样能认识到吸烟危害身体健康。"[24]精神疾病吸烟者在20世纪90年代写信给美国烟草业公司表示支持他们，并请求美国烟草业公司的帮助以获得更便宜的卷烟。他们给出的解释是，他们知道吸烟对身体健康有危害，但同时也表达了他们对卷烟的依恋，以及他们自己决定购买和使用卷烟的愿望[25]。

大多数关于精神疾病患者控烟和精神病学的文献都表明，精神疾病吸烟者不会戒烟，除非医生对他们强制执行戒烟。但对于那些描述自己有精神疾病经历的人来说，吸烟行为（无论吸烟行为活跃程度大小）更多地与内部压力和外部约束有关，而与医务人员的关系并不大。

在精神疾病患者的第一人称叙述中，证实确有患者因为健康原因而戒烟，尽管他们经历了重重困难。他们表示精神压力大时几乎不可能做到戒烟，只能努力减少吸烟量，而减少吸烟量还要冒着加剧精神疾病症状的风险[26]。一位作家叙述了她在巨大的压力下生活在巴黎时的经历，她说之所以在压力下行为异常，是因为她没有吸烟："我发现自己越来越无法应对任何一种社会矛盾。以前，我是靠猛吸卷烟来压制一切负面情绪，现在我就不管不顾地戒烟了，这导致我常常行为异常，无理地冒犯别人。"[27]这位作家没有恢复吸烟，但是她在情绪压力增大时嚼碎了一支烟，并吞了下去。另一些人发现，他们需要继续吸烟，以避免精神疾病症状的复发[28]。

吸烟也与患精神疾病的经历有关。一位年轻人解释说，在精神疾病发作期间，当他无法分辨现实与虚幻时，他就开始吸烟："当我吸烟的时候，我会忘记心中的混乱。吸烟产生的镇静作用时间并不长，差不多就一根烟的工夫，但是我可以从中获得几分钟的平静，或者至少可以减轻一些焦虑。我把未来的健康置于危险之中，但那些卷烟味道实在是让人无法拒绝。"[29]即使他的精神健康状况有所改善，他也很难放弃吸烟。

心理学家和精神卫生消费者帕特里夏·迪根（Patricia Deegan）描述了她十几岁时第一次诊断出有精神分裂症时极度悲伤的经历。在1995年她向社会工作者描述了这个经历，就像她与年轻的自己进行了一场想象中的对话，那时她坐着，一根接一根地抽烟。帕特里夏·迪根解释说，年轻的自己对未来失去希望，所以感到悲伤、痛苦和愤怒。当她注意到年轻的自己在吸烟时，她描述的是卷烟所象征的情感和需求，而不是卷烟本身[30]。

随着美国精神卫生环境的变化和禁烟措施的加强，卷烟仍然对许多精神疾病患者发挥着作用。他们发现当他们在治疗室时有可以聚集的吸烟房间仍然很重要。吸烟可以使他们相互交流[31]，正如英国社会服务工作者对英国伯明翰一间吸烟室的看法一样："吸烟室的生活还在继续。这里充满着宽容，人们似乎可以自由地做自己，在这个房间里交流，不必顾及那么多。这里的互动可以形成良好的关系。"[32]医院里的一位患者向另一位英国社会科学家解释说，吸烟室内的谈话似乎是医院里最真实的场景[33]。即使是最精神错乱的人也能意识到吸烟室除了可以吸烟之外，还可以与他人进行交流[34]。吸烟室的存在为患者们提供了一个切入点，使他们能够与同伴相互支持，从而获得更多独立空间，以掌控自己的生活[35]。

此时烟草在普通人群中的魅力几乎消失殆尽。尽管那些吸烟的人，彼此精神相通，但从积极层面来看，吸烟能使来自不同经济和教育背景的女性在某些方面达成共识（即使她们认识到吸烟不受社会的欢迎）[36]。对于那些患有精神疾病的人，包括会感受到绝望孤独的精神疾病症状的患者来说，吸烟提供了一种与其他人联系的方式。而在患有精神疾病的吸烟者中，没有人对吸烟行为指指点点。

精神疾病患者解释说他们对卷烟的依恋超过对其他关系的依恋。一位男子在《精神分裂症公报》上发表文章与读者分享了他发病时的一段经历，他认为他必须戒烟，否则会导致有人被汽车撞到。他以吸烟频率是否正常来衡量自己的康复情况[37]。还有一名英国男子描述了他生命中的一个低谷时期，当时他正认真考虑自杀的行为，这是他一生中唯一一次关心人（他自己），因为一直以来他最关心的是卷烟[38]。虽然这显然不是一种积极的联系，但对于这个人来说，这是一种有意义的关系，是一种重要的依恋。

许多承认自己不能戒烟的人表示，在他们的人生中，吸烟并不是最大的问题，所以他们其中的一些人对于其他人认为吸烟是他们的最大问题感到吃惊。一位记者描述了她与酗酒做斗争的经历，以及她的一些行为给家人带来的压力。但当她向家人讲述时，她的家人却把注意力集中在吸烟上。她在母亲生命垂危时，去看望父母，还在找机会偷偷到外面喝酒抽烟，而她母亲责备她吸烟，但是没有指责她酗酒："母亲去世后两个月，我在当地一家医院参加了戒烟活动，但从某种程度上来说，我意识到我应该戒酒而不是戒烟"[39]。于是她退出了戒烟组织，但最终意识到她需要戒酒，否则酗酒将毁掉她的人生。

在患有精神疾病的人群中，吸烟一直是一种与他人交往的方式，是一种与卷烟的依恋关系，（当人际关系太困难时）也是应对许多其他困难的一种行为。

因此，从这个角度来看，戒烟的意义就有所不同了。相对而言，很少有治疗人士停下来，询问接受治疗的患者什么是他们真正想要的[40]。研究人员发现，精神疾病患者在吸烟时所考虑的吸烟危害及益处和控烟人员所提倡的完全不同。事实上，一个学术护理团队在 2008 年发现，参加戒烟小组活动的吸烟者（不管他们是否表达了戒烟的愿望）讨论了他们与卷烟的密切关系，而且他们担心如果戒烟，将找不到合适的替代品。此外，这些吸烟者表示，"拥有决定吸烟或不吸烟的自主权对他们非常重要"[41]。

三、生活在社会的边缘

1993 年，小说《移魂女郎》（*Girl, Interrupted*）发表，1999 年据此改编的同名电影上映，作者苏珊娜·凯森（Susanna Kaysen）曾是精神卫生消费者。这部电影的情节大体忠实于书中的原故事，书中主人公凯森（Kaysen）在社交方面遇到困难，所以在美国波士顿的一家精神病院住院治疗了很长时间。因为这本书探讨了 20 世纪 60 年代的事情，所以在电影中人们可以看到精神疾病患者吸烟的场景和当时的情况相符。在这部电影中，凯森自己一开始就吸烟，在情绪紧张的时候也吸烟。但当她在影片中获得顿悟并开始康复时，就不再吸烟了。在影片结尾搭乘出租车回家的时候，她显得很平静，没有吸烟，与她在生病时拼命吸烟的形象形成鲜明的对比。康复意味着她加入了社会正常人的行列，不需要用吸烟来缓解压力了。在这部电影中，卷烟标志着她从身患疾病到精神康复且恢复平静的不同状态。尽管在书中，凯森仍然是一个吸烟的作家[42]。

美国在普通人群中控烟措施成功的早期迹象之一是在媒体中（尤其是电影中）吸烟行为逐渐失去魅力，变得消极。近 20 年里，大多数电影中都看不到吸烟的场景了，只是偶尔电影中的人物为表现极其痛苦或患有精神疾病才吸烟。幸运的是，吸烟并不是一种理想行为，而不幸的是，精神错乱和吸烟的关系强化了只有精神疾病患者才吸烟的观念，而且吸烟通常作为精神疾病患者患有疾病或发病的标志。电影中描绘的患者只有在生病时才吸烟，康复时就不吸了（或者至少没有表现他们吸烟的场景）。在电影情景中随着精神疾病患者角色渐受到人们喜爱，他们没有像书中描述的那样继续吸烟，特别是当角色在寻求精神健康的过程中表现出英雄气概时[43]。

在电影《美丽心灵》（*A Beautiful Mind*）中，制片人用卷烟帮助追踪数学家约翰·纳什（John Nash）患上精神疾病的全过程。虽然他们通常利用卷烟来呼应编剧西尔维娅·纳萨尔（Sylvia Nasar）对约翰·纳什传记的叙述，但影片的创作团队强调的是约翰·纳什吸烟的夸张效果。在电影开始的时候，虽然约翰·纳什周围的许多人都在吸烟（这在 20 世纪 50 年代的美国是司空见惯的现象），但约翰·纳什本人直到他第一次精神疾病发作时才开始吸烟；在约翰·纳什停止服用精神疾病药物的那一幕中，他频频吸烟；当他在与病魔抗争数十年后回到美国普林斯顿时，人们看到他徘徊在校园里，一边吸烟，一边幻听着他脑子里的声音，但当诺贝尔奖委员会最终给他颁奖，他的数学理论获得公众认可时，他没有以吸烟形象示人，在他成功回归社会时也没有吸烟[44]。

虽然在电影中精神疾病患者能够成功康复，回归主流社会，但现实中的大多数精神疾病患者则不得不徘徊在社会的边缘。然而无论电影内外都有一个共同点就是：吸烟都是人体患精神疾病的标志。一位女士写了一本关于她母亲患有精神疾病的生活回忆录，她描述了她去医院探望母亲时听到有人大笑的情景："朝着那些笑声看去，我看到了一个穿着蓝色睡衣，身影模糊的女性患者坐在一个大圆桌旁，身边围绕着一层低低的灰色烟雾。我突然意识到那些人都是疯子。"[45]回忆录中女儿对母亲的记忆都是关于母亲与卷烟之间长期依赖关系的。精神卫生治疗专家玛莎·曼宁（Martha Manning）患有抑郁症，当她在一家精神病院时，吸烟行为使她的患者和她的病友都显得与其他人格格不入[46]。

随着美国社会上吸烟行为的急剧减少，精神疾病患者吸烟的现象就变得越来越明显。20 世纪 90 年代，一位美国纽约的作家描述了他想要与患有精神分裂症的弟弟（或哥哥）罗伯特建立联系的过程，他们之间的许多交流互动都是关于罗伯特对卷烟的渴望的，罗伯特不停地要求他这位作家给他往医院里带烟。当和医生共处一室时，罗伯特吸烟，并通过医生对他吸烟的态度，来评判医生的好坏。他们的父亲每天抽三包烟，最终导致心脏病发作。但罗伯特（并未引以为戒）仍然吸烟，他的钱也几乎都用于购买卷烟[47]。

精神疾病患者的家人和支持者意识到吸烟在患者生活中的重要性，但却不知如何应对此事。一些家庭认为患者在家里安静地吸烟倒是问题不大。一名男子描述了他和妻子帮助成年的女儿与严重的精神疾病斗争时所经历的痛苦。他们让她坐在大楼的门廊上抽烟，称这是"她在医院养成的习惯，在正常情况下，我们会坚持让她戒烟。然而，与莎莉（女儿）的其他不幸相比，吸烟问题似乎并不那么重要了。"[48]通常精神疾病患者的家人不仅能够接受患者的吸烟行为，有时父母为了和患有精神疾病的孩子沟通，还和他们一起吸烟[49]。

近几十年来，患者的父母和其他家人更加频繁地向护理人员抱怨说他们患有精神分裂症的孩子什么都不做，只是整天坐在家里抽烟[50]，他们总结说，精神疾病患者用吸烟逃避和别人的交往[51]。有人注意到，当精神疾病患者感到痛苦和压力大时，就独自一人不断地吸烟，不参与社交活动[52]。而且卷烟似乎对某些精神疾病患者的情感影响更大。诗人安妮·塞克斯顿（Anne Sexton）在全神贯注地抽烟时，告诉她的女儿琳达，她病得太重，不能再做她的母亲了，后来安妮·塞克斯顿自杀了[53]。有过和琳达类似经历的人也表示，她们感觉患有精神疾病的母亲们把卷烟看得比自己的女儿还重要[54]。

在戒烟之风盛行的当下，美国家庭很难接受精神疾病患者吸烟。美国纽约的记者保罗·雷伯恩（Paul Raeburn）表示他对患有精神疾病的孩子难以理解。保罗·雷伯恩因为女儿抽烟一度苦恼不已，他对此深恶痛绝，但他无法让女儿的治疗师优先考虑戒烟事宜，因为治疗师希望女儿把精力先集中在其他更严重的问题上，比如酗酒、割腕自杀和吸食大麻。当她刚从自杀未遂中恢复过来时，保罗·雷伯恩又开始不断思考这个问题："吸烟风险正日益加大，我不能放弃劝女儿戒烟。我不停地想，我可不想让丽西亚（女儿）在50多岁时，在经过长期、艰难、勇敢的斗争之后，生活如意时，又因吸烟而罹患中风或心脏病，使人生再次跌入人生低谷。她的身体健康不是和精神健康一样重要吗？但是在这场争论中我败下阵来，丽西亚仍然吸烟。"保罗·雷伯恩的儿子在药物滥用中心因为行为良好而得到卷烟的奖励，保罗·雷伯恩对此（奖品卷烟）颇为不满。但当他儿子再去该中心时，那里（由于政策变化）已经施行禁烟措施了，他的儿子对此表现得情绪特别激动，他也能够理解[55]。

精神病学家和精神疾病患者支持者福乐·托利（E. Fuller Torrey）的教科书《战胜精神分裂症》（*Surviving Schizophrenia*）中强调了吸烟对精神疾病患者的意义，讨论了患者吸烟对家人的困扰。福乐·托利对那些想要让患者戒烟的家庭说，戒烟不一定是最好的选择，"除非我们确信让患者戒烟所带来的益处是值得的，否则我们不应该夺走他们的这些快乐。医疗卫生组织和美国联合委员会禁止在医院吸烟，但他们并没有考虑到这样一个事实：对一些精神分裂症患者来说，医院是他们的家；也没有考虑到研究结果证明突然戒烟可能会使精神分裂症患者的症状加剧"[56]。尽管许多精神病学家和大多数控烟积极分子不同意福乐·托利"不应强制精神疾病患者戒烟"的观点，但是福乐·托利明白，精神疾病患者的观点可能与其他人不同。

倡导控制烟草的专家们认为精神疾病吸烟者在美国社会中受到孤立，但如果他们戒烟，这个问题就迎刃而解了。2008 年，成瘾性精神病学家吉尔·威廉姆斯（Jill Williams）指出，吸烟者正遭受社会边缘化，而精神疾病患者吸烟面临的状况更加严重[57]。2010 年，戒烟领袖史蒂文·施罗德（Steven Schroeder）和查得·莫里斯（Chad Morris）表示："精神疾病吸烟者面临严重的经济困难，身负社会污名，愈加难以融入无烟社会和工作场所了。"[58]他们认为，尽可能（如在住院部）让精神疾病吸烟者戒烟对他们而言有长远利益，将使得他们能更好地融入社会，减少或消除作为精神疾病患者的社会边缘化程度。

但精神疾病患者对自身处于社会边缘的原因有不同的看法。美国旧金山的一名社会工作者对精神疾病患者进行了采访，以深入了解他们继续吸烟的原因，她发现他们都意识到吸烟危害身体健康，也有些人正在考虑戒烟，但对于那些继续吸烟的人，他们表达了个人自控力有限，并因此而感到沮丧，认为吸烟可使他们行使自己的权利。一位患者明确地谈到了由于患有精神疾病而遭受边缘化的感觉："好吧，如果你不能融入普通人群，那么就去看看边缘人群在做什么吧，他们都在吸烟。"[59]她发现，患者在权衡吸烟利弊方面有着自己的清晰理解，对于其中的许多人来说，掌控自己的嗜好、有归属感比戒烟对健康的好处更令人向往。

尽管人们可以对吸烟与否做出选择，但他们对自己的精神疾病却无法选择。然而有些专业人士认为精神疾病患者的经历所蕴含的意义无法从病理学的角度来解释，大多数精神疾病患者经历过幻听、偏执或自闭等，他们频繁地住院出院，在街上流浪，或躲避在阴暗的角落里生活[60]。吸烟行为在这些人的空间里留下了印记。作者纳撒尼尔·拉坦迈耶（Nathaniel Lachenmeyer）描述了他试图通过患有精神分裂症的父亲查尔斯在街上接触过的人，揭露父亲的生活轨迹，他找到一个曾和查尔斯坐在一起的人，递给他一支卷烟就开始和他攀谈起来，当他探索父亲的生活时，他把自己描述成"局外人"，尽管很明显查尔斯才是真正的局外人，因为查尔斯是独自坐在外面抽烟的那类人中的一员[61]。

另一位男子也叙述说：他的哥哥（或弟弟）迈克尔吸烟越多，就说明迈克尔陷入幻境的状态越深。在迈克尔第一次精神疾病发作的时候，他每天坐着抽三包烟，不睡觉也不洗澡，如果在公众场合看到他，一眼就能知道他是一个精神问题严重的人："迈克尔像死囚一样抽着烟，特别夸张，好像这是最后一支烟。他手指间的皮肤已经焦黄。"后来迈克尔的父亲在屋内因肺癌奄奄一息，迈克尔只得到车库里吸烟，结果造成火灾，烧了自家的房子[62]。

虽然美国社会上普遍实行戒烟措施，但精神疾病患者却始终烟瘾很大，这使得美国民众认为任何吸烟的人精神都有问题，而倡导控制烟草的人士建议人们可以通过戒烟解决这个问题。精神疾病患者已经在社会、职业、人际关系和经济问题上困难重重了，而戒烟无疑会使他们的健康状况更加错综复杂，在这种情况下，戒烟的重要性对于许多精神疾病吸烟患者来说，居于次要位置。正如戒烟这个词所暗示的，"戒"意味着放弃一些对自己有意义和有价值的东西，即使它并不都是积极的（如吸烟）或者社会对它的意义有争论。许多有心理疾病的人已经放弃了很多，包括经济安全、人际关系、职业规划或教育机会，这些人对"戒"这个字可能是避之不及的。

从精神卫生消费者的角度来看看戒烟有什么问题吧。一些研究人员认为，戒烟之后，就没有什么对精神疾病患者更（或同样）有效的安慰了。美国明尼阿波利斯市的一个研究小组在 20 世纪 90 年代初期报告了他们要求滥用药物的退伍军人戒掉卷烟、酒精和毒品。他们比较了在两种不同条件下接受治疗的两组团队，其中一组在治疗其他药物滥用时被允许吸烟，另一组则在相同条件下不被允许吸烟。结果后者在戒烟方面没有取得多大的成功，事后研究小组采访了这些患者，发现许多人不喜欢被强制将吸烟和其他滥用药物一起戒掉，也不喜欢做出戒烟承诺，他们坚持认为吸烟与其他药物滥用不同。由于受试者的观念，研究小组改变了方法，给受试者提供了教育和支持，而不是限制，以帮助患者自己决定何时及如何戒烟[63]。在治疗方案中，有时精神疾病患者对给予他们的援助也有不同的看法。来自加拿大安大略省的一组护士们惊奇地发现，精神分裂症吸烟者表示他们想学习更多分散注意力的技巧，来取代戒烟计划中最常见的放松方法[64]。其他研究小组已经将病友支持纳入项目中以求让患者觉得他们可以与同病相怜的人建立联系。

但控烟活动人士仍然很难允许精神卫生消费者以自己的方式处理这个问题，例如，在一个名为"选择"（患者通过戒烟帮助他人改善健康状况）的项目中，标题反映了控烟活动人士的观点，即虽然个人因为成瘾而不能停止吸烟，但是可以选择戒烟。但仔细思考一下，实际上患者只有一种选择（并无选择），这使项目的名字有些讽刺的意味[65]。该项目利用同类患者的支持，努力激励基层戒烟团体帮助患者戒烟[66]。吉尔·威廉姆斯（Jill Williams）是该项目活跃的领导医生（他来自美国新泽西州立罗格斯大学的罗伯特·伍德·约翰逊医学院），还为美国全国精神病联盟编写了教育材料[67]，他引领了一些重要的项目，但这些项目更多地来自控烟运动，而不是精神卫生消费者运动。尽管他们想要从基层做起，但他们的政策措施却都是自上而下推动精神卫生领域吸烟文化改变的[68]。

精神疾病患者认为人们戒烟的侧重点不同。正如一位"选择"项目的顾问在 2012 年的小组讨论中所解释的那样，被问及戒烟问题的患者表示，希望将吸烟纳入一系列包括住房和财务问题的综合干预措施中[69]。对这一群体和其他弱势群体来说，经济问题尤为重要[70]。美国亚利桑那州的一个研究小组为了让一组严重精神疾病患者戒烟，使用经济奖励的方法，即如果他们能够按要求达到戒烟标准，就会获得经济奖励。这个方法使戒烟效果从表面上看起来相当好。但结果发现，一些吸烟患者利用了奖励系统——这些患者很快就发现，可调整不吸烟的时间长度，将体内一氧化碳的水平降到可获得奖励的标准。尽管如此，实验结果还是使研究小组受到鼓励，认为这种方法有些可取之处[71]。不幸的是，那些发现经济奖励可能有帮助的研究人员，常常得出的结论是，药物干预更有利于精神疾病患者戒烟[72]。但是，那些咨询过他们的干预目标（精神疾病患者）的人，对于什么方法对患者更有效得出了不同的结论——劝说精神卫生消费者戒烟或通过吃药片强迫他们戒烟的效果并不理想。

精神疾病治疗人员和控烟研究人员日益关注各种吸烟数据和各类人群戒烟情况，以及由吸烟造成的疾病负担。但患者对吸烟和精神疾病问题的看法在提醒我们，无论吸烟与精神疾病之间是否存在纯粹的生物联系，这个问题都显然涉及社会、文化、经济和历史因素。很多精神疾病患者想戒烟，当然社会要给予他们帮助，但烟控措施也必须考虑到精神疾病患者更广泛的生活背景。将个人吸烟行为"非正常化"的企图，可能会进一步强化这样一种观念：精神疾病患者本身就不正常。毕竟，精神疾病患者的康复比戒烟更重要。在美国当前大环境下，各行业企业的战略目标和他们在医疗卫生领域中的利益使得解决方案更加错综复杂。

注 释

1. Ronald Bayer and James Colgrove, "Children and Bystanders First: The Ethics and Politics of Tobacco Control in the United States," in *Unfiltered: Conflicts over Tobacco Policy and Public Health*, ed. Eric A. Feldman and Ronald Bayer (Cambridge, MA: Harvard University Press, 2004), 8–37. This argument was borne out by FDA commissioner David Kessler's move to focus on smoking as a pediatric disease in his efforts to get FDA oversight over cigarettes. David Kessler, *A Question of Intent: A Great American Battle with a Deadly Industry* (New York: PublicAffairs, 2001). See also, Christopher J. Bailey, "From 'Informed Choice' to 'Social Hygiene': Government Control of Cigarette Smoking in the US," *Journal of American Studies* 38 (2004): 41–65.

2. For a history of shifts in perceptions of classes of patients based on vulnerability, see David J. Rothman, *Strangers at the Bedside: A History of How Law and Bioethics Transformed Medical Decision Making* (New York: Basic Books, 1991).

3. In the wake of mass shootings in 2012 and 2013, many lawmakers looked to the mentally ill rather than gun control as a way of addressing the issue. See Erica Goode and Jack Healy, "Focus on Mental Health Laws to Curb Violence Is Unfair, Some Say," *New York Times*, 31 January 2013.

4. For an early articulation of this, see "More States Enforce Laws to Isolate Smokers," *Daily Record* (Baltimore), 11 January 1983, LTDL (Bates TI17531647–TI17531648), http://legacy.library.ucsf.edu/tid/yqu09a00.

5. See for example, Tim Roche, "Man Killed by Fire Started by Cigarette," *St. Petersburg Times*, 19 March 1997, LTDL (Bates 2075729136/9137), http://legacy.library.ucsf.edu/tid/zbg55c00.

6. Groups incorporated the language of psychiatry's critics. On the social context in which antipsychiatry critiques arose, see Michael E. Staub, *Madness Is Civilization: When the Diagnosis Was Social*, 1948–1980 (Chicago: University of Chicago Press, 2011).

7. Nancy Tomes, "From Outsiders to Insiders: The Consumer–Survivor Movement and Its Impact on U.S. Mental Health Policy," in *Patients as Policy Actors*, ed. Beatrix Hoffman et al. (New Brunswick, NJ: Rutgers University Press, 2011), 113–131. See also, Athena Helen McLean, "From Ex–Patient Alternatives to Consumer Options: Consequences of Consumerism for Psychiatric Consumers and the Ex–Patient Movement," *International*

Journal of Health Services 30 (2000): 821-847.

8. On disability perspectives, see for example, Paul K. Longmore and Lauri Umansky, eds., *The New Disability History: American Perspectives* (New York: New York University Press, 2001).

9. Nancy Tomes and Beatrix Hoffman, "Introduction: Patients as Policy Actors," in Hoffman et al., *Patients as Policy Actors*, 1-16.

10. This is evident within textbooks of psychiatric nursing, in which some authors stress abstinence from smoking while others acknowledge that schizophrenics get something from cigarettes. See for example, Norman L. Keltner, Lee Hilyard Schwecke, and Carol E. Bostrom, eds., *Psychiatric Nursing*, 4th ed. (St. Louis: Mosby, 2003).

11. Elena Ratchen et al., "Smoke-Free Policy in Acute Mental Health Wards: Avoiding the Pitfalls," *General Hospital Psychiatry* 31 (2009): 131-136.

12. This is how the issue is sometimes presented within the psychiatric press. See for example, Joan Arehart-Treichel, "Psychiatrists Can Be Crucial to Smoking Cessation," *Psychiatric News*, 1 May 2009, 14-15.

13. John Robinson, "Smoking: Habit Not Addiction," *Chemistry & Industry*, 5 September 1994, LTDL (Bates 322283246 - 322283248), http://legacy. library. ucsf. edu/ tid/wrz60a99.

14. Kessler, *A Question of Intent.*

15. David Mechanic, "The Social Context of Health and Disease and Choices among Health Interventions" in *Morality and Health*, ed. Allan M. Brandt and Paul Rozin (New York: Routledge, 1997), 79-98.

16. Historian and psychopharmacologist David Healy has blamed the newer generations of psychiatric medications for the higher mortality among the mentally ill, especially because of the well-known side effects of obesity and diabetes. David Healy, *Pharmageddon* (Berkeley: University of California Press, 2012).

17. Michael H. Allen et al., "Effect of Nicotine Replacement Therapy on Agitation in Smokers with Schizophrenia: A Double-Blind, Randomized, Placebo-Controlled Study," *American Journal of Psychiatry* 168 (2011): 395-399.

18. Bonnie Schell, "Mental Health Client Action Network (MHCAN), Santa Cruz, California," in *On Our Own, Together: Peer Programs for People with Mental Illness*, ed. Sally Clay (Nashville, TN: Vanderbilt University Press, 2005), 67-91.

19. Laura D. Hirshbein, "'We Mentally Ill Smoke a Lot': Identity, Smoking, and Mental

Illness in America," *Journal of Social History* 44 (2010): 7-21.

20. AMI/FAMI Policy Paper on Nicotine Addiction and Psychiatric Patients, 28 March 1995, copy located in the LTDL (Bates 2071540429), http://legacy. library. ucsf. edu/ tid/ric60c00.

21. Public Policy Committee of the Board of Directors and the NAMI Department of Public Policy and Legal Affairs, "Public Policy Platform of the National Alliance for the Mentally Ill" (Arlington, VA: 2008). See also, Pam Belluck, "Smoking, Once Used to Reward, Faces a Ban in Mental Hospitals," *New York Times* 6 February 2013.

22. See www.ncmhr.org, accessed 23 July 2013.

23. Caroline Jean Acker, *Creating the American Junkie: Addition Research in the Classic Era of Narcotic Control* (Baltimore: Johns Hopkins University Press, 2002).

24. Bonnie Spring, Regina Pingitore, and Dennis E. McChargue, "Reward Value of Cigarette Smoking for Comparably Heavy Smoking Schizophrenic, Depressed, and Nonpatient Smokers," *American Journal of Psychiatry* 160 (2003): 316-322.

25. Hirshbein , "'We Mentally Ill Smoke a Lot.'"

26. See for example, Tracey Dykstra, "First Person Account: How I Cope," *Schizophrenia Bulletin* 23 (1997): 697-699; Clea Simon, *Mad House: Growing Up in the Shadow of Mentally Ill Siblings* (New York: Doubleday, 1997), 194.

27. Rosie Alexander, *Folie a Deux: An Experience of One-to-One Therapy* (London: Free Association Books, 1995), 81.

28. See for example, BGW, "Graduate Student in Peril: A First Person Account of Schizophrenia," *Schizophrenia Bulletin* 28 (2002): 745-755.

29. Kurt Snyder, Me, *Myself, and Them: A Firsthand Account of One Young Person's Experience with Schizophrenia* (Oxford: Oxford University Press, 2007), 82.

30. Patricia E. Deegan, "Recovery and Empowerment for People with Psychiatric Disabilities," *Social Work in Health Care* 25 (1997): 11-24.

31. For poems written by mentally ill individuals about the day room-culture that included passionate discussion of cigarettes, see Jo Harris, "Rave On," and Kit Wright, "The Day Room." in *Beyond Bedlam: Poems Written out of Mental Distress*, ed. Ken Smith and Matthew Sweeney (London: Anvil Press Poetry, 1997), 57-58, 89-94. For a poem about smoking and a treatment center at a Native American area in South Dakota, see Debra Nystrom, "Smoke Break Behind the Treatment Center," in *Bad River Road* (Louisville, KY: Sarabande Books, 2009), 48. (Thanks to Ben Harris for calling my attention to this

poem.)

32. Ken Rollason, John Stow, and Jenifer Paul, "People in the Smoke Room," *Community Care*, 14–20 December 2000, 20–21, quote from 21.

33. Juliet L. H. Foster, *Journeys through Mental Illness: Clients' Experiences and Understandings of Mental Distress* (Basingstoke: Palgrave Macmillan, 2007), 61. See also, Janey Antoniou, "Bored on the Ward," in *Experiences of Mental Health Inpatient Care: Narratives from Service Users, Carers and Professionals*, ed. Mark Hardcastle et al. (London: Routledge, 2007), 33–36.

34. See for example, Scott Zwiren, *God Head* (Normal, IL: Dalkey Archive Press, 1996), 100–103. For an analysis of the smoking room as a safe space, see A. Skorpen et al., "The Smoking–Room as Psychiatric Patients' Sanctuary: A Place for Resistance." *Journal of Psychiatric and Mental Health Nursing* 15 (2008): 728–736.

35. See for example, Helen Minth, "The St. Louis Empowerment Center, St. Louis, Missouri," in *On Our Own, Together*, 108–122.

36. See for example, Shulamith Firestone, *Airless Spaces* (New York: Semiotext(e), 1998); Meri Nana – Ama Danquah, *Willow Weep for Me: A Black Woman's Journey through Depression* (New.York: One World, 1999), 80–81.

37. Thomas Campbell, "First Person Account: Falling on the Pavement," *Schizophrenia Bulletin* 26 (2000): 507–509.

38. Tim Lott, *The Scent of Dried Roses* (New York: Viking, 1996), 235.

39. Caroline Knapp, *Drinking: A Love Story* (New York: Delta, 1996), 231–232.

40. This was noted by an official from the Australian public–health department who cautioned about the problems of top – down interventions. See Kristen Moeller–Saxone, "Cigarette Smoking and Interest in Quitting among Consumers at a Psychiatric Disability Rehabilitation and Support Service in Victoria," *Australian and New Zealand Journal of Public Health* 32 (2008): 479–481.

41. Marsha Snyder, Judith McDevitt, and Susan Painter, "Smoking Cessation and Serious Mental Illness," *Archives of Psychiatric Nursing* 22 (2008): 297–304.

42. Susanna Kaysen, *Girl, Interrupted* (New York: Vintage, 1993).

43. The book version of Ned Vizzini's *It's Kind of a Funny Story* (New York: Miramax, 2006) includes a discussion of a patient smoking room on the inpatient unit. The 2010 film has only one brief mention of a cigarette to indicate that one of the characters, Bobby, is mentally ill. There are no other cigarettes in the film.

44. In contrast, Nasar relays a conversation between a Nobel committee member and Nash while he was smoking. Sylvia Nasar, *A Beautiful Mind: The Life of Mathematical Genius and Nobel Laureate John Nash* (New York: Simon & Schuster, 1998), 361.

45. Mary Karr, *The Liars' Club: A Memoir* (New York: Viking, 1995), 172.

46. Martha Manning, *Undercurrents: A Therapist's Reckoning with Her Own Depression* (San Francisco: HarperSanFrancisco, 1994).

47. Jay Neugeboren, *Imagining Robert: A Memoir* (New Brunswick, NJ: Rutgers University Press, 1997).

48. Michael Greenberg, *Hurry Down Sunshine: A Father's Story of Love and Madness* (New York: Vintage, 2008).

49. See for example, Lori Schiller and Amanda Bennett, *The Quiet Room: A Journey out of the Torment of Madness* (New York: Warner Books, 1994), 211.

50. See for example, Jeffrey R. Bedell, Peter Provet, Jeffrey A. Frank, "Rehabilitation-Oriented Multiple-Family Therapy," in *Psychological Assessment and Treatment of Persons with Severe Mental Disorders*, ed. Jeffrey R. Bedell (Washington, DC: Taylor & Francis, 1994), 215-234.

51. See for example, Linda Katherine Cutting, *Memory Slips* (New York: HarperCollins, 1997), 173.

52. See for example, Jenny Diski, *Skating to Antarctica* (London: Granta Books, 1997), 141-142; Amy Sundquist, "First Person Account: Family Psychoeducation Can Change Lives," *Schizophrenia Bulletin* 25(1999):619-621.

53. Linda Gray Sexton, excerpt from *Searching for Mercy Street* (1994), in *Out of Her Mind: Women Writing on Madness*, ed. Rebecca Shannonhouse (New York: Modern Library, 2000), 120-129.

54. Susan Nathiel, *Daughters of Madness: Growing Up and Older with a Mentally Ill Mother* (Westport, CT: Praeger, 2007), 31, 42, 93.

55. Paul Raeburn, *Acquainted with the Night: A Parent's Quest to Understand Depression and Bipolar Disorder in His Children* (New York: Broadway Books, 2004), 231-233.

56. E. Fuller Torrey, *Surviving Schizophrenia: A Manual for Families, Patients, and Providers*, 5th ed. (New York: Harper, 2006), 277.

57. Jill M. Williams, "Eliminating Tobacco Use in Mental Health Facilities: Patients' Rights, Public Health, and Policy Issues," *JAMA* 299 (2008): 571-573.

58. Steven A. Schroeder and Chad D. Morris, "Confronting a Neglected Epidemic: Tobacco

Cessation for Persons with Mental Illnesses and Substance Abuse Problems," *Annual Review of Public Health* 31 (2010): 297–314.

59. Erica Singer Solway, "The Lived Experiences of Tobacco Use, Dependence, and Cessation: Insights and Perspectives of People with Mental Illness," *Health and Social Work* 36 (2011): 19–32, quote from 25.

60. See for example, Pete Earley, *A Father's Search through America's Mental Health Madness* (New York: G. P. Putnam's Sons, 2006). For an argument for an alternative to the psychiatric model, see, Benjamin Gray, "Hidden Demons: A Personal Account of Hearing Voices and the Alternative of the Hearing Voices Movement," *Schizophrenia Bulletin* 34 (2008): 1006–1007.

61. Nathaniel Lachenmeyer, *The Outsider: A Journey into My Father's Struggle with Madness* (New York: Broadway, 2000).

62. Greg Bottoms, *Angelhead: My Brother's Descent into Madness* (London: Headline, 2001), 109.

63. Anne M. Joseph, Kristin L. Nichol, and Hazel Anderson, "Effect of Treatment for Nicotine Dependence on Alcohol and Drug Treatment Outcomes," *Addictive Behaviors* 18 (1993): 635–644.

64. Cheryl Forchuk et al., "Schizophrenia and the Motivation for Smoking," *Perspectives in Psychiatric Care* 38 (2002): 41–49.

65. For another example of the idea that addiction means no choice, while individuals can quit smoking, see the National Association of State Mental Health Program Directors Position Statement on Smoking Policy and Treatment at State Operated Psychiatric Hospitals, 10 July 2006, http://www. nasmhpd. org/docs/publications/MDCdocs/Oct2006% 20Final% 20Report% 20on% 20Smoking% 20Policy% 20and % 20Treatment% 20atState% 20Operated% 20Psychiatric%20Facilities.pdf, accessed 2 June 2014.

66. Jill M. Williams et al., "Evaluation of the CHOICES Program of Peer–to–Peer Tobacco Education and Advocacy," *Community Mental Health Journal* 47 (2011): 243–251; Jill M. Williams et al., "A Comprehensive Model for Mental Health Tobacco Recovery in New Jersey." *Administration and Health Policy in Mental Health* 38 (2011): 368–383.

67. Jill Williams and Marie Verna, "Strong Advocacy Effort Needed to Help Smokers with Mental Illness," 13 March 2103, http://www. nami. org/Content/NavigationMenu/Top_ Story/Strong_Advocacy_Effort_Needed_to_Help_Smokers_with_Mental _Illness. htm, accessed 8 August 2013.

68. See for example, Jill M. Williams et al., "A Tobacco Treatment Model for Persons with Serious Mental Illness," *Psychiatric Services* 57 (2006): 1210.

69. Panel Discussion, "A Hidden Epidemic," Legacy Warner Series, 31 May 2012, archived at http://www. legacyforhealth. org/what－we－do/warner－series/a－hidden－epidemic－tobacco-use-and-mental-illness.

70. Jamie Bryant et al., "A Systematic Review and Meta－Analysis of the Effectiveness of Behavioural Smoking Cessation Interventions in Selected Disadvantaged Groups," *Addiction* 106 (2011): 1568－1585.

71. Sandra M. Gallagher et al., "A Comparison of Smoking Cessation Treatments for Persons with Schizophrenia and Other Serious Mental Illnesses," *Journal of Psychoactive Drugs* 39 (2007): 487－497.

72. See for example, Jennifer W. Tidey et al., "Effects of Contingency Management and Buproprion on Cigarette Smoking in Smokers with Schizophrenia," *Psychopharmacology* 217 (2011): 279－287.

企业挤压

1999 年，美国北卡罗来纳州的一名男子写信给雷诺烟草公司表示，"想从贵公司采购卷烟"，并请求实力强大的雷诺烟草公司能够助他一臂之力。这名男子在信中附上了社区精神卫生诊所的一封信，以证实他患有精神分裂症，并解释说，他无意要求对方的施舍。相反，他是请求公司给予行政协助的，因为他认为靠卖卷烟为生对他来说非常适合。他说他的医生也吸烟，并建议他做这个生意[1]。1964 年，美国卫生局局长报告中清楚地阐述了吸烟有害身体健康，并指出精神疾病患者与吸烟之间的特殊关系。而这封信写于 1999 年，距这个报告已经过去了数十年，这足以说明至少有些人将自己视为卷烟的消费者，而不仅仅是精神疾病患者或吸烟受害者。

目前，美国仍有大量精神疾病患者吸烟，这使人们忧虑不已，觉得应该推动戒烟运动，从而消除烟草的不良影响。许多公共卫生人士义正词严地指出，美国烟草业在台前幕后都忙着进行推销、分销、产品调研，对公司的客户了如指掌。和烟草消费者有着商业联系的企业，并不只有烟草公司。2007 年，菲利普莫里斯烟草公司的员工在《华尔街日报》上发表了一篇论文。文章概述了控烟人士与制药公司的种种关系，并指出美国制药业对美国的禁烟政策影响过多[2]。传阅这篇文章的工作人员对其内容未加评论。

一些历史学家和政策分析师指出，在美国，私人企业对医疗卫生体系的管治和政府利用措施或法规对它的管制大体相当（有时甚至更多）。无论是好是坏，美国的政治环境大抵如此，总是将企业利益置于其他利益之上。至少部分是由于这个原因，医疗改革中许多人引用了竞争和消费者选择等自由市场的言论，以深化医疗体系改革[3]，这是胜利还是悲哀，取决于美国民众的政治态度，但它的意思是，医疗卫生是以消费者为中心的，消费者购买产品或对产品质量的追求都是基于感知利益的，戒烟问题也大抵如此，例如，对于许多在 20 世纪 70 年代戒烟的普通人来说，他们以健身（关注新食品以及成为健身会员）取代吸烟行为作为新的消费目标[4]。

但正如第八章所描述的，精神卫生消费者的概念比较复杂，和普通消费者的权利不可同等视之。而且，精神疾病患者的选择权利遭到限制。如今，精神疾病吸烟者身陷于美国烟草业和制药业的商战之中。（美国禁烟措施实施之后）精神疾病患者群体占吸烟者的大多数，本质上美国烟草企业和制药企业都想将他们争取为客户[5]。医疗和精神卫生专业人员正在积极推动烟草依赖诊断及戒烟治疗方法，其中许多戒烟治疗方法符合美国制药业的利益。美国民众视精神疾病吸烟者为社会弃儿，吸烟已经成为他们自身许多（如果不是全部的话）问题的根源（包括他们把有限收入的大部分都用来购买卷烟）。大多数精神疾病患者在讨论吸烟问题时，都认为自己没有决定权。许多热衷于精神疾病患者戒烟措施的积极人士与精神卫生消费者团体合作来寻找促进患者戒烟的方案，成功者却屈指可数。

一、烟草使用障碍

2013 年 5 月，美国精神病协会公布了新版诊断系统，即《精神疾病诊断与统计手册》第五版（*DSM-V*）。第五版手册中出现了新诊断：烟草使用障碍。尽管这个名字最初是由杰罗姆·杰菲在 20 世纪 70 年代末提出的，但在第五版的《精神疾病诊断与统计手册》中作者强调，新的烟草使用障碍诊断比之前的烟碱依赖诊断更为全面。"烟草使用障碍"包括 11 个标准，只需符合其中两个就能作出诊断。标准包括渴望吸烟、在危险情况下吸烟（如在床上）、与他人关于戒烟的争论等[6]。诊断还包括戒烟时的耐受性及戒断症状。尽管控烟研究批评人士为烟草使用障碍提出了更具体的定义，更有利于评估和治疗，但《精神疾病诊断与统计手册》第五版的诊断基本上也涵盖了正常吸烟者的所有信息[7]。

正如我们所看到的，关于吸烟的精神疾病诊断是由社会、文化和专业因素所决定的。在理想情况下，诊断能够准确描述精神疾病的症状。而且，无论患者其他状况如何，诊断都会显示烟草使用障碍可以治疗。但是，如果诊断完全取决于环境，那么它还有意义吗？一些符合当前烟草使用障碍标准的吸烟者却不符合《精神疾病诊断与统计手册》第三版中烟草依赖的诊断，甚至也不符合《精神疾病诊断与统计手册》第四版中对烟碱依赖的诊断，难道患者们是在 2013 年 5 月突然患上精神疾病的吗？即使诊断不变，患者的个人情况也会变化无常。据美国和世界其他地区对高压力环境的研究表明，人们在遭受创伤或巨大压力后吸烟量会增加[8]。如果将吸烟设想为某些人的应对机制（尽管不是理想的应对机制），它也是一种疾病吗？随着精神疾病诊断对患者行为获取的信息越来越多，也加强了对普通生活某些方面狭隘的、基于病理学的描述，而在过去人们从未将那些行为视为疾病[9]。精神病学家回避了这样一个难题：因为某人所做的选择有潜在的负面后果，就判断他/她有病，这样是否合理？

吸烟相关诊断不仅判定吸烟为疾病，而且在公共卫生领域也具有重要意义，然而不幸的是，这可能会对精神流行病学和精神卫生政策导向产生影响。如果将烟碱依赖或烟草使用障碍等诊断纳入精神流行病学的研究范畴，那么已经被夸大的精神疾病患病率统计数据，就会变得更加扭曲。烟草使用障碍与严重精神疾病的关系仍需在精神卫生政策中得以解决。一些研究人员非常关注烟草使用障碍，以至于他们把抑郁症等精神疾病视为烟碱依赖的危险因素。对于这些研究者来说，防止抑郁症发展为烟碱依赖变得非常重要[10]。从前，由于精神疾病患者的情绪、社会、职业和经济问题，美国民众似乎可以理解他们的吸烟行为，现在的情况却彻底改变了。

烟草使用障碍的诊断对人们起了什么作用？精神疾病患者有了另一个诊断，会对他们有利吗？反对吸烟的学者们利用吸烟诊断强化这样一个观点：无法戒烟的人才是真正的瘾君子。但正如艾伦·布兰特（Allan Brandt）所指出的那样，成瘾的问题是复杂的：一方面，患者因为患病而免于责任，但另一方面，人们期望患者能对自己的行为（包括成瘾）负责[11]。这项诊断也将吸烟问题具体化，实际上可以通过限制个人的权力解决这个问题[12]。2001 年，澳大利亚精神生物学家戴尔·阿特伦斯（Dale Atrens）表示，将吸烟定义为成瘾未必有助于戒烟："将吸烟描述成难以阻挡的成瘾过程，那么戒烟成功就会受到'自我实现预言'（心理学术语，意为'使自己的预期成真的预言'，在戒烟情境中，如果某人的心理暗示是'吸烟使人成瘾，难以戒除'，那这个'预言'就会成真）的限制，戒烟就会失败。"[13]虽然美国烟草业在坚持吸烟不会成瘾（他们请戴尔·阿特伦斯证明了这一点）方面有着既得利益，但美国制药业也同样宣传戒烟患者需要烟碱药品（贴片、咀嚼胶或吸入剂）的帮助，以克服对烟碱依赖。

二、制药公司的利益

2013 年，随着美国食品与药物管理局开始加强对烟草产品的监管，该局官员召集了一个特别小组，讨论研究了这些问题并查找了相关证据。正如他们几十年来的做法一样，因为要对美国烟草业进行监管，所以邀请了美国烟草业代表来谈谈他们的观点，但控烟积极分子对此大呼不平，拒绝参与。美国加利福尼亚大学旧金山分校的控烟研究人员露丝·马龙（Ruth Malone）向美国食品与药物管理局发出了一封言辞激烈的公开信，信中解释了她（和其他人）不去和美国烟草业的代表一起开会的原因[14]。露丝·马龙强调，美国烟草业的目标是美国公共卫生领域达成目标的绊脚石。

在 20 世纪美国烟草业的不良行为曝光之后，不难理解控烟积极分子对美国烟草业所提出的任何问题都抱着强烈反对的态度。反对烟草的人强烈反对烟草公司曾做过的任何事，即使是那些有可能带来好处的事情。但耐人寻味的是，这些严厉批评美国烟草业的人，以及对精神疾病患者吸烟效用全盘否认的人，却显然能够接受一个明显有利于制药公司的方案[15]。控烟人士推动精神疾病患者戒烟，加强治疗，包括了药物治疗。尽管控烟专家批评美国食品与药物管理局邀请美国烟草业代表参加有关如何监管美国烟草业的讨论，但对经常参与戒烟疗法接受监管的制药公司代表却只字未评[16]。

医生和其他精神卫生专业人士公开主张大幅增加戒烟过程中的药物治疗（超过其他的治疗措施）程度，并呼吁减少对"药用"烟碱的管制，因为他们声称卷烟中的烟碱更容易使人成瘾，毒性更强[17]。正如在 2009 年有关人士发文解释称："所有烟碱药物在患者之间也许不能互换，或互换后效果不一，因此可得出的一个推论是，并非所有的烟碱药品都需要类似的监管和营销限制，那些药物滥用和依赖风险较高的药品应受到适当的监管和更多的营销限制。"（有人揭露该文作者与多家制药公司有关系，并和一家新型烟碱替代品公司有着经济利益关系[18]）换言之，美国的制药公司认为其业务不需要美国政府那么多的监督，并应将其产品列入《精神疾病诊断与统计手册》第五版来治疗烟草使用障碍。在文章的最后，该文作者列出了他们与外部的利益关系，这一领域最重要的三位学术专家与多家制药公司有关联，其中包括一家在戒烟治疗方面投资巨大的公司[19]。

正如几十年来在各种医疗卫生问题上的情况一样，美国制药公司与医生取得联系，通过医生向患者促销药品[20]。在戒烟领域，美国制药公司赞助了一些关于烟碱依赖性的重要会议[21]。在美国精神卫生行业中，戒烟与制药业变得密不可分，以至于针对精神疾病吸烟者的任何严肃讨论都离不开制药公司的参与，例如，2005 年，美国国家精神卫生研究所召集了一批精神疾病患者吸烟问题的专家，这些专家们因目前缺乏对吸烟治疗的选择表示遗憾，并确定了未来的研究领域[22]。

但药物解决方案未必总是安全的选择，正如许多评论家指出的那样，美国制药公司对经济脆弱的受试者进行药物试验，推动医生促销产品，培养学术研究专家，并隐藏药物的副作用[23]。之后由于美国制药公司遭到诉讼，公司的一些内部文件在调查中被曝光，公众才了解到这些制药公司的一些行为[24]。这听起来似乎有些熟悉，事实上历史学家和精神药理学家大卫·希利（David Healy）表示，美国制药业和美国烟草业一样，所作所为都是为了商业利益[25]。推销医药产品的研究人员同样表示，没有足够证据证明这些药物有害，所以其风险为最低[26]。但我们不能认为医生开的药物就是安全的，因为这背后有着一个数十亿美元资金的巨大产业，来"想方设法地尽量减少"药物的副作用，而临床医生也未能很好地进行监管和指出这些药物的副作用[27]。

很难确定哪些药物（如果有的话）可以或应该用于治疗精神疾病患者。（由于受试者招募中的道德问题）人们对精神疾病患者的研究并不多。此外，现行的研究结果未能对此给予有力证明。有些研究小组发表了一些文章，汇集了几项研究的结果，旨在发现精神疾病患者使用戒烟药物的意义，而另一些则使用开放性研究或以乐观的态度解释一些疗效欠佳的数据[28]，并认为这是研究报告中失之偏颇的部分，这尤其常见于那些获得了制药公司大量资金的研究[29]。尽管在精神疾病患者戒烟药物方面的研究无任何实质进展，但未见多少控烟人士对这些治疗干预措施提出批评。临床医生似乎已经对这项研究相当信服，认为在精神疾病患者中使用戒烟药物既安全又适当，并且可以将对患者的治疗风险降至最低[30]。

大卫·希利指出，美国制药公司增强影响力的方法之一就是制定治疗指南[31]。这不是一个新现象，历史学家杰里米·格林（Jeremy Greene）提出美国医学领域的学术研究人员与美国制药公司协商制定高血压、糖尿病和家族性高胆固醇血症的治疗指南，并没有专业人士或公众公开抗议[32]。但越来越明显的是，药物治疗方法超过了其他的治疗方法。那些撰写烟草依赖治疗评论文章的学术专家们（与美国制药行业有关系）明显推崇药物治疗，例如，2009年加拿大《精神病学杂志》对精神疾病患者吸烟问题的概述就突出了药物治疗的作用（对其他类型的治疗只是略做提及）。他们最小化地描述了这些药物的副作用，而大肆渲染吸烟会引起的种种疾病。这篇文章的两位主要作者承认他们与美国制药公司（其中包括戒烟疗法的营销企业）有关系[33]。

尽管许多观察家和评论家指出，美国制药业对医疗卫生体系控制的程度很深，而大多数关于精神疾病患者吸烟的文献都支持美国制药业的观点[34]。有些人可能会持不同观点，认为吸烟比药物更具危险性。事实上，这恰恰和上述文章作者的观点一致[35]。但人们越来越意识到，现代精神疾病药物有副作用，会危害身体健康，尤其是导致肥胖症和糖尿病（美国制药业一直对其产品的危害矢口否认，直至遭受诉讼）[36]。药物副作用可能会引发心血管疾病（增加死亡率），然而美国制药公司却强调，吸烟是导致心脏病的罪魁祸首，这真是耐人寻味。

控烟人士对美国烟草业及其相关产品，甚至对卷烟的相关用具都无一例外地反感，对美国烟草业相关的一切都抱有戒心。然而，这种状况的溢出效应可能限制了精神疾病吸烟者的选择。一些研究小组指出，新式无烟烟碱产品（电子烟），对那些想减少吸烟量，甚至无意戒烟的人，可能会有所帮助[37]。但控烟人士对电子烟的反映参差不齐[38]。美国公共卫生领域对电子烟的矛盾态度表明，人们对吸烟的排斥态度已是根深蒂固，这使已经遭受公众排斥的精神疾病群体更是雪上加霜。

控烟和戒烟方面的专家能够而且也应该确定最佳戒烟治疗方法，对有害做法发出警告是可以理解的，但这是否意味着公众有权将这些做法强加于精神疾病患者？2001年，美国耶鲁大学精神卫生学学者指出，社会边缘群体对如何保障自己的权利，保护自己免受伤害茫然无知。同时，那种把患者视为无法进行自我管理的医疗卫生疗法，是精神疾病治疗理念的倒行逆施。而过于自由的公共医疗卫生措施可能会使精神疾病患者完全陷入孤独（并有可能受到伤害）的境地[39]。这是目前精神疾病吸烟者群体所面临的真实困境，美国耶鲁大学学者正在想方设法解决这类人群的问题。尽管吸烟是一个重大健康问题，但如何进行治疗，需要借鉴精神卫生专业人员使用权力的历史。当专业人员决定采取对受试者或患者的最佳治疗方法时，相关的精神病学、医学和其他科学手段都应受到严密的审查。如今，人们排斥这种家长式的治疗作风，那么，它是否应该仍被用于精神疾病吸烟者呢？

三、谁来为精神疾病患者发声？

控烟积极人士认为，精神卫生专业人员未能重视吸烟问题，导致精神疾病患者仍受社会歧视。他们指出美国精神卫生机构在治疗严重精神疾病患者时，没有告诉他们吸烟对身体健康的长期危害。传统上精神卫生专业人员没有解决精神疾病患者的吸烟问题，是因为患者通过吸烟进行自我治疗，而且精神疾病患者还有其他（更严重的）问题需要解决，所以精神疾病患者并不是真的想戒烟。但一些控烟积极人士则坚持认为，精神卫生专业人员所说的这些全部都是托词[40]。许多代表精神疾病患者发声的团体赞同（尽管他们没有表现出像控烟积极人士那么强的力度）戒烟对长期身体健康至关重要的观点。

但如何处理精神疾病患者吸烟的问题不仅仅涉及健康，还涉及权力。大多数控烟积极人士认为，通过增加吸烟税收或限制吸烟场所，制定戒烟强制政策，应该可以解决人们的戒烟问题。但 2002 年澳大利亚研究人员发现，对精神疾病患者来说，吸烟是为了以一种微不足道的方式证明他们对自己生活仍然保有决定权。澳大利亚研究人员采访了精神分裂症患者之后表示："他们决定继续吸烟的最大原因是，未来难以预料，但吸烟在当下可给予人自由感。因此，吸烟能使他们获得更多自主权，更多地掌控自己的生活。"[41]

提倡控烟运动的人士对戒烟斗争中的权力关系缺乏真正的了解。控烟积极人士日益呼吁对住院患者，或其他长期在医疗设施、公共病房中的患者进行强制禁烟，理由是应利用一切机会，促进人们身体健康，让人们享受健康所带来的益处[42]。许多人对吸烟引发的危害极为忧虑，认为人们无权吸烟。吸烟者的权利纯属美国烟草企业的虚构[43]。但 2008 年，美国康涅狄格州精神卫生服务部的医学主任指出，对于那些在精神病院长期住院的患者进行强制戒烟，实际上是对精神疾病患者群体的歧视（如果他们不是精神疾病患者，他们就可以在家里吸烟，也可以决定自己是否吸烟），以健康的名义在某些场所禁烟，是利用精神疾病患者在社会上的弱势地位[44]。

控烟人士与精神疾病患者不能达成一致观点的部分原因在于，吸烟是控烟积极人士唯一关注的问题，而对精神疾病患者来说，吸烟只是他们所面临的社会、职业、经济及人际关系等种种难题中的一个。许多严重精神疾病患者难以找到工作，没有收入，在住房方面也是困难重重，而且常常食不果腹。那些服用精神疾病药物的人还要常常与严重的药物副作用（包括体重增加）做斗争，还得花钱买烟，这使他们的境况更加雪上加霜。但许多人未能理解，戒烟对他们的境况有着巨大影响[45]。

而且对于那些在困境和重疾中苦苦挣扎的人来说，未来的良好健康状况似乎遥不可及，因此，恢复健康难以成为他们的戒烟动力。有些精神疾病患者表示，患者对卷烟的依恋程度，到了完全可以忽视它对身体健康造成危害的地步，例如，1985 年一位美国新罕布什尔州的妇女写信给雷诺烟草公司表示，她患有躁狂-抑郁性精神病，且已经放弃了治疗肺癌的方法[46]。她有时胸痛，所以想戒烟，但戒烟之后，觉得情况更糟。然而她说她找到了自己的治疗方法，因为："我喜欢卷烟，我不会为任何人戒烟。我也厌倦了等待能治愈肺癌的科学家（们）。"除了精神疾病患者对吸烟危害的上述解释外，其他精神疾病患者可能也认为，为了避免未来说不准的健康危害，而放弃目前能帮助他们的卷烟，似乎毫无道理[47]。

正如精神卫生政策专家们所指出的，由于存在精神机构结构变化和报销问题，精神疾病患者的治疗方案在过去几十年中变得越来越错综复杂。大卫·梅奇克指出，非机构化运动将长期住院患者转出医院后，美国现代精神卫生部门从未给予美国医疗卫生系统足够的经济补偿。由于社区治疗体系存在一定的局限性，慢性精神疾病患者的治疗制度不健全。美国对精神卫生体系预算的削减可使该行业对不断上升的医疗费用，日益疏漏的社会安全保障网，以及精神疾病患者反复住院的现状等均无力应对[48]。但无论怎样，精神卫生工作人员努力以确保患者有食物、衣服和住所作为首要任务，戒烟任务只能退居其次。虽然促进戒烟值得称赞，但精神疾病患者的帮扶者应该首先尽力帮助他们获得基本生存所需，而不仅仅是敦促他们戒烟。

随着美国控烟运动对吸烟的打击力度加大，那些精神疾病患者可能因此陷于困境，他们日渐远离进步的主流社会，遭到社会的双重边缘化，并且常被迫戒烟，因为现在美国社会难以接受吸烟行为。控烟积极人士踌躇满志，希望控烟运动目标远大，想要减少，甚至消除美国（和其他国家）的吸烟行为。但是针对某些群体的解决方法应有所不同，例如，就制定烟草管制政策征求精神卫生消费者及其群体的意见至关重要，因为能让这类特殊群体发声的机制寥寥无几[49]。

尽管必须对美国烟草业的一举一动保持高度警惕，但也需要密切关注美国制药业。美国制药业的股东们不会为了提高人们的身体健康而牺牲公司利益。在服用精神疾病药物时，由于药物会产生副作用（使有些患者体重增加，出现机体代谢问题），而使患者苦恼不已，相关人士却告诉他们要更加努力地保持健康的生活方式，包括选择健康食品和积极锻炼身体。对于那些吸烟的人来说，应对药物副作用是个健康负担。许多公共卫生倡导者已经认识到精神疾病患者在降低患病风险方面的自我控制力差。但专家们并没有采取策略来赋予精神疾病患者权力，而是更多地关注美国烟草业促销卷烟对他们的影响[50]。继续监控美国烟草行业以确保他们不利用精神疾病群体很有意义，但是患者的自我控制能力和烟草公司毫无关系，而患者更可能将矛头指向美国制药业，因为美国制药行业的产品已经直接（而且常常是不幸的）影响了他们的生活，如果让患者追责的话，患者会将现状归咎于美国制药行业[51]。

除了企业的影响外，还需要关注精神卫生消费者的问题。从精神卫生消费者运动的角度来看，公众应该与患者个人和团体合作，就他们的条件展开讨论，咨询他们认为优先的事项，征求他们对问题解决方案的建议[52]。过分强调对吸烟的限制会无意中排除那些可能对未来治疗方法提供有效建议的患者[53]。而且将吸烟行为定义为疾病也并无益处。精神疾病患者否认吸烟这种疾病或诊断仅为他们自己所独有。正如心理学家和精神卫生消费者帕特里夏·迪根（Patricia Deegan）指出的那样，将个人确定为患者，是在以一种极为消极的方式来改变人们之间的交往方式。从这个角度来看，把精神卫生消费者称为"瘾君子"或"烟草使用障碍"患者缺乏人性化，只能徒增疾病的统计数字[54]。

在精神疾病患者吸烟的问题上，权力关系的现象可能比大多数人认为的重要得多，患者称，他们讨厌自上而下的层级关系，在这种关系中，医生或其他精神卫生行业治疗者要对他们进行诊断和治疗，然而，患者却想成为和治疗者平等的合作伙伴关系。[55]为了与患者合作，精神卫生从业人员和政策制定者需要了解精神疾病患者的现有关系，包括他们对卷烟的依恋关系。常用的"戒烟""禁烟"等措辞带有负面意味，或许可以在治疗中应用对卷烟、吸烟和烟碱作用等更正向的措辞。如果控烟积极人士的目标是改善精神疾病患者的身体健康，那么即使不强加优先权、不强制治疗或不无视他们的重要关系（即使是有功能障碍的关系），或许也能有办法达到这个目标。

我们还需要关注经济问题。大多数戒烟药物和卷烟的价格大体相当，甚至高于卷烟价格。一些非处方药，患者可以直接购买，比较方便，但是这也给患者带来了经济负担。处方药（包括吸入剂和鼻腔喷雾）要求患者先看医生，承诺戒烟，然后才能使用（这是许多美国保险公司的要求）。有时消费者只能开到短期内的用药[56]。那些没有保险的人，可能负担不起处方药。而且所有产品都是按天计算（包装中的产品数量）购买的，价格通常比单包卷烟更贵。

那么，考虑其他选择或其他方法是不是更合理？鼓励那些对戒烟不感兴趣或无法完成常规戒烟的精神疾病吸烟者改用电子烟（虽然有风险），会不会在总体上减少危害呢？是否可以与精神卫生消费者一起研究一下他们的短期行为问题，而不仅仅是长期健康目标？例如，是否有可能让精神卫生消费者在便利的地点，以合理的价格，获得数量相当的戒烟产品（如贴片、咀嚼胶、吸入剂等），这样他们就可以每天都决定是否要购买这些戒烟药物了。这些卷烟替代产品是否可以更改定价方式，使其能够和大多数吸烟者购买卷烟的方式（包括一天购买一次）相同，这些卷烟替代品是否可以成为比卷烟更经济的选择？

如果我们真的想帮助精神疾病吸烟者，那么我们就必须找到一种方法来理解和接纳他们的观点和优先事项。这意味着要理解什么是他们真正想要的，而不仅仅是强行认为他们需要什么，或者坚持认定他们做错事情的原因。许多关于吸烟讨论和争论的文章，在文章起始处都会公开作者是否吸烟（如果不吸烟则取消其资格），这并非是巧合而是有原因的。因为只有分享亲身经历才有助于研究人员理解吸烟者是怎样或为什么受到吸烟问题的困扰。精神卫生消费者运动部分是基于这样一种观点，即有过精神疾病经历的人若有更多的专业知识来谈论精神疾病[57]，这种专业知识就会变得价值非凡[58]。

正如自我认同的精神卫生消费者所指出的那样，精神卫生专业人员定义治疗结果的方式（戒烟与否），与对精神卫生消费者治疗的概念化（而非人性化）之间存在不同步的问题[59]。一些消费者确实觉得吸烟有问题并支持实施戒烟措施，但他们认同的戒烟权重未必与控烟专家所认同的权重等同[60]。

对于这些精神疾病患者，我们需要拓宽研究范畴，以探索其经济和心理康复等问题。我们需要考虑精神疾病患者个体的优势和能力，包括他们的观点，而不是仅仅关注他们的疾病[61]。我们还需要制定方案，解决他们的优先事项和问题。无论相关人士选择做什么，都首先需要尊重精神疾病吸烟者过上更好的生活的权利，而不能假设什么对他们是最好的。相关人士需要和他们对话，并认真倾听他们的心声。

注 释

1. Letter from Michael Smith to R. J. Reynolds, 6 July 1999, LTDL（Bates 522762510/2513）,http://legacy.library.ucsf.edu/tid/osm 70d00.

2. Kevin Helliker, "Nicotine Fix: Behind Antismoking Policy, Influence of Drug Industry," *Wall Street Journal*, 7 February 2007, ETDL（Bates 3117185364-3117185369）, http://legacy.library.ucsf.edu/tid/bou95g00.

3. See Charles E. Rosenberg, "Anticipated Consequences: Historians, History, and Health Policy," in *History and Health Policy in the United States: Putting the Past Back In*, ed. Rosemary A. Stevens, Charles E. Rosenberg, and Lawton R. Burns（New Brunswick, NJ: Rutgers University Press, 2006）, 13-31; Nancy Tomes and Beatrix Hoffman, "Introduction: Patients as Policy Actors," in *Patients as Policy Actors*, ed. Beatrix Hoffman et al.（New Brunswick, NJ: Rutgers University Press, 2011）, 1-16.

4. Thomas Borstelmann, *The 1970s: A New Global History from Civil Rights to Economic Inequality*（Princeton: Princeton University Press, 2012）, 247.

5. Kenneth Warner pointed out the potential for this competition more than a decade ago. See Kenneth E. Warner, John Slade, and David T. Sweanor, "The Emerging Market for Long-term Nicotine Maintenance," *JAMA* 278（1997）: 1087-1092.

6. American Psychiatric Association, *Diagnostic and Statistical Manual of Mental Disorders*, 5th ed.（Arlington, VA: American Psychiatric Publishing, 2013）, 571-576.

7. As far as I can tell, the work group that formulated the *DSM*-5 criteria did not incop porate any suggestions by critics. Timothy B. Baker et al., "DSM Criteria for Tobacco Use Disorder and Tobacco Withdrawal: A Critique and Proposed Revisions for DSM 5," *Addiction* 107（2012）: 263-275.

8. See for example, Quinn M. Biggs et al., "Acute Stress Disorder, Depression, and Tobacco Use in Disaster Workers Following 9/11," *American Journal of Orthopsychiatry* 80（2010）: 586-592. This has been noted for many substances of abuse in general. See David R. Williams, "Patterns and Causes of Disparities in Health," in *Policy Challenges in Modern*

Health Care, ed. David Mechanic et al. (New Brunswick, NJ: Rutgers University Press, 2005), 115–134.

9. For some of the problems inherent in blurring the boundary between a normal and a psychiatric condition, see for example, Allan V. Horwitz and Jerome C. Wakefield, *The Loss of Sadness: How Psychiatry Transformed Normal Sorrow into Depressive Disorder* (New York: Oxford University Press, 2007); Paula J. Caplan, *They Say You're Crazy: How the Worlds Most Powerful Psychiatrists Decide Who's Normal* (Reading, MA: Addison – Wesley Publishing Company, 1995).

10. See for example, Salma M. Khaled et al., "Major Depression Is a Risk Factor for Shorter Time to First Cigarette Irrespective of the Number of Cigarettes Smoked Per Day: Evidence of a National Population Health Survey," *Nicotine & Tobacco Research* 13 (2011): 1059–1067.

11. Allan M. Brandt, "From Nicotine to Nicotrol: Addiction, Cigarettes, and American Culture," in *Altering American Consciousness: The History of Alcohol and Drug Use in the United States*, 1800 – 2000, ed. Sarah W. Tracy and Caroline Jean Acker (Amherst: University of Massachusetts Press, 2004), 383–402. On more of the implications regarding addiction and personal responsibility, see Caroline Jean Acker, *Creating the American Junkie: Addition Research in the Classic Era of Narcotic Control* (Baltimore: Johns Hopkins University Press, 2002).

12. One therapist in the last couple of decades wrote that she refuses to use *DSM* diagnoses in practice because it separates people and can damage them. She focuses instead on problems—and everybody has problems. See Gloria Anthony, "Resisting Diagnosis," in *Bias in Psychiatric Diagnosis*, ed. Paula J. Caplan and Lisa Cosgrove (Lanham, MD: Jason Aronson, 2004), 241–242.

13. Dale M. Atrens, "Nicotine as an Addictive Substance: A Critical Examination of the Basic Concepts and Empirical Evidence," *Journal of Drug Issues* 31 (2001): 325 – 394. For Atrens's testimony, see LTDL (Bates 530213376/3404), http://legacy.library.ucsf.edu/tid/ufrO5a00. Atrens was not a proponent of smoking, though—his book *Don't Diet* (1988) calls for simple health interventions, including quitting smoking.

14. See http://blogs.bmj.com/tc/2013/01/31/a – letter – to – the – us – fda – from – tobacco – control– editor – ruth – malone/, accessed 26 July 2013. Thanks to Gregory Dalack for alerting me to this letter.

15. See for example, Mitchell Zeller, Dorothy K. Hatsukami, and Strategic Dialogue on

Tobacco Harm Reduction Group, "The Strategic Dialogue on Tobacco Harm Reduction: A Vision and Blueprint for Action in the US," *Tobacco Control* 18 (2009): 324–332. And pharmaceutical companies help cultivate positive relationships within tobacco control—in part by donating to tobacco-control organizations. In 2012, for example, GlaxoSmithKline made substantial contributions to a number of tobacco – control groups. See http://fortherecord. payments. us. gsk. com/content/dam/hcppaymenttransparency/en/documeiits/pdf/archive – reports/lQ – 4Q % 202012% 20GSK% 2OGrants% 20Report% 20v3. 0. pdf, accessed 26 July 2013.

16. As political scientist Daniel Carpenter pointed out, it has long been the practice for pharmaceutical-company representatives to have regular interactions with officials at the FDA. Daniel Carpenter, *Reputation and Power: Organizational Image and Pharmaceutical Regulation at the FDA* (Princeton: Princeton University Press, 2010).

17. See for example, Henri-Jean Aubin et al., "Smoking, Quitting, and Psychiatric Disease: A Review," *Neuroscience and Biobehavioral Reviews* 36 (2012): 271–284.

18. Reginald V. Fant et al., "Pharmacotherapy for Tobacco Dependence," in *Nicotine Psychopharmacology*, ed. Jack E. Henningfield, Edythe D. London, and Sakire Pogun (Berlin: Springer, 2009), 487–510, quote from 496.

19. Individuals who are in maintenance therapy (the specific drugs buproprion and varenicline are mentioned) get a different label extension with tobacco use disorder. *DSM-5*, 572.

20. For a historical perspective on this, see the Tomes's brilliant essay. Nancy Tomes, "The Great American Medicine Show Revisited," *Bulletin of the History of Medicine* 79 (2005): 627–663.

21. See for example, Jack E. Henningfield and Maxine L. Stitzer, eds., *New Developments in Nicotine – Delivery Systems: Proceedings of a Conference, Johns Hopkins University, September* 24, 1990 (Ossining, NY: Cortlandt Communications, 1991).

22. Douglas Ziedonis et al., "Tobacco Use and Cessation in Psychiatric Disorders: National Institute of Mental Health Report," *Nicotine & Tobacco Research* 10 (2008): 1691–1715.

23. See for example, Robert Whitaker, *Anatomy of an Epidemic: Magic Bullets, Psychiatric Drugs, and the Astonishing Rise of Mental Illness in America* (New York: Crown, 2010); Howard I. Kushner, "The Other War on Drugs: The Pharmaceutical Industry, Evidence-Based Medicine, and Clinical Practice," *Journal of Policy History* 19 (2007): 49–70; David Healy, *Let Them Eat Prozac: The Unhealthy Relationship between the Pharmaceutical Industry and Depression* (New York: New York University Press, 2004); Jill A. Fisher,

Medical Research for Hire: The Political Economy of Pharmaceutical Clinical Trials (New Brunswick, NJ: Rutgers University Press, 2009); and Daniel J. Carlat, *Unhinged: The Trouble with Psychiatry—A Doctor's Revelations about a Profession in Crisis* (New York: Free Press, 2010).

24. See for example, Michael A. Steinman et al., "Characteristics and Impact of Drug Detailing for Gabapentin," *PLoS Medicine* 4 (2007): e134; Michael A. Steinman et al., "Narrative Review: The Promotion of Gabapentin: An Analysis of Internal Industry Documents," *Annals of Internal Medicine* 145 (2006): 284–293.

25. David Healy, *Pharmageddon* (Berkeley: University of California Press, 2012).

26. For example, one group insisted that that the effective use of varenicline in mentally ill populations had been "hampered" by reports that it was not safe. They offered their own double-blind study to prove this—with a grand total of eight patients. See Elaine Weiner et al., "Letter to the Editor: Varenicline for Smoking Cessation in People with Schizophrenia: A Double Blind Randomized Pilot Study," *Schizophrenia Research* 129 (2011): 94–95.

27. On physicians' disinclination to report adverse events, see for example, Barry Meier, "Doctors Who Don't Speak Out," *New York Times*, 15 February 2013.

28. Andrea H. Weinberger et al., "Predictors of Abstinence and Changes in Psychiatric Symptoms in a Pooled Sample of Smokers with Schizophrenia Receiving Combination Pharmacotherapy and Behavioral Therapy for Smoking Cessation," *Journal of Clinical Psychopharmacology* 29 (2009): 601–603; Elaine Weiner et al., "Buproprion Sustained Release Added to Group Support for Smoking Cessation in Schizophrenia: A New Randomized Trial and a Meta-Analysis," *Journal of Clinical Psychiatry* 73 (2012): 95–102; and Sunny J. Dutra et al., "Varenicline as a Smoking Cessation Aid in Schizophrenia: Effects on Smoking Behavior and Reward Sensitivity," *Psychopharmacology* 219 (2012): 25–34.

29. Natalie McGauran et al., "Reporting Bias in Medical Research—A Narrative Review," *Trials* 11 (2010): 37.

30. See for example, letter to the editor, *American Journal of Psychiatry* 156 (1999): 798–799.

31. Healy, *Pharmageddon*. See also, Lisa Cosgrove et al., "Conflicts of Interest and Disclosure in the American Psychiatric Association's Clinical Practice Guidelines." *Psychotherapy and Psychosomatics* 78 (2009): 228–232.

32. Jeremy A. Greene, *Prescribing by Numbers: Drugs and the Definition of Disease*

(Baltimore: Johns Hopkins University Press, 2007).

33. Brian Hitsman et al., "Treatment of Tobacco Dependence in Mental Health and Addictive Disorders," *Canadian Journal of Psychiatry* 54 (2009): 368 – 377. See also, Karl Fagerstrom and Henri–Jean Aubin, "Management of Smoking Cessation in Patients with Psychiatric Disorders," *Current Medical Research & Opinion* 25 (2009): 511–518.

34. On the problems of pharmaceutical–industry practices and mental illness, see especially Allen Frances, *Saving Normal: An Insider's Revolt against Out–of–Control Psychiatric Diagnosis, DSM–5, Big Pharma, and the Medicalization of Ordinary Life* (New York: HarperCollins, 2013); Carlat, *Unhinged*.

35. Deanna L. Kelly et al., "Cigarette Smoking and Mortality Risk in People with Schizophrenia," *Schizophrenia Bulletin* 37 (2011): 832–838.

36. See for example, Alex Berenson, "Lilly Settles with 18,000 over Zyprexa," *New York Times*, 5 January 2007.

37. Riccardo Polosa et al., "Effect of an Electronic Nicotine Delivery Device (e–Cigarette) on Smoking Reduction and Cessation: A Prospective 6–Month Pilot Study," *BMC Public Health* 11 (2011): 786–797; C. Bullen et al., "Effect of an Electronic Nicotine Delivery Device (e cigarette) on Desire to Smoke and Withdrawal, User Preferences and Nicotine Delivery: Randomised Cross–Over Trial," *Tobacco Control* 19 (2010): 98–103.

38. For exhortations about caution, see for example, Jennifer L. Pearson et al., "e–Cigarette Awareness, Use, and Harm Perceptions in US Adults," *American Journal of Public Health* 102 (2012): 1758–1766.

39. Michael Rowe et al., "Clinical Responsibility and Client Autonomy: Dilemmas in Mental Health Work at the Margins," *American Journal of Orthopsychiatry* 71 (2001): 400–407.

40. Judith J. Prochaska, "Smoking and Mental Illness—Breaking the Link," *New England Journal of Medicine* 365 (2011): 196–198; Melinda Beck, "Helping the Mentally Ill to Quit Smoking," *Wall Street Journal*, 25 April 2011.

41. Sharon J. Lawn, Rene G. Pols, and James G. Barber, "Smoking and Quitting: A Qualitative Study with Community–Living Psychiatric Clients," *Social Science & Medicine* 54 (2002): 93–104, quote from 97.

42. The same kind of discussion is going on about prison populations. See for example, R. M. Kauffman, A. K. Ferketich, and M. E. Wewers, "Tobacco Policy in American Prisons, 2007," *Tobacco Control* 17 (2008): 357–360.

43. Elizabeth A. Smith and Ruth E. Malone, "'We Will Speak as the Smoker': The Tobacco

Industry's Smokers' Rights Groups," *European Journal of Public Health* 17 (2007):306–313. See also, Jill M. Williams, "Eliminating Tobacco Use in Mental Health Facilities: Patients' Rights, Public Health, and Policy Issues," *JAMA* 299 (2008): 571–573.

44. Kenneth Marcus, "Letter to the Editor," *Psychiatric Services* 59 (2008): 330. See also, letter to the editor, *Psychiatric Services* 59 (2008): 576–577.

45. Some within health policy have pointed out that socioeconomic status is moro important than individual risk factors for disease and for health behavior. See Bruce G. Link and Jo C. Phelan, "Fundamental Sources of Health Inequalities," in Mechanic et al., *Policy Challenges in Modern Health Care*, 71–84.

46. Denise L. Duranleauto R. J. Reynolds, 12 November 1985, LTDL (Bates 505438082/8084), http://legacy.library.ucsf.edu/tid/fonl3a00.

47. See for example, Lawn, Pols, and Barber, "Smoking and Quitting."

48. David Mechanic, "Correcting Misconceptions in Mental Health Policy: Strategies for Improved Care of the Seriously Mentally Ill," *Milbank Quarterly* 65 (1987): 203–230; David Mechanic, "Mental Health Services Then And Now," *Health Affairs* 26 (2007): 1548–1550.

49. Mechanisms for public commentary on federal policy, for example, are open in general but the particular concerns of the mentally ill may be absent. They are missing in the public commentary that followed the proposed FDA rule to regulate tobacco products in 1995. Andrew L. Roth, Joshua Dunsby, and Lisa A. Bero, "Framing Processes in Public Commentary on US Federal Tobacco Control Regulation," *Social Studies of Science* 33 (2003): 7–44.

50. For issues around self-control and reducing health risk, see Allan M. Brandt, "Behavior, Disease, and Health in the Twentieth – Century United States: The Moral Valence of Individual Risk," in *Morality and Health*, ed. Allan M. Brandt and Paul Rozin (New York: Routledge, 1997), 53–77.

51. See for example, Whitaker, *Anatomy of an Epidemic*.

52. There are programs that are working more on incorporating consumer groups, but they are still focused primarily on smoking rather than engaging on a broader, consumer – driven agenda. See for example, "A Hidden Epidemic: Tobacco Use and Mental Illness," June 2011, Legacy For Health, http://www.legacyforhealth.org/ content/download/608/7232/file/A_Hidden_Epidemic.pdf, accessed 2 August 2013.

53. British scholars who described the importance of social inclusion for individuals with mental

illness identified the need for cigarette breaks in order to make sure that these individuals were able to participate in policy discussions that affected them. Julie Repper and Rachel Perkins, *Social Inclusion and Recovery: A Model for Mental Health Practice* (New York: Bailliere Tindall, 2003), 198.

54. Patricia E. Deegan, "Recovery and the Conspiracy of Hope," Presented at the Sixth Annual Mental Health Services Conference of Australia and New Zealand, Brisbane, Australia, 1996, https://www.patdeegan.com/pat-deegan/lectures/conspiracy-of-hope, accessed 2 August 2013.

55. For an analysis of power issues between traditional approaches and a more clientcentered approach, see for example Kristin M. Novotny, "Experts in Their Own Lives: Emphasizing Client - Centeredness in a Homeless Program," *Policy Studies Journal* 28 (2000): 382-401.

56. In Michigan, the Medicaid benefit for prescription nicotine is only available for three months in a calendar year.

57. Nancy Tomes, "From Outsiders to Insiders: The Consumer-Survivor Movement and Its Impact on U.S. Mental Health Policy," in *Patients as Policy Actors*, ed. Beatrix Hoffman et al. (New Brunswick, NJ: Rutgers University Press, 2011), 113-131.

58. One of the most effective treatments for self - injurious behaviors, dialectical behavior therapy, was created by a mental-health professional who recently revealed that she had struggled with this behavior herself in the past. Benedict Carey, "Expert on Mental Illness Reveals Her Own Fight," *New York Times*, 23 June 2011.

59. Sarah Elizabeth Gordon, "Recovery Constructs and the Continued Debate That Limits Consumer Recovery," *Psychiatric Services* 64 (2013): 270-271.

60. For an early first-person account that blames smoking for his diagnosis of schizophrenia, see Gilbert Daze, "Nicotine Addiction and Schizophrenia," *Journal of Orthomolecular Medicine* 5 (1990): 179-181.

61. See for example, Repper and Perkins, *Social Inclusion and Recovery*; Sally Zinman, Howie the Harp, and Su Budd, eds., *Reaching Across: Mental Health Clients Helping Each Other* (Boston: Center for Psychiatric Rehabilitation, 1987).